D1718144

David Servan-Schreiber

Curar
o *stress*, a ansiedade e a depressão
sem medicamentos nem psicanálise

Tradução de
Magda Bigotte de Figueiredo

Leya, SA
(uma editora do grupo Leya)
Rua Cidade de Córdova, n.º 2
2610-038 Alfragide • Portugal
leyaportugal.wixsite.com/bisleya
www.leya.com

Título: *CURAR*
Título original: *GUÉRIR*
le stress, l'anxiété, la dépression sans médicaments, ni psychanalyse

© 2003, Editions Robert Laffont
© 2003, Publicações Dom Quixote
© 2009, Editions Robert Laffont e Leya, S.A.

Tradução: Magda Bigotte de Figueiredo
Revisão: Eulália Pyrrait
Capa: Mónica Dias
Paginação: Júlio de Carvalho, Artes Gráficas
Impressão e acabamento: CPI Black Print

1.ª edição BIS: Julho de 2009
7.ª edição BIS: Novembro de 2017 (reimpressão)
ISBN: 978-989-660-020-4
Depósito legal n.º 388 597/15

Índice

Aos internos do Hospital Shadyside
da Universidade de Pittsburgh.

Para os ensinar, tive de reaprender.
Por intermédio deles,
é àqueles que, no mundo inteiro,
são habitados pela paixão de
compreender e de tratar que desejo
dedicar este trabalho.

Advertência

As ideias apresentadas neste livro devem muito aos trabalhos de António Damásio, Daniel Goleman, Tom Lewis, Dean Ornish, Boris Cyrulnik, Judith Hermann, Bessel Van der Kolk, Joseph LeDoux, Mihaly Csikszentmihalyi, Scott Shannon, e de muitos outros médicos e investigadores. Participámos nas mesmas conferências, demo-nos com os mesmos colegas, e lemos a mesma literatura científica. É claro que existem numerosas conclusões, referências e ideias comuns entre os seus diferentes livros e o meu. Vindo depois deles, pude tirar partido da sua maneira de expor os trabalhos científicos a que se referiam. A minha gratidão por tudo quanto este livro pode conter de bom. Quanto às ideias com que não estejam forçosamente de acordo, elas são, como é óbvio, da minha responsabilidade.

Todos os casos clínicos expostos nas páginas que se seguem provêm da minha experiência (à excepção de alguns casos descritos na literatura médica por colegas psiquiatras, e que são indicados como tal). Por razões evidentes, os nomes e todas as informações que permitissem identificar as pessoas foram alteradas. Nalguns casos excepcionais, decidi reunir elementos clínicos de doentes diferentes por motivos literários ou de clareza de exposição.

1. Uma nova medicina das emoções

Duvidar de tudo ou acreditar em tudo, são as duas soluções normalmente cómodas que tanto num caso como noutro nos dispensam de reflectir.

HENRI POINCARÉ, *La Science et l'hypothèse.*

Uma vida é uma vida única – e essa vida é difícil. Muitas vezes, damos por nós a invejar a de outrem: «Ah, se eu fosse bonita como a Marilyn Monroe», «Ah, se eu tivesse o talento da Marguerite Duras», «Ah, se eu tivesse uma vida de aventuras como o Hemingway»... É verdade: não teríamos os mesmos problemas, ou pelo menos não os nossos. Mas teríamos outros: os deles.

Marilyn Monroe, a mais *sexy,* a mais célebre, a mais livre das mulheres, desejada até pelo presidente do seu país, afogava o seu desespero no álcool e morreu de uma *overdose* de barbitúricos. Kurt Cobain, o cantor dos Nirvana, vedeta planetária de um dia para o outro, suicidou-se quando ainda não tinha trinta anos. Suicídio também no caso de Hemingway, a quem nem o Prémio Nobel nem uma vida fora do comum pouparam um sentimento profundo de vazio existencial. Quanto a Marguerite Duras, talentosa, comovente, adulada pelos seus amantes, destruiu-se através do álcool. Nem o talento, nem a glória, nem o poder, nem o dinheiro, nem a adoração das mulheres ou dos homens tornam a vida fundamentalmente mais fácil.

Contudo, existem pessoas felizes que levam uma vida equilibrada. A maior parte das vezes, elas têm a sensação de que a vida é generosa. Sabem apreciar o mundo que as rodeia e saborear os pequenos prazeres do dia-a-dia: as refeições, o sono, a serenidade da natureza, a beleza da cidade. Gostam de criar e de construir, quer se trate de objectos, de projectos, de relações. Estas pessoas não fazem parte de nenhuma seita nem de nenhuma religião particular. Encontramo-las em qualquer parte do mundo. Umas são ricas, outras não, algumas são casadas, outras vivem sozinhas, algumas têm talentos especiais, outras são completamente banais. Todas conheceram fracassos, decepções, momentos difíceis. Ninguém escapa a isso. Mas, no conjunto, parecem lidar melhor com os obstáculos: dir-se-ia que têm uma aptidão particular para fazer face à adversidade, para dar um sentido à existência, como se tivessem uma relação mais íntima consigo próprias, com os outros, e com o que escolheram fazer da sua vida.

O que é que permite alcançar este estádio? Após vinte anos passados a estudar e a praticar medicina, sobretudo nas grandes universidades ocidentais mas também junto de médicos tibetanos ou de xamãs ameríndios, descobri algumas chaves que se revelaram úteis tanto para os meus doentes como para mim mesmo. Para minha grande surpresa, não aquelas que me foram ensinadas na universidade. Não se trata nem de medicamentos nem de psicanálise.

A viragem

Nada me preparara para esta descoberta. Principiei a minha carreira em medicina pela via da ciência e da investigação. No final do curso, abandonei o mundo da prática clínica durante cinco anos para me interessar pela maneira como as redes de neurónios geram pensamentos e emoções. Fiz um doutoramento em ciências neurocognitivas sob a orientação dos professores Herbert Simon, um dos raríssimos psicólogos a ter recebido o Prémio Nobel, e de James McClelland, um dos fundadores da teoria das redes de neurónios. O principal resultado da minha tese foi publicado na

Science, a revista de referência na qual todo o cientista espera ver um dia figurarem os seus trabalhos.

Após essa formação científica rigorosa, tive dificuldade em voltar à prática clínica para terminar a minha especialização em psiquiatria. Os médicos junto de quem era suposto aprender a minha profissão pareciam-me demasiado imprecisos nos seus métodos, demasiado empíricos. Estavam muito mais interessados na prática do que na base científica daquilo que ensinavam. Tinha a impressão de só aprender receitas (para esta doença, fazer este e aquele teste, e utilizar os medicamentos A, B e C em doses tais e tais durante tantos dias...). Achava aquilo demasiado afastado do espírito de questionação permanente e da precisão matemática que se me havia tornado familiar. Todavia, tranquilizava-me repetindo para comigo que estava a aprender a cuidar dos doentes no departamento de psiquiatria mais rigoroso e mais orientado para a investigação dos Estados Unidos. Na Faculdade de Medicina da Universidade de Pittsburgh, o nosso departamento recebia mais fundos de investigação do governo do que todos os outros, incluindo o prestigiado departamento de transplantação cardíaca e hepática do nosso hospital. Com uma certa arrogância, considerávamo-nos «cientistas clínicos» e não simples psiquiatras.

Pouco tempo depois, obtive do National Institute of Health e de diversas fundações privadas financiamentos que me permitiram montar um laboratório de investigação sobre as doenças mentais. O futuro não podia ser mais promissor: dispunha dos meios para alargar a minha sede de factos e de conhecimentos. Ora, muito rapidamente, algumas experiências viriam alterar completamente a minha visão da medicina e transformar a minha vida profissional.

Houve primeiro uma viagem à índia, para ali trabalhar com refugiados tibetanos em Dharamsala, a cidade onde reside o dalai-lama. Ali, vi a utilização da medicina tradicional tibetana, que estabelece um diagnóstico dos «desequilíbrios» graças à longa medição do pulso nos dois pulsos, e à inspecção da língua e das urinas. Estes médicos só tratavam as pessoas por meio da acupunctura e de plantas. Pareciam no entanto ter tanto êxito com toda uma gama de doenças crónicas como a medicina ocidental. Mas com duas diferenças de monta: os tratamentos tinham menos efeitos secundários e eram muito mais baratos. Reflectindo na minha prática de psiquiatra, percebi então que os meus próprios doentes sofriam sobretudo, também eles, de doenças crónicas: depressão, ansiedade, perturbação maníaco-depressiva, *stress*... Pela primeira vez, comecei a interrogar-me sobre o desprezo pelas medicinas tradicionais que me haviam inculcado durante o curso. O desprezo era baseado em factos – como eu sempre acreditara – ou simplesmente na ignorância? O palmarés da medicina ocidental é inigualável no que respeita a doenças agudas, como a pneumonia, a apendicite, e as fracturas. Mas está longe de ser exemplar no que se refere às doenças crónicas, incluindo a ansiedade e a depressão...

Outra experiência, mais pessoal, forçou-me a enfrentar os meus próprios preconceitos. Por ocasião de uma ida a Paris, uma amiga de infância contou-me como tinha recuperado de um episódio depressivo suficientemente grave para lhe ter conseguido destruir o casamento. Recusara os medicamentos do médico e acabara por recorrer a uma espécie de curandeira que a havia tratado mediante uma técnica de relaxação próxima da hipnose que permite reviver antigas emoções recalcadas. Alguns meses deste tratamento haviam-lhe permitido ficar «mais do que normal». Não só já não estava deprimida, mas sentia-se finalmente liberta do peso de trinta anos passados sem conseguir fazer o luto do pai desaparecido quando ela tinha seis anos. Tinha encontrado uma energia, uma leveza e uma clareza de acção como nunca conhecera até então. Fiquei contente por ela mas simultaneamente chocado e desiludido. Durante todos aqueles anos a estudar o cérebro, o pensamento e as emoções, a especializar-me em psicologia científica, em neurociência, em psiquiatria e em psicoterapia, nem uma só vez eu tinha visto resultados tão espectaculares. E nem uma única vez me haviam falado daquele tipo de método. Mais: o mundo científico no qual me movimentava desencorajava todo e qualquer interesse por essas técnicas «heréticas». Eram apanágio de charlatães e como tal não mereciam a atenção de médicos verdadeiros, e ainda menos a sua curiosidade científica.

Contudo, era inegável que a minha amiga obtivera em poucos meses muito mais do que alguém podia esperar da utilização de medicamentos ou de uma psicoterapia convencional. De facto, se ela me tivesse consultado na minha qualidade de psiquiatra, eu mais não teria feito do que restringir as hipóteses de ela viver uma transformação daquelas. Era para mim uma grande decepção e, ao mesmo tempo, uma chamada à ordem. Se, depois de tantos anos de estudo e de formação, eu era incapaz de ajudar uma pessoa de quem era tão amigo, para que serviam todos aqueles conhecimentos? Ao longo dos meses e dos anos seguintes, aprendi a abrir o espírito a diversas outras maneiras de tratar, e descobri, com grande espanto, que estas eram não só mais naturais e mais suaves, como também frequentemente mais eficazes.

Cada uma das sete abordagens que uso normalmente na minha prática explora, à sua maneira, mecanismos de autocura presentes no espírito e no cérebro humano. Estas sete abordagens foram todas submetidas a avaliações científicas rigorosas que demonstram a sua eficácia, e foram objecto de vários artigos em revistas científicas internacionais de referência. Mas nem por isso passaram a fazer parte do arsenal médico ocidental, nem sequer da psiquiatria ou da psicoterapia. A razão principal deste atraso prende-se com o facto de ainda não se compreenderem bem os mecanismos que são responsáveis pelos seus efeitos. É um obstáculo importante, talvez até legítimo, para uma prática da medicina que se quer científica. Todavia, a procura de métodos de tratamento naturais e eficazes não deixa de aumentar. E há boas razões para isso.

A constatação

A importância nas sociedades ocidentais das perturbações ligadas ao *stress* – entre elas a depressão e a ansiedade – é bem conhecida. Os números são alarmantes:

- Os estudos clínicos sugerem que 50% a 75% de todas as idas ao médico são motivadas antes de mais pelo *stress*[1], e que, em termos de mortalidade, o *stress* é um factor de risco mais grave do que o tabaco[2].

- De facto, entre os medicamentos mais utilizados nos países ocidentais, a maioria visa tratar dos problemas directamente ligados ao *stress*: são antidepressivos, ansiolíticos e soníferos, anti-ácidos para as queimaduras e úlceras de estômago, anti-hipertensores e anticolesterol[3].

- Segundo um relatório do Observatório Nacional do Medicamento, os franceses estão há vários anos entre os maiores consumidores mundiais de antidepressivos e de tranquilizantes[4]. Com um francês em cada sete a consumir regularmente um medicamento psicotrópico, a França está largamente à cabeça de todos os países ocidentais. O consumo chega mesmo a ser 40% superior ao dos Estados Unidos. Em França, a utilização de antidepressivos duplicou nos últimos dez anos[5]. Os fran-

---

[1] Cummings, N. A. e N. Van den Bos (1981), «The Twenty year kaiser permanent experience with psychotherapy and medical utilization: Implications for national health policy and national health insurance», *Health Policy Quarterly*, n.º 1 (2), pp. 159-175; Kessler, L. G., P. D. Cleary *et al.* (1985), «Psychiatric disorders in primary care», *Archives of General Psychiatry*, n.º 42, pp. 583-590; MacFarland, B. H., D. K. Freeborn *et al.* (1985), «Utilization patterns among long-term enrollees in a prepaid group practice health maintenance organization», *Medical care,* vol. 23, pp. 1121-1233.

[2] Grossarth-Maticek, R. e H. J. Eysenck (1995), «Self-regulation and mortality from cancer, coronary heart disease and other causes: A prospective study», *Personality and individual diferences,* vol. 19 (6), pp. 781-795.

[3] Blanchard, S., «Les Français dépensent toujours plus pour les médicaments», *Le Monde*, 16 de Julho de 2002; *Pharmacy Times* (2002), «Top 10 Drugs 2001», vol. 68 (4), pp. 10, 12, 15.

[4] Observatoire national des prescriptions et consommations des médicaments (1998). Étude de la prescription et de la consommation des antidépresseurs en ambulatoire, Paris, Agence du médicament-Directions des études et de l'information pharmaco-économiques; Rédaction du *Monde* (2002); «Le Grand Dossier Exception française», *Le Monde* (14-15 de Abril), p. 17.

[5] Zarifian, E. (2002), «En France, le recours aux drogues a de quoi inquiéter», *Le Figaro*, p. 23.

ceses são também os maiores consumidores de álcool do mundo[1]; ora, a maior parte das vezes, o consumo de álcool é uma maneira, também ela, de gerar problemas de *stress* e de depressão.

Ao mesmo tempo que os problemas de *stress*, de ansiedade e de depressão não param de aumentar, aqueles que deles padecem dos dois lados do Atlântico põem em causa os pilares tradicionais da medicina das emoções: a psicanálise por um lado, e os medicamentos por outro. A partir de 1997, um estudo de Harvard mostrou que a *maioria* dos americanos prefere métodos ditos «alternativos e complementares» para aliviar o sofrimento a medicamentos ou a uma psicoterapia convencional[2].

A psicanálise perde terreno. Depois de ter dominado a psiquiatria durante trinta anos, o seu crédito diminui tanto junto do público como dos especialistas, porque ela não se preocupou o suficiente em dar provas da sua eficácia[3]. Conhecemos todos alguém que beneficiou grandemente de uma cura analítica, mas também conhecemos muitas outras pessoas às voltas no divã há muitos anos. Na ausência de avaliações científicas e quantificáveis, é muito difícil dizer com precisão a um doente que sofre de depressão ou de crises de ansiedade quais são as hipóteses de ele melhorar através da psicanálise. Como os psicanalistas convencionais apresentam muitas vezes o tratamento como podendo durar mais de seis meses, se não anos, e este custa frequentemente mais do que um automóvel novo, percebem-se as reticências dos doentes potenciais. Mesmo que os grandes princípios desta

[1] Rédaction du *Monde* (2002), «Le Grand Dossier Exception française», *Le Monde* (14-15 de Abril), p. 17.

[2] Kessler, R. J. Soukup *et al.* (2001), «The use of complementary and alternative therapies to treat anxiety and depression in the United States», *American Journal of Psychiatry,* vol. 158 (2 de Fevereiro), pp. 289-294.

[3] Gabbard, G. O., J. G. Gunderson *et al.* (2002), «The place of psychoanalytic treatments within psychiatry», *Archives of General Psychiatry*, vol. 59, pp. 505-510.

«cura pela palavra» não sejam verdadeiramente postos em causa, é normal, numa situação como esta, que cada um procure conhecer alternativas.

A outra via, e de longe a mais praticada, é a da nova psiquiatria dita *biológica*, que trata principalmente através de medicamentos psicotrópicos como o Prozac, o Zoloft, o Deroxat, o Xanax, o lítio, o Zyprexa, etc. Nos *media* e no mundo literário, a psicanálise continua a ser o sistema de referência dominante porque oferece uma grelha de interpretação que se adapta a todos os fenómenos humanos, quer se adira a ela quer não. Mas, nas fileiras da prática médica quotidiana, são os medicamentos psicotrópicos que dominam quase em absoluto, como demonstra o relatório do Observatório Nacional do Medicamento. O reflexo de receitar generalizou-se de tal forma que, se uma doente se puser a chorar diante do médico, tem praticamente a certeza de lhe ser passada a receita de um antidepressivo.

Estes medicamentos são importantes e prodigiosamente úteis. São às vezes tão eficazes que certos autores falaram de uma transformação da personalidade mais do que de um alívio de sintomas[1]. Como todos os médicos da minha geração, utilizo-os frequentemente. Mas, ao contrário dos antibióticos que curam as infecções, os benefícios dos medicamentos psiquiátricos cessam assim que se interrompe o tratamento, como demonstram estudos cada vez mais numerosos. É por isso que a maioria das pessoas que os tomam segue o tratamento durante mais de um ano[2]. Os medicamentos, mesmo os mais úteis, estão pois longe de ser uma panaceia para a saúde emocional. Os doentes, no fundo, sabem isso perfeitamente, e refilam muitas vezes em relação a tomá--los por causa de problemas que fazem parte da vida de cada

---

[1] Kramer, P. (1993), *Listening to Prozac*, Nova Iorque, Viking, trad. francesa, *Le Bonheur sur ordonnance*, 1994, First Editions.

[2] Observatoire national des prescriptions et consommations des médicaments (1998). Étude de la prescription et de la consommation des antidépresseurs en ambulatoire, Paris, Agence du médicament-Directions des études et de l'informations pharmaco-économiques.

um, quer se trate de um luto doloroso ou de *stress* no trabalho.

Outra abordagem

Ora uma nova medicina das emoções está a nascer hoje um pouco por todo o mundo: uma medicina sem psicanálise nem Prozac. Assim, há cinco anos, no Hospital de Shadyside da Universidade de Pittsburgh, nos Estados Unidos, explorámos como tratar a depressão, a ansiedade e o *stress* com um conjunto de métodos que fazem sobretudo apelo ao corpo mais do que à linguagem. Este livro descreve as diferentes componentes desse programa, por que razão as escolhemos, e como as utilizámos.

Os grandes princípios podem ser resumidos assim:

- No interior do cérebro existe um cérebro emocional, um verdadeiro «cérebro dentro do cérebro». Este tem uma arquitectura diferente, uma organização celular diferente, e até propriedades bioquímicas diferentes do resto do «neocórtex» – isto é, a parte mais «evoluída» do cérebro, que é a sede da linguagem e do pensamento. De facto, o cérebro emocional funciona muitas vezes independentemente do neocórtex. A linguagem e a cognição têm sobre ele uma influência bastante limitada: não se pode ordenar a uma emoção que aumente ou desapareça, do mesmo modo que não se pode ordenar ao espírito que fale ou que se cale.

- O cérebro emocional, por seu turno, controla tudo quanto rege o bem-estar psicológico e uma grande parte da fisiologia do corpo: o funcionamento do coração, a tensão arterial, as hormonas, o sistema digestivo e mesmo o sistema imunitário.

- As desordens emocionais são consequência de disfuncionamentos do cérebro emocional. Para muitos, esses disfuncionamentos têm como origem experiências dolorosas vividas no passado, sem relação com o presente,

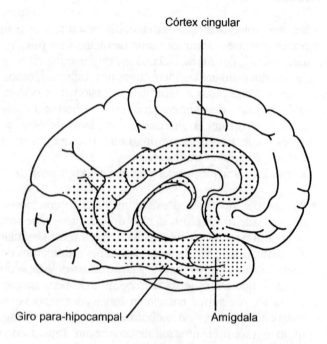

Córtex cingular

Giro para-hipocampal

Amígdala

Figura 1: *O cérebro límbico – No* interior do cérebro humano encontra-se o cérebro emocional. Estas estruturas, chamadas «límbicas», são as mesmas em todos os mamíferos. São compostas de um tecido neuronal diferente do tecido do cérebro cortical responsável, esse, pela linguagem e pelo pensamento. As estruturas límbicas, essas, têm a seu cargo as emoções e as reacções de sobrevivência. No mais fundo do cérebro situa-se a amígdala, um núcleo de neurónios que está na origem de todas as reacções de medo.

mas que se imprimiram de forma indelével no cérebro emocional. São estas experiências que continuam muitas vezes a controlar a nossa maneira de sentir e o nosso comportamento, por vezes várias dezenas de anos mais tarde.

- A tarefa principal do psicoterapeuta é «reprogramar» o cérebro emocional de forma a que este se adapte ao presente em vez de continuar a reagir a situações do passado. Para este fim, é muitas vezes mais eficaz utilizar métodos que passam pelo corpo e influenciam directamente o cérebro emocional em lugar de contar com a linguagem e a razão às quais ele é muito pouco permeável.
- O cérebro emocional possui mecanismos naturais de autocura: trata-se de capacidades inatas para encontrar o equilíbrio e o bem-estar comparáveis a outros mecanismos de autocura do corpo, como a cicatrização de uma ferida ou a eliminação de uma infecção. Os métodos que passam pelo corpo beneficiam destes mecanismos.

Os métodos de tratamento que vou apresentar nas páginas que se seguem dizem respeito directamente ao cérebro emocional. Eles curto-circuitam quase por completo a linguagem. E produzem os seus efeitos através do corpo mais do que através do pensamento. Há um grande número destes métodos. Na minha prática clínica, privilegio os métodos que foram validados cientificamente mediante estudos que dão garantias de rigor e de credibilidade.

Os capítulos seguintes apresentam pois cada uma dessas abordagens, ilustradas por relatos de doentes cuja vida foi transformada pela experiência. Tento igualmente mostrar como cada um dos métodos foi avaliado cientificamente e os bons resultados obtidos. Alguns deles são muito recentes e fazem apelo a tecnologias de ponta, como por exemplo o método dito de «dessensibilização e de retratamento pelos movimentos oculares» (mais conhecido pelas iniciais americanas, EMDR), ou o método da «coerência do ritmo cardíaco» ou ainda o da «sincronização dos ritmos cronobiológicos pela aurora artificial». Outras técnicas, como a acupunctura, a nutrição, a comunicação afectiva e os métodos de integração social, são oriundas de tradições médicas plurimilenares. Mas, sejam quais forem as suas origens, tudo começa com as emoções. É preciso explicar em primeiro lugar de que forma, com precisão, elas funcionam.

2. Mal-estar na neurobiologia:
o difícil casamento de dois cérebros

Devemos ter cuidado em não fazer do intelecto o nosso deus; Ele tem, evidentemente, músculos fortes, mas não personalidade. Ele não pode mandar; apenas servir.

ALBERT EINSTEIN

Sem emoções, a vida não tem sentido. O que dá sal à nossa existência senão o amor, a beleza, a justiça, a verdade, a dignidade, a honra, e as gratificações que elas nos trazem? Estes sentimentos, e as emoções que os acompanham, são como bússolas que nos guiam a cada passo. Procuramos avançar sempre na direcção de mais amor, mais beleza, mais justiça, e afastar-nos dos seus opostos. Privados de emoções, perdemos os pontos de referência mais fundamentais e tornamo-nos incapazes de escolher em função do que nos importa verdadeiramente.

Certas doenças mentais traduzem-se por essa perda de contacto. Os doentes por elas afectados estão por assim dizer exilados num *no man's land* emocional. Como Peter, por exemplo, um jovem canadiano de origem grega, que foi parar às urgências do meu hospital quando eu ainda era interno.

Há já algum tempo que Peter ouvia vozes. Estas diziam-lhe que ele era ridículo, um incapaz, e que fazia melhor em morrer. Progressivamente, as vozes tinham-se tornado omnipresentes, e o comportamento de Peter cada vez mais bizarro. Deixara de se lavar, recusava-se a comer, e podia permanecer trancado no quarto vários dias seguidos. A mãe, que vivia sozinha com ele, estava preocupadíssima mas não sabia o que fazer. Além disso, o seu único filho, o aluno brilhante do primeiro ano de Filosofia, o melhor aluno da turma, sempre tinha sido um pouco excêntrico...

Um dia, exasperado por qualquer razão, Peter insultou e bateu na mãe. Ela teve de chamar a polícia, e foi assim que foi hospitalizado de urgência. Sob o efeito dos medicamentos, Peter tinha-se acalmado consideravelmente. As vozes tinham praticamente desaparecido em poucos dias; ele dizia que agora conseguia «controlá-las». Mas nem por isso tinha voltado à normalidade.

Após algumas semanas de tratamento – pois os medicamentos antipsicóticos devem ser tomados a longo prazo –, a mãe continuava quase tão inquieta como no primeiro dia. «Ele não sente nada, senhor doutor, dizia-me ela num tom suplicante. Olhe para ele. Não se interessa por nada, não faz nada. Passa os dias a fumar.»

Eu observava Peter enquanto ela falava comigo. Dava pena vê-lo. Ligeiramente encurvado, com o rosto rígido, o olhar vazio, percorria como um zumbi o corredor de serviço. Ele que fora tão brilhante já quase não reagia às notícias do mundo exterior nem às pessoas. É este estado de apatia emocional que inspira a maior parte das vezes pena e inquietação nas pessoas próximas de doentes como Peter. No entanto, as alucinações e os delírios – que os medicamentos tinham afastado – eram bem mais perigosos para ele e para a mãe do que os efeitos secundários. Mas o facto é este: ausência de emoções, ausência de vida[1].

Por outro lado, as emoções entregues a si mesmas também não contribuem para uma vida de sonho. Devem imperativamente ser moduladas pela análise racional a cargo do cérebro cognitivo, pois qualquer decisão tomada «a quente» pode pôr em perigo o equilíbrio complexo das nossas relações com os outros. Sem concentração, sem reflexão, sem

---

[1] Hoje em dia, existem medicamentos antipsicóticos cujos efeitos são mais equilibrados e que permitem controlar as alucinações e os delírios sem restringir de tal forma a vida emocional dos doentes que os tomam.

planificação, oscilamos ao sabor do prazer e da frustração. Se nos tornamos incapazes de controlar a nossa existência, esta perde rapidamente sentido.

A inteligência emocional

O termo que melhor define este equilíbrio entre a emoção e a razão é «inteligência emocional». Inventada por investigadores das universidades de Yale e do New Hampshire[1], esta expressão conheceu o seu momento de glória graças ao livro de um jornalista científico do *New York Times*, Daniel Goleman, cuja importância mundial veio renovar o debate sobre a questão: «O que é a inteligência?»[2] A inteligência emocional é uma ideia tão simples quanto importante. Na sua definição inicial e mais geral, a que inspirou Alfred Binet, o psicólogo francês do princípio do século, que inventou a ideia de «quociente intelectual», a inteligência é o conjunto das capacidades mentais que permitem prever o sucesso de um indivíduo. Em princípio, pois, quanto mais se for «inteligente», isto é, quanto mais se tiver um QI elevado, mais se deve ter «sucesso». A fim de verificar esta previsão, Binet elaborou um teste célebre com o nome «teste do QI». O teste incide antes de mais nas capacidades de abstracção e de flexibilidade no tratamento da informação lógica. Ora, percebeu-se que a relação entre o QI de um indivíduo e o seu «êxito» num sentido bastante lato (posição social, salário, o facto de ser casado ou não, de ter ou não filhos, etc.) é no mínimo ténue. Segundo diferentes estudos, menos de 20% desse sucesso poderia ser atribuído ao QI. A conclusão parece impor-se: outros factores, visivelmente mais importantes do que a inteligência abstracta e lógica, são responsáveis por 80% do sucesso.

---

[1] Mayer, J. D., P. Salovey, A. Capuso (2000), «Models of emotionals intelligence», *in* Steinberg, R. J. (ed.), *Hand book of Intelligence*, Cambridge, R. U., Cambridge University Press.

2 Goleman, D. (1997), *L'Intelligence émotionnelle*, Paris, Robert Laffont.

Jung e Piaget já haviam proposto a existência de diversos tipos de inteligência. É inegável que certos indivíduos – como Mozart – têm uma inteligência notável para a música, outros para a forma – Rodin, por exemplo – e outros ainda para o movimento do seu corpo no espaço – estou a pensar em Nureiev ou em Michael Jordan. Os investigadores de Yale e de New Hampshire trouxeram à luz uma forma de inteligência suplementar: a que está implicada na compreensão e na gestão das nossas emoções. É precisamente esta forma de inteligência, a «inteligência emocional», que parece explicar, melhor do que qualquer outra, o êxito na vida. E ela é largamente independente do quociente intelectual.

A partir da ideia de inteligência emocional, os investigadores de Yale e do New Hampshire definiram um «quociente emocional» que permite medi-la, em torno de quatro funções essenciais:

1) A aptidão para identificar o estado emocional próprio e o dos outros.
2) A aptidão para compreender o desenrolar natural das emoções (tal como um peão e um cavaleiro se deslocam segundo regras diferentes num tabuleiro de xadrez, o medo e a cólera, por exemplo, evoluem diferentemente no tempo).
3) A aptidão para raciocinar sobre as próprias emoções e as dos outros.
4) A aptidão para gerir as suas emoções e as dos outros[1].

Estas quatro aptidões são os fundamentos do autodomínio e do sucesso social. Elas estão na base do autoconhecimento, do comedimento, da compaixão, da cooperação, e da capacidade para resolver os conflitos. Tudo isto parece elementar. As pessoas estão mesmo convencidas de que são exímias nestes quatro domínios. E, todavia, o caso está longe de ser esse.

---

[1] Mayer, J. D., P. Salovey *et al.* (2000), *op. cit.*, pp. 396-420.

Lembro-me, por exemplo, de uma jovem e brilhante investigadora da Faculdade de Medicina de Pittsburgh. Ela aceitara participar numa experiência do meu laboratório sobre a localização das emoções no cérebro. Nesse estudo, os sujeitos colocados no inteiro de um *scanner* IRM[1] deviam visionar extractos de filmes com imagens muito fortes, frequentemente violentas. Lembro-me muito bem dessa experiência, porque eu próprio, à força de vê-los, acabei por desenvolver uma verdadeira aversão por aqueles filmes. Com o corpo inteiro enfiado dentro do *scanner* IRM, desde o começo da experiência, vi o ritmo cardíaco e a tensão arterial da rapariga subir em flecha, sinal de grande *stress*. Achei aquilo preocupante e cheguei a propor-lhe interromper a experiência. Com ar surpreendido, respondeu-me que estava tudo bem, que não sentia nada, que as imagens não tinham sobre ela qualquer efeito, e que não percebia por que razão eu propunha que se parasse com tudo!

Posteriormente, vim a saber que essa rapariga tinha muito poucos amigos e vivia exclusivamente para o trabalho. Sem de facto saber porquê, os membros da minha equipa consideravam-na bastante antipática. Seria porque falava demasiado de si própria e parecia indiferente às pessoas que a rodeavam? Ela, por seu turno, não conseguia compreender por que razão não gostavam dela. Esta rapariga passou a ser para mim o exemplo típico da pessoa cujo QI é muito elevado e cujo «QE» é lamentável. O seu principal defeito parecia ser o facto de não ter consciência das próprias emoções e de ser, por consequência, «surda» às emoções dos outros. Não dei grande coisa pela carreira dela. Mesmo nas disciplinas mais científicas, é preciso saber trabalhar em equipa, fazer alianças, dirigir os colaboradores, etc. Qualquer que seja a nossa área de actividade, somos sempre chamados a interagir com outros seres humanos. Não se pode escapar a isso. E são as nossas disposições para este

---

[1] O *scanner* de imagem funcional por ressonância magnética (IRM) permite detectar as alterações de actividade dos neurónios nas diferentes regiões do cérebro em função do conteúdo do pensamento e das emoções.

tipo de relações que determinam o nosso sucesso a longo prazo.

O comportamento das crianças ilustra perfeitamente até que ponto pode ser difícil distinguir os estados emocionais. A maior parte do tempo, uma criança que chora não sabe exactamente se chora porque tem calor, porque tem fome, porque está triste, ou simplesmente porque está cansada depois de um longo dia de brincadeiras. Chora sem saber precisamente porquê, e não sabe o que há-de fazer para se sentir melhor. Numa situação destas, um adulto cuja inteligência emocional for pouco desenvolvida sentir-se-á facilmente ultrapassado, precisamente porque também ele não sabe identificar a emoção da criança e por conseguinte responder à sua necessidade. Outras pessoas, com uma maior inteligência emocional, saberão fazer o que é preciso para acalmar uma criança sem grande dificuldade. É assim que é descrita frequentemente Françoise Dolto, que, com um só gesto ou uma só palavra, sabia tranquilizar uma criança que chorava há vários dias: ela era uma virtuosa da inteligência emocional.

Nos adultos, a incapacidade para distinguir claramente entre diferentes estados emocionais não é rara. Verifiquei ser o caso de vários internos do meu hospital nos Estados Unidos. *Stressados* por dias intermináveis de trabalho, esgotados por noites de banco de quatro em quatro dias, compensavam o facto comendo de mais. Quando o corpo lhes dizia: «Preciso de parar um bocado e de dormir», ouviam apenas «Preciso», e respondiam ao pedido com a única coisa imediatamente disponível: o *fast-food* ao qual se tem acesso vinte e quatro horas sobre vinte e quatro em qualquer hospital americano. Numa situação destas, dar provas de inteligência emocional é pôr em acção as quatro aptidões descritas pelo grupo de Yale: primeiro, identificar o estado interior por aquilo que ele é (cansaço, e não fome), conhecer o seu desenvolvimento (um vaivém ao longo do dia quando se pede de mais ao organismo; provavelmente a coisa irá melhor daqui a bocado), raciocinar a seu respeito (não serve absolutamente para nada comer mais um gelado, pelo contrário, será mais uma carga para o meu organismo e além disso sentir-me-ei culpabilizado), e enfim gerir a situação de modo conveniente (aprender a deixar passar a carga de cansaço, ou fazer uma pausa «meditação» ou até uma sesta de vinte minutos, para as quais se consegue sempre arranjar o tempo necessário e que são muito mais revigorantes do que o enésimo café ou a meia tablete de chocolate).

Este caso pode parecer trivial, mas a situação é interessante precisamente porque ela é ao mesmo tempo terrivelmente banal e extremamente difícil de dominar. A maioria dos especialistas da nutrição e da obesidade concorda sobre este ponto: a má gestão das emoções é uma das principais causas do aumento de peso numa sociedade onde o *stress* está ominipresente e a comida é abundantemente utilizada para lhe responder. As pessoas que aprenderam a dominar o *stress* não têm geralmente problemas de peso, porque são as mesmas que aprenderam a ouvir o corpo, a reconhecer as suas emoções e a responder-lhes com inteligência.

A tese de Goleman é a de que o domínio da inteligência emocional é uma garantia maior de sucesso na existência do que o QI. Num dos mais notáveis estudos sobre o que permite prever o sucesso, cerca de cem estudantes de Harvard foram seguidos por psicólogos desde o ano de 1940[1]. As suas *performances* intelectuais aos vinte anos não permitiram de forma alguma prever o nível dos seus rendimentos futuros, a sua produtividade ou o reconhecimento dos seus pares. Os que haviam tido as melhores notas na universidade também não vieram a ser os que tinham a vida familiar mais feliz ou os que tinham mais amigos. Pelo contrário, um estudo efectuado com crianças de um subúrbio pobre de Boston sugere que o «quociente emocional» desempenha um papel importante: o que previa melhor o seu sucesso enquanto adultos, não era o QI, mas a capacidade, durante a sua infância difícil, para controlar as

---

[1] Vaillant, G. (1995), *Adaptation to Life,* Boston, Harvard University Press.

emoções, para gerir a frustração e para cooperar com os outros[1].

Para além de Freud e Darwin: a terceira revolução da psicologia

Duas grandes teorias dominaram a psicologia do século XX: a de Darwin e a de Freud. Terão sido necessários cerca de cem anos para que a sua integração conduzisse a uma perspectiva inteiramente nova sobre o equilíbrio das emoções.

Para Darwin, a evolução de uma espécie progride mediante a adição sucessiva de novas estruturas e funções. Cada organismo possui pois as características físicas dos seus antepassados, e outras mais. Uma vez que o homem e os grandes macacos divergiram tardiamente na evolução das espécies, o homem é de certa forma um «macaco mais»[2]. O próprio macaco partilha diversas características com outros mamíferos que têm um antepassado comum, e assim sucessivamente ao longo da cadeia da evolução.

Como nas escavações arqueológicas, encontramos essa evolução sucessiva em camadas na anatomia e na fisiologia do cérebro humano. As estruturas profundas do cérebro são idênticas às dos macacos, e algumas delas, as mais profundas, são até idênticas às dos répteis. Pelo contrário, as estruturas de evolução mais recente, como o córtex pré-frontal (atrás da fronte), não existem num tal grau de desenvolvimento a não ser no Homem. É por isso que a testa abaulada do *Homo sapiens* o distingue tão nitidamente do resto dos seus antepassados mais próximos dos grandes macacos. O que Darwin anunciou era de tal modo revolucionário e perturbante que as consequências só foram verdadeiramente

---

[1] Felsman, J. K. e G. Vaillant (1987), «Resilient children as adults: a 40 year study», *The Invulnerable Child*, E. J. Anderson e B. J. Cohler, Nova Iorque, Guilford Press.

[2] Naturalmente, algumas características atenuam-se simultaneamente, como a pilosidade, o rosto prognata, etc.

aceites em meados do século XX: estamos condenados a viver com isso, no próprio interior do nosso cérebro, o cérebro dos animais que nos precederam na evolução.

Freud, por seu turno, sublinhou e definiu a existência de uma parte da vida psíquica a que chamou «o inconsciente»: o que escapa não só à atenção consciente, mas, além disso, à razão. Neurologista de formação, Freud nunca conseguiu aceitar a ideia de que as suas teorias não pudessem ser explicadas em termos de estruturas e de funções do cérebro. Ora, na ausência dos conhecimentos sobre a anatomia do cérebro (da sua arquitectura) de que hoje dispomos e, sobretudo, sobre a sua fisiologia (o seu modo de funcionamento), era-lhe impossível prosseguir essa via. A sua tentativa para integrar esses dois domínios – o famoso «Projecto para uma psicologia científica» – traduziu-se num fracasso. Freud ficou de tal forma descontente que recusou publicá-lo em vida. O que não o impedia de pensar nele constantemente. Lembro-me de ter conhecido o doutor Wortis, um psiquiatra célebre que havia sido analisado por Freud. Tinha oitenta e cinco anos e permanecia bastante activo na principal revista da psiquiatria biológica, *Biological Psychiatry*, que tinha fundado. O doutor Wortis contou-me como Freud, que consultara em Viena no princípio dos anos 30 para fazer psicanálise, o havia surpreendido pela sua insistência: «Não se contente em estudar a psicanálise tal como ela é formulada hoje em dia. Já está ultrapassada. A sua geração será aquela que há-de ver ser efectuada a síntese entre a psicologia e a biologia. É a isso que se deve dedicar.» Quando o mundo inteiro começava a descobrir as suas teorias e a cura pela palavra, Freud, sempre pioneiro, procurava já noutra direcção...

Foi preciso esperar pelo fim do século XX para que António Damásio, um grande médico e investigador americano de origem portuguesa, fornecesse uma explicação neurológica para a tensão constante entre o cérebro primitivo e o cérebro racional – as paixões e a razão – em termos que teriam com certeza agradado a Freud. Damásio, indo ainda mais longe, mostrou também de que modo as emoções são pura e simplesmente indispensáveis à razão.

Os dois cérebros: cognitivo e emocional

Para Damásio, a vida psíquica é o resultado de um esforço permanente de simbiose entre dois cérebros. De um lado, um cérebro cognitivo, consciente, racional e voltado para o mundo exterior. Do outro, um cérebro emocional, inconsciente, preocupado em primeiro lugar com a sobrevivência e antes de mais conectado com o corpo. Estes dois cérebros são relativamente independentes um do outro, e cada um deles contribui de forma diferente para a nossa experiência da vida e o nosso comportamento. Como Darwin já dissera, o cérebro humano engloba duas grandes partes: no mais fundo do cérebro, bem no centro, há o cérebro antigo, aquele que partilhamos com todos os mamíferos e, certas partes dele, com os répteis. Foi a primeira camada a ser colocada pela evolução. Paul Broca, o grande neurologista francês do século XIX que foi o primeiro a descrevê-lo, deu-lhe o nome de cérebro «límbico»[1]. Em torno deste cérebro límbico, no decurso de milhões de anos de evolução, formou-se uma camada muito mais recente, o cérebro «novo», o que em latim significa «nova casca» ou «novo invólucro».

O cérebro límbico controla as emoções e a fisiologia do corpo

O cérebro límbico é constituído pelas camadas mais profundas do cérebro humano. É, de facto, um «cérebro dentro do cérebro». Uma imagem realizada no meu laboratório de ciências neurocognitivas na Universidade de Pittsburgh permite ilustrar esta ideia. Quando se injecta a voluntários uma substância que estimula directamente a parte do cérebro profundo responsável pelo medo, vemos o cérebro emocional activar-se – quase como uma lâmpada que se acende –, enquanto, à sua volta, o neocórtex não mostra qualquer actividade.

---

[1] Broca, P. (1978), «Anatomie comparée des circonvolutions cérébrales. Le grand lobe limbique et la scissure limbique dans la série des mammifères», *Revue anthropologique,* vol. 2, pp. 385-498.

No decurso do estudo fui o primeiro a ser injectado com essa substância que activa directamente o cérebro emocional. Lembro-me perfeitamente da sensação estranha que isso me causou: fiquei aterrorizado, sem saber minimamente porquê. Foi uma experiência de medo «puro», um medo que não estava ligado a nenhum objecto em particular. Posteriormente, vários participantes do estudo descreveram a mesma sensação estranha de medo intenso e «flutuante», que durava apenas, felizmente, alguns minutos[1].

A organização do cérebro emocional é bastante mais simples do que a do neocórtex. Ao contrário do que se passa com este último, a maioria das áreas do cérebro límbico não está organizada em camadas regulares de neurónios que permitam o tratamento da informação: os neurónios estão por assim dizer amalgamados. Em virtude desta estrutura mais rudimentar, o tratamento da informação por parte do cérebro emocional é muito mais primitivo do que o efectuado pelo neocórtex. Mas é mais rápido e mais adaptado a reacções essenciais à sobrevivência. É por esta razão que, por exemplo, na penumbra de um bosque, um bocado de um tronco no chão semelhante a uma cobra pode desencadear uma reacção de medo. Antes mesmo que o resto do cérebro tenha podido completar a análise e concluir que se trata de um objecto inofensivo, o cérebro emocional terá desencadeado, com base em informações muito parciais e muitas vezes incorrectas, a reacção de sobrevivência que lhe pareceu adequada[2].

O próprio tecido do cérebro emocional é diferente do tecido do neocórtex. Quando um vírus como o do herpes ou da raiva ataca o cérebro, é apenas o cérebro profundo que é infectado, e não o neocórtex. É por isso que a pri-

[1] Servan-Schreiber, D., W. M. Perlstein *et al.* (1998), «Selective pharmacological activation of limbic structures in human volunteers: A positron emission tomography study», *Journal of Neuropsychiatry and Clinical Neurosciences*, vol. 10, pp. 148-159.

[2] LeDoux, J.E. (1996), *The Emotional Brain: The Mysterious Underpinnings of Emotional Life*, Nova Iorque, Simon & Schuster.

meira manifestação da raiva é um comportamento emocional muito anormal.

O cérebro límbico é um posto de comando que recebe continuamente informações de diferentes partes do corpo e a elas responde de forma apropriada controlando o equilíbrio fisiológico: a respiração, o ritmo cardíaco, a tensão arterial, o apetite, o sono, a libido, a secreção das hormonas, e mesmo o funcionamento do sistema imunitário estão sob as suas ordens. O papel do cérebro límbico parece ser o de manter as diferentes funções em equilíbrio, esse estado a que o pai da fisiologia moderna, o cientista francês do final do século XIX, Claude Bernard, chamou «homeostasia»: o equilíbrio dinâmico que nos mantém vivos.

Deste ponto de vista, as nossas emoções constituem apenas a experiência consciente de um amplo conjunto de reacções fisiológicas que vigiam e adaptam continuamente a actividade dos sistemas biológicos do corpo aos imperativos do meio ambiente interior e exterior[1]. O cérebro emocional tem portanto uma relação praticamente mais íntima com o corpo do que com o cérebro cognitivo. E é por esta razão que é muitas vezes mais fácil aceder às emoções através do corpo do que através da palavra.

Marianne, por exemplo, há dois anos que fazia uma cura psicanalítica freudiana tradicional. Estendia-se no divã e fazia o que podia para «associar livremente» temas que a faziam sofrer, a saber, essencialmente a dependência afectiva em relação aos homens. Ela só tinha a sensação de viver plenamente quando um homem lhe dizia repetidamente que a amava, e suportava mal as separações, mesmo as mais curtas. Ficava num estado de ansiedade difusa, como uma miúda. Ao fim de dois anos de análise, Marianne compreendia perfeitamente o problema. Podia descrever com todos os pormenores a sua relação complicada com a mãe, que a confiava frequentemente a empregadas desconhecidas, e dizia para

---

[1] Damásio, A. (1999), *The Feeling of What Happens*, San Diego, Harcourt, Inc. Trad. francesa, *Le Sentiment même de soi*, 1991, Odile Jacob, *O Sentimento do Eu,* Lisboa, Gradiva, 2001.

consigo que isso explicava certamente a sensação permanente de insegurança. Com um espírito formado por uma grande universidade, fora-se apaixonando pela análise dos sintomas e pela maneira como os fazia reviver na sua relação com o analista, de quem se tinha tornado, naturalmente, bastante dependente. Tinha feito grandes progressos e sentia-se mais livre, mesmo que, em análise, nunca tivesse conseguido reviver nem a dor nem a tristeza da sua infância. Sempre focalizada nos seus pensamentos e na linguagem, dava-se agora conta de que nunca tinha chorado estendida no divã. Para seu grande espanto, foi numa massagista, numa semana de talassoterapia, que subitamente reencontrou as suas emoções. Estava deitada de costas e a massagista massajava-lhe suavemente a barriga. Quando se aproximava de um ponto preciso, acima do umbigo, Marianne sentia um soluço subir-lhe à garganta. A massagista deu-se conta do facto e pediu-lhe que tomasse simplesmente nota do que sentia, continuando depois, suavemente, a insistir com movimentos rotativos exactamente naquele ponto. Alguns segundos mais tarde, Marianne foi acometida de soluços violentos que lhe sacudiam o corpo todo. Reviu-se numa mesa de operações, a seguir a uma apendicite, aos sete anos, sozinha porque a mãe não tinha regressado de férias para tratar dela. Essa emoção, que ela havia procurado durante tanto tempo na sua cabeça, tinha estado sempre ali, escondida no seu corpo.

Devido à estreita relação com o corpo, é muitas vezes mais fácil agir sobre o cérebro emocional através do corpo e não através da linguagem: os medicamentos, é claro, interferem directamente no funcionamento dos neurónios, mas também é possível mobilizar ritmos fisiológicos intrínsecos, como os movimentos oculares associados aos sonhos, as variações naturais da frequência cardíaca, o ciclo do sono e a sua relação com o ritmo do dia e da noite, ou utilizar o exercício físico; ou ainda a acupunctura e o controlo da alimentação. Como veremos, as relações afectivas, e mesmo a relação com os outros – através da comunidade em que vivemos –, têm uma forte componente física, uma vivência corporal. Estas vias corporais de acesso ao cérebro emocional são mais directas e muitas vezes mais fortes do que o pensamento e a linguagem.

O cérebro cortical controla a cognição, a linguagem e o raciocínio

O neocórtex, a «nova casca», é a superfície plissada que dá ao cérebro a sua aparência tão característica. É também o invólucro que envolve o cérebro emocional. Encontra-se à superfície por ser, do ponto de vista da evolução, a camada mais recente. É constituído por seis estratos distintos de neurónios, perfeitamente regulares e organizados para o tratamento óptimo da informação, como num microproces-sador.

É esta organização que confere ao cérebro a sua capacidade excepcional para tratar a informação. Enquanto temos a maior dificuldade ainda hoje em programar os computadores para que eles reconheçam rostos humanos em todas as condições de iluminação e de orientação, o neocórtex consegue isso sem dificuldade no espaço de alguns milésimos de segundo. No domínio auditivo, são as capacidades complexas de tratamento do som que lhe permitem fazer a diferença, antes mesmo do nascimento, entre a língua materna e qualquer outra língua estrangeira[1]!

No homem, a parte do neocórtex situada atrás da fronte, acima dos olhos, baptizada «córtex pré-frontal», é particularmente desenvolvida. Ao passo que o tamanho do cérebro emocional é globalmente o mesmo de uma espécie para outra (tendo em conta, evidentemente, as diferenças de tamanho entre estas), o córtex pré-frontal representa no homem uma proporção muito maior do cérebro do que todos os outros animais.

É por intermédio do córtex pré-frontal que o neocórtex se encarrega da atenção, da concentração, da inibição dos impulsos e dos instintos, do ordenamento das relações sociais

---

[1] Mehler, J., G. Lambertz et al. (1986), «Descrimination de la langue maternelle par le nouveau-né», Comptes rendus de l'Académie des sciences, vol. 303, pp. 637-640.

e, como Damásio demonstrou, do comportamento moral. Sobretudo, foi ele quem estabeleceu planos para o futuro a partir de «símbolos» que só estão presentes no espírito, isto é, sem que a informação esteja sob os olhos ou nas mãos. Atenção, concentração, reflexão, planificação, comportamento moral: o neocórtex – o nosso cérebro cognitivo – é uma componente essencial da nossa humanidade.

Quando os dois cérebros não se entendem

Os dois cérebros, emocional e cognitivo, captam a informação proveniente do mundo exterior mais ou menos ao mesmo tempo. A partir daí, podem cooperar ou então disputar entre si o controlo do pensamento, das emoções e do comportamento. É o resultado desta interacção – cooperação ou competição – que determina o que sentimos, a nossa relação com o mundo, e a nossa relação com os outros. As diferentes formas de competição tornam-nos infelizes. Inversamente, quando o cérebro emocional e o cérebro cognitivo se completam, um para dar uma direcção àquilo que queremos viver (o emocional), e o outro para nos fazer avançar nessa via o mais inteligentemente possível (o cognitivo), sentimos uma harmonia interior – um «estou onde quero estar na vida» – que subtende todas as experiências duradouras de bem-estar.

O curto-circuito emocional

A evolução sabia quais eram as suas prioridades. E a evolução é antes de mais uma questão de sobrevivência e de transmissão dos nossos genes de uma geração para a seguinte. Seja qual for a complexidade do cérebro que ela moldou ao longo de milhões de anos, sejam quais forem as suas prodigiosas capacidades de concentração, de abstracção, de reflexão sobre si próprio, se estas nos impedissem de detectar a presença de um tigre ou de um inimigo ou nos fizessem perder a oportunidade de um parceiro sexual adequado e portanto a ocasião de nos reproduzirmos, há muito que a nossa espécie estaria extinta. Felizmente, o cérebro emocional está permanentemente vigilante. É ele que tem a seu cargo a vigilância do meio circundante, num plano recuado. Quando ele detecta um perigo ou uma oportunidade excepcional do ponto de vista da sobrevivência – um parceiro possível, um território, um bem material útil –, ele desencadeia imediatamente um alarme que anula em milésimos de segundo todas as operações do cérebro cognitivo e interrompe a actividade deste. O que permite ao cérebro na sua totalidade concentrar-se instantaneamente no que é essencial à sobrevivência. Quando conduzimos, é este mecanismo que nos ajuda a detectar, inconscientemente, um camião que vem em direcção a nós, no momento em que estamos a conversar com o nosso companheiro de viagem. O cérebro emocional detecta o perigo, focalizando em seguida a nossa atenção até que o perigo tenha passado. É ele também que interrompe a conversa entre dois homens na esplanada de um café quando uma mini-saia atraente atravessa o seu campo de visão. É ainda ele que faz calar os pais num jardim, quando estes avistam pelo canto do olho um cão desconhecido a aproximar-se do seu filho pequeno.

A equipa de Patricia Goldman-Rakic, na Universidade de Yale, demonstrou que o cérebro emocional é capaz de «desligar» o córtex pré-frontal, a parte mais avançada do cérebro cognitivo (o termo inglês, tal como em informática, é colocá-lo *off-line*). Sob o efeito de um grande *stress*, o córtex pré-frontal deixa de responder e perde a capacidade de guiar o comportamento. Imediatamente, são os reflexos e as acções instintivas que vêm ao de cima[1]. Mais rápidos e mais próximos da nossa herança genética, a evolução deu-lhes prioridade nas situações de urgência, como se eles fossem supostos guiar-nos melhor do que reacções abstractas quando a sobrevivência está em jogo. Nas condições de vida quase animais dos nossos antepassados, este sistema de alarme era

---

[1] Arnsten, A. F. e P. S. Goldman-Rakic (1998), «Noise stress impairs prefrontal cortical cognitive function in monkeys: evidence for a hyperdopaminergic mechanism», *Archives of General Psychiatry*, vol. 55 (4), pp. 362-368.

essencial. Várias centenas de milhares de anos após o aparecimento do *Homo sapiens*, ele ainda nos é prodigiosamente útil na vida quotidiana. Todavia, quando as nossas emoções estão demasiado exacerbadas, esta preempção do cérebro emocional em relação ao cognitivo começa a dominar o nosso funcionamento mental. Perdemos então o controlo do fluxo dos nossos pensamentos e tornamo-nos incapazes de agir em função do nosso melhor interesse a longo prazo. É o que nos acontece quando nos sentimos «irritados» na sequência de uma contrariedade, durante uma depressão, ou em consequência de um traumatismo emocional mais grave. É também isso que explica o «temperamento demasiado sensível» de pessoas que sofreram abusos físicos, sexuais ou simplesmente emocionais.

Na prática clínica, encontramos dois exemplos correntes deste curto-circuito emocional. O primeiro é aquilo a que se chama estado de «*stress* pós-traumático» (ESPT): após um traumatismo grave – por exemplo uma violação ou um tremor de terra – o cérebro emocional comporta-se como uma sentinela leal e consciensiosa que tivesse sido apanhada desprevenida. Ela dá o alarme demasiadas vezes, como se fosse incapaz de ter a certeza de ausência de perigo. Foi o que aconteceu, nomeadamente, a uma sobrevivente do 11 de Setembro que veio tratar-se ao nosso centro de Pittsburgh: meses depois do atentado, o seu corpo ficava paralisado cada vez que entrava num arranha-céus.

O segundo exemplo corrente é o das crises de ansiedade, também chamadas em psiquiatria ataques de pânico. Nos países desenvolvidos, cerca de uma pessoa em cada vinte sofreu de crises de pânico[1]. Muitas vezes as vítimas têm a sensação de que vão ter um enfarte, de tal forma as manifestações físicas são impressionantes. O cérebro límbico assume subitamente o controlo de todas as funções do corpo: o coração bate a toda a velocidade, o estômago revolve-se, as pernas e as mãos tremem, a pessoa transpira por todos os

[1] Regier, D. A., Robins, L. N. (1991), *Psychiatric Disorders in America: The Epidemology Catchmant Area Study,* Nova Iorque, Free Press.

poros. No mesmo momento, as funções cognitivas são enfraquecidas pela descarga de adrenalina: por mais que o cérebro cognitivo não entenda a razão de tal estado de alarme, enquanto ele se mantiver «desligado» pela adrenalina, será incapaz de organizar uma resposta coerente à situação. As pessoas que sofreram crises destas descrevem-nas muito bem: «Era como se o meu cérebro estivesse vazio; não conseguia pensar. As únicas palavras de que tinha consciência eram: "Vais morrer; chama uma ambulância; já!"»

A asfixia cognitiva

Ao invés, o cérebro cognitivo controla a atenção consciente e a capacidade de moderar as reacções emocionais antes que estas se tornem desproporcionadas. Esta regulação das emoções através do cognitivo liberta-nos do que poderia ser uma tirania das emoções e uma vida inteiramente conduzida por instintos e reflexos. Um estudo efectuado na Universidade de Stanford por meio de imagens cerebrais põe claramente em evidência o papel do cérebro cortical. Quando certos estudantes observam fotografias muito dolorosas – corpos mutilados ou rostos desfigurados, por exemplo –, o cérebro emocional reage imediatamente. Todavia, se eles fizerem um esforço consciente para controlar as suas emoções, são as regiões corticais que vemos predominar nas imagens dos seus cérebros em acção e elas bloqueiam a actividade do cérebro emocional[1].

---

[1] Ochsner, K. N., S. A. Bunge *et al.* (Maio de 2002), «An MRI study of the cognitive regulation of emotion», *Journal of Cognitive Neuroscience.* Ver igualmente a teoria de Drevets e Raichle que descreve a relação de inibição recíproca entre o cérebro cognitivo e o cérebro emocional e a confirmação desta teoria num estudo recente da Universidade de Duke mediante IRM funcional. Drevets, W. C. e M. E. Raichle (1998), «Reciprocal suppression of regional cerebral blood flow during emotional versus higher cognitive processes: implications for interactions between emotion and cognition», *Cognition and Emotion*, n.º 12, pp. 353-385; Yamasaki, H., K. S. LaBar *et al.* (2002), «Dissociable prefrontal brain systems for attention and emotion», *Proceedings of the National Academy of Sciences*, vol. 99 (17), pp. 11 447-11 451.

Mas a lâmina do controlo cognitivo das emoções tem dois gumes: se a usarmos demasiado, podemos acabar por perder o contacto com os pedidos de socorro do cérebro emocional. Podemos ver frequentemente os efeitos dessa supressão excessiva em pessoas a quem foi ensinado, na infância, que as suas emoções não eram aceitáveis. O *cliché* típico na matéria é sem dúvida a injunção tantas vezes ouvida pelos rapazes: «Um homem não chora.»

Um controlo exagerado das emoções pode dar assim origem a um temperamento que, esse, não é suficientemente «sensível». Um cérebro que não deixa a informação emocional desempenhar o seu papel vê-se confrontado com outros problemas. Por um lado, é muito mais difícil tomar decisões quando não se tem preferência «lá no íntimo», isto é, no coração ou na barriga, as partes do corpo que constituem o eco «visceral» das emoções. É por essa razão que vemos intelectuais com fama de génios da matemática – muitas vezes homens – perderem-se em considerações infindas de pormenor quando se trata de escolher entre dois carros, por exemplo, ou até entre duas máquinas fotográficas. Nos casos mais sérios, como no famoso exemplo de Phineas Gage, no século XIX[1], ou no caso mais recente de «E.V.R.», um doente descrito por Eslinguer e Damásio[2], uma lesão neurológica impede o cérebro cognitivo de tomar conhecimento do que sente emocionalmente. Tomemos o caso de E.V.R. Este contabilista dotado de um QI de 130 – o que o colocava na faixa da «inteligência superior» – era um membro apreciado da sua comunidade. Casado há muitos anos, tinha vários filhos, ia regularmente à igreja, e tinha

---

[1] Macmillan, M. B. (1986), «A Wonderful journey through skull and brains: The travels of Mr. Gages tamping iron», *Brain and Cognition*, n.º 5, pp. 67-107; Damásio, A., T. Brabowski *et al.* (1994), «The Return of Phineas Gage: Clues about the brain from the skull of a famous patient», *Science*, vol. 264, pp. 1102-1105.

[2] Eslinger, P. J. e A. R. Damásio (1985), «Severe disturbance of higher cognition after bilateral frontal lobe ablation: Patient E.V.R.», *Neurology,* vol. 35, pp. 1731-1741.

uma vida pacata. Um dia, teve de ser operado ao cérebro, o que teve como resultado «desconectar» o cérebro cognitivo do cérebro emocional. De um dia para o outro, tornou-se incapaz de tomar qualquer decisão. Nenhuma decisão lhe fazia «sentido». Só conseguia raciocinar sobre decisões de forma abstracta. Curiosamente, os testes de inteligência – que justamente medem apenas a inteligência abstracta – continuavam a indicar uma inteligência absolutamente superior à média. Mas apesar disso, E.V.R. não sabia que fazer dos seus dias, visto que sem preferência verdadeira, «visceral», por uma opção ou por outra, todas as escolhas se perdiam em infindos considerandos de pormenor. Acabou por perder o emprego, o casamento soçobrou, e ele meteu-se numa série de negócios duvidosos nos quais comprometeu todo o seu dinheiro. Sem emoções para orientar as suas escolhas, o comportamento dele desregulou-se completamente, mesmo tendo a inteligência permanecido intacta.

Nas pessoas com o cérebro intacto, uma tendência para a asfixia emocional pode contudo ter consequências graves na saúde. A separação entre o cérebro cognitivo e o cérebro emocional faz com que tenhamos uma capacidade extraordinária para não nos apercebermos dos pequenos sinais de alarme do nosso sistema límbico. Encontramos sempre mil e uma razões para nos fecharmos num casamento ou numa profissão que na realidade nos faz sofrer por constituir diariamente uma agressão aos nossos valores mais profundos. Mas não é por sermos cegos a um determinado mal-estar subjacente que este desaparece. Dado que o corpo é o principal campo de acção do cérebro emocional, este impasse traduz-se em problemas físicos. Os sintomas acabam por ser as clássicas doenças do *stress*: o cansaço inexplicável, a hipertensão arterial, as constipações e outras infecções de carácter repetitivo, as doenças cardíacas, as perturbações intestinais e os problemas de pele. Investigadores de Berkeley sugeriram mesmo há pouco tempo que é a *supressão* das emoções negativas por parte do cérebro cognitivo, e não as próprias emoções negativas, que pesa mais no nosso coração e nas nossas artérias[1].

O «fluxo» e o sorriso de Buda

Para se viver em harmonia na convivência dos humanos, é preciso alcançar e manter um equilíbrio entre as nossas reacções emocionais imediatas – instintivas – e as respostas racionais que preservam os laços sociais de longa data. A inteligência emocional exprime-se da melhor maneira quando os dois sistemas do cérebro, o cortical e o límbico, cooperam a cada instante. Quando tal acontece, os pensamentos, as decisões, os gestos, agenciam-se e fluem naturalmente, sem que lhes prestemos especial atenção. Nesse estado de cooperação, sabemos qual a escolha que devemos fazer a cada mo-mento, e seguimos os nossos objectivos sem esforços, com uma concentração natural, porque as nossas acções alinham pelos nossos valores. Este estado de bem-estar é aquilo a que aspiramos continuamente: a manifestação da harmonia perfeita entre o cérebro emocional, que fornece a energia e a direcção, e o cérebro cognitivo, que organiza a execução. O grande psicólogo americano Mihali Csikszentmihalyi (pronunciar «chic-sante-mial»), que cresceu no caos da Hungria do pós-guerra, dedicou a sua vida à compreensão da essência do bem-estar. E baptizou essa condição o estado de «fluxo» (do inglês «flow»)[2].

Curiosamente, há uma marca fisiológica muito simples dessa harmonia cerebral, cujos fundamentos biológicos Darwin estudou há mais de um século: o sorriso. Um sorriso falso – aquele a que nos obrigamos por razões de ordem social – mobiliza apenas os músculos zigomáticos do rosto,

---

[1] Levenson, R. *et al.* (1994), «The influence of age and gender on affect, physiology, and their interrelations: A study of long-term marriages», *Journal of Personality and Social Psycholoy*, vol. 67.

[2] Csikszentmihalyi, M. (1990), *Flow: The Psychology of Optimal Experience*, Nova Iorque, Harper & Row.

aqueles que, arrepanhando os lábios, deixam ver os dentes. Um sorriso «verdadeiro», em compensação, mobiliza além disso os músculos à volta dos olhos. Ora estes não podem ser contraídos voluntariamente, isto é, por meio do cérebro cognitivo. A ordem tem de vir das regiões límbicas, primitivas e profundas. É por isso que os olhos não mentem nunca: é o franzir deles que atesta ou não a autenticidade de um sorriso. Um sorriso caloroso, um sorriso verdadeiro, faz-nos compreender intituivamente que o nosso interlocutor está, nesse momento preciso, num estado de harmonia entre o que ele pensa e o que ele sente, entre cognição e emoção. O cérebro tem uma capacidade inata para alcançar o estado de fluxo. O seu símbolo mais universal é o sorriso no rosto de Buda.

O objectivo dos métodos naturais que vou tentar apresentar nos capítulos seguintes é precisamente facilitar essa harmonia, ou reencontrá-la. Contrariamente ao QI, que evolui muito pouco durante a vida, a inteligência emocional pode ser cultivada em qualquer idade. Nunca é tarde para aprender a gerir melhor as nossas emoções e a nossa relação com os outros. A primeira abordagem aqui descrita é provavelmente a mais fundamental. Trata-se de optimizar o ritmo do coração para resistir ao *stress*, controlar a ansiedade e maximizar a energia vital que existe em nós. É a primeira chave da inteligência emocional.

3. O coração e a razão

Adeus, disse a raposa. Eis o meu segredo.
É muito simples: só se vê bem com o coração.
O essencial é invisível aos olhos.

ANTOINE DE SAINT-EXUPÉRY, *Le Petit Prince.*

Herbert von Karajan disse um dia que vivia exclusivamente para a música. Talvez nem ele próprio soubesse a que ponto isso era verdade: morreu precisamente no ano em que se reformou após trinta anos passados à frente da Orquestra Filarmónica de Berlim. Mas o mais surpreendente, é que dois psicólogos austríacos podiam ter previsto isso mesmo. Doze anos antes, eles tinham estudado a maneira como o coração do maestro reagia às suas diferentes actividades[1]. Tinham gravado as maiores variações enquanto ele dirigia uma passagem particularmente carregada de emoções da abertura *Leonora 3* de Beethoven. Na verdade, bastava-lhe ouvir de novo essa passagem para se observar praticamente a mesma aceleração do ritmo cardíaco.

Havia naquela composição passagens bem mais cansativas fisicamente para um maestro. No entanto, em Karajan, elas apenas davam azo a fracas acelerações do ritmo cardíaco. No que respeita às outras actividades, Karajan parecia não se importar muito com elas, se assim se pode dizer. Quer o avião particular aterrasse de emergência ou desco-

---

[1] Harrer, G. e H. Harrer (1977), «Music, emotion and autonomic function», *Music and the brain*, M. Critchley e R. A. Hanson, Londres, William Heinemann Medical, pp. 202-215.

lasse no último minuto, o seu coração mal dava conta do facto. O coração de Karajan estava inteiramente na música. E quando o maestro deixou a música, o coração não o acompanhou.

Quem não ouviu falar de um vizinho de idade que morre alguns meses depois da mulher? Ou de uma tia-avó que morre após a morte do filho? A sabedoria popular diz que eles ficaram com «o coração partido». Durante muito tempo, a ciência médica tratou este tipo de incidentes com desprezo, pondo-os na conta de simples coincidências. É apenas desde há cerca de vinte anos que várias equipas de cardiologistas e de psiquiatras se têm debruçado sobre estas «histórias». Descobriram que o *stress* é um factor de risco mais importante ainda do que o tabaco no que se refere às doenças de coração[1]. Também se ficou a saber que uma depressão na sequência de um enfarte anuncia a morte do doente nos seis meses seguintes com mais precisão do que qualquer outra medição da função cardíaca[2]. Quando o cérebro emocional se desregula, o coração sofre e acaba por se cansar. Mas a descoberta mais espantosa é que esta relação é recíproca. A cada instante, o equilíbrio do nosso coração influencia o nosso cérebro. Certos cardiologistas e neurologistas chegam mesmo a falar de um «sistema coração-cérebro» indissociável[3].

[1] Grossarth-Maticek, R. e H. J. Eysenck (1995), «Self-regulation and mortality from cancer, coronary heart disease and other causes: A prospective study», *Personality and Individual Differences*, vol. 19 (6), pp. 781-795; Linden, W., C. Stossel *et al.* (1996), «Pshychosocial interventions for patients with coronary artery disease: a meta-analysis», *Archives of Internal medicine*, vol. 156 (7), pp. 745-752; Ornish, D., L. Scherwitz *et al.* (1998), «Intensive lifestyle changes for reversal of coronary heart disease», *JAMA*, vol. 280, pp. 2001-2007.

[2] Frasure-Smith, N., F. Lesperance *et al.* (1995), «Depression and 18--month prognosis after myocardial infarction», *Circulation*, vol. 91 (4), pp. 999--1005; Glassman, A e P. Shapiro (1998), «Depression and the course of coronary artery disease», *American Journal of Psychiatry*, vol. 155, pp. 4-10.

[3] Armour, J. A. e J. Ardell (1994), *Neurocardiology*, Nova Iorque, Oxford University Press; Samuels, M. (2001), «Voodoo death revisited: The modern lessons of neurocardiology», *Grand Rounds*, Department of Medicine, Univ. of Pittsburgh Medical Center, Presbyterian/Shadyside Hospital.

Se existisse um medicamento capaz de harmonizar esta relação íntima entre o coração e o cérebro, ele teria efeitos benéficos na totalidade do organismo. Atrasaria o envelhecimento, reduziria o *stress* e o cansaço, estrangularia a ansiedade e manter-nos-ia ao abrigo da depressão; de noite, ajudar-nos-ia a dormir melhor e, de dia, a funcionar o melhor possível com as nossas capacidades de concentração e de precisão. Sobretudo, equilibrando a relação entre o cérebro e o corpo, permitir-nos-ia estabelecer mais facilmente esse estado de «fluxo» sinónimo de bem-estar. Seria um anti-hipertensor, um ansiolítico e um antidepressivo «tudo num só». Se existisse, nem um só médico deixaria de receitar um medicamento destes. Como o flúor para os dentes, talvez os governos acabassem até por pô-lo na água.

Infelizmente, este remédio milagroso ainda não existe. Em contrapartida, dispomos desde há algum tempo de um método simples e eficaz, ao alcance de todos, que parece criar, precisamente, as condições de harmonia entre o coração e o cérebro. Apesar de este método ser de invenção recente, diversos estudos mostraram já os seus efeitos benéficos no corpo e nas emoções daqueles que o dominam, incluindo um rejuvenescimento da sua fisiologia. Para compreender como é possível, temos em primeiro lugar de analisar com brevidade o funcionamento do sistema coração-cérebro.

O coração das emoções

Sentimos as emoções no corpo, não na cabeça: isto, pelo menos, parece consensual. Já em 1890, William James, professor em Harvard e pai da psicologia americana, escrevia que uma emoção era antes de mais um estado do corpo, e somente depois uma percepção no cérebro. Ele baseava as suas conclusões na experiência ordinária das nossas emoções. Não se diz, com efeito, que temos «o medo na barriga» ou «o coração leve», que «destilamos bílis» ou que se está «ulcerado»? Seria errado ver nestas expressões simples figuras de estilo. Trata-se de representações bastante precisas do que sentimos quando nos encontramos em diferentes estados emocionais. De facto, só há pouco tempo se sabe que os intestinos e o coração têm as suas próprias redes com algumas dezenas de milhares de neurónios que são como «pequenos cérebros» no interior do corpo. Estes cérebros locais são capazes de ter as suas próprias percepções, de modificar o seu comportamento em função delas, e até de se transformar na sequência das suas experiências, isto é, de certa forma, de formar as suas próprias recordações[1].

Além de dispor de uma rede própria de neurónios semi-autónoma, o coração é também uma pequena fábrica de hormonas. Ele segrega a sua própria reserva de adrenalina, que liberta quando precisa de funcionar no máximo das suas capacidades. Segrega também e controla a libertação de outra hormona, o AMF, que regula a tensão arterial. E segrega enfim a sua própria reserva de ocitocina, a hormona do amor. Esta é libertada no sangue, por exemplo, quando uma mãe amamenta o filho, quando dois seres namoram, e durante o orgasmo[2]. Estas hormonas actuam todas directamente no cérebro. Enfim, o coração faz com que a totalidade do organismo participe das variações do seu vasto campo electromagnético, que pode ser detectado a vários metros do corpo, mas cuja significação ainda se desconhece[3]. Como se vê, a

---

[1] Armour, J. A., Ed. (1991), «Anatomy and function of the intrathoracic neurons regulating the mammelian heart», *Reflex Contrai of the Circulation*, Boca Raton, FL, CRC Press; Gershon, M. D. (1999), «The enteric nervous system: a second brain», *Hospital practice (Office Edition)*, vol. 34 (7), pp. 31--2, 35-8, 41-2 *passim.*

[2] Carter, C. S. (1998), «Neuroendocrine perspectives on social attachment and love», *Psychoneuroendocrinology*, vol. 23, pp. 779-818; Uvnas-Moberg, K. (1998), «Oxyrocin may mediate the benefits of positive social interaction and emotions», *Psychoneuroendocrinology*, vol. 23, pp. 819-835.
Foram investigadores do Quebeque, Cantin e Genest, que depois de terem descoberto o AMF (Atrial Matriuretic Factor) estiveram entre os primeiros a descrever o coração como uma verdadeira glande hormonal no seu artigo: Cantin, M. e J. Genest (1986), «The heart as an endocrin gland», *Clinical and Investigative Medicine*, vol. 9 (4), pp. 319-327.

[3] Stroink, G. (1989), «Principles of cardiomagnetism», *Advances in Biomagnetism*, S. J. Williamson *et al.* Nova Iorque, Plenum press, pp. 47-57.

importância do coração na linguagem das emoções não é apenas uma imagem. O coração vê e sente. E, quando se exprime, influencia a fisiologia do nosso organismo, a começar pelo cérebro.

Para a Maria, estas considerações estavam longe de ser teóricas. Aos cinquenta anos, há muito que ela sofria de crises súbitas de ansiedade que podiam surpreendê-la em qualquer lugar, e a qualquer momento. Primeiro, o coração começava a bater muito depressa, depressa de mais. Um dia, numa recepção, o coração desatou de súbito à desfilada e ela teve de agarrar-se ao braço de um senhor desconhecido quando sentiu as pernas bambas. Esta incerteza constante em relação ao comportamento do seu coração deixava-a pouco à vontade. Começou a reduzir as actividades. Desde o episódio do *cocktail*, só saía acompanhada por amigos íntimos ou pela filha. Deixou de conduzir sozinha até à casa de campo com medo que o coração «fizesse das suas» – como ela dizia – na auto-estrada. Maria não fazia a mínima ideia do que desencadeava aquelas crises. Era como se o coração dela decidisse de repente que estava aterrorizado com qualquer coisa de que ela não tinha consciência: os seus pensamentos tornavam-se confusos, inquietos, e o resto do corpo começava a vacilar.

O cardiologista diagnosticou-lhe um «prolapso da válvula mitral», uma afecção perfeitamente benigna de uma das válvulas do coração que, dizia ele, não devia preocupá-la nada. E sugerira-lhe que tomasse medicamentos betabloqueantes para travar as acelerações do coração, mas estes cansavam-na e provocavam-lhe pesadelos. Tinha pois deixado de tomá-los por sua alta recreação. Quando a recebi no consultório, tinha acabado de ler um artigo no *American Journal of Psychiatry* segundo o qual o coração de alguns destes doentes reagiam muito bem aos antidepressivos, como se as acelerações intempestivas tivessem a sua origem no cérebro e não ao nível da válvula[1]. Infelizmente, o meu tratamento não foi

---

[1] Colplan, J. D., L. A. Papp *et al.* (1992), «Amelioration of mitral valve prolapse after treatment for panic disorder», *American Journal of Psychiatry*, vol. 149 (11), pp. 1587-1588.

mais eficaz do que o do meu colega cardiologista e, além disso, a Maria ficou muito aborrecida com os quilos a mais causados pelo medicamento por mim receitado. O coração da Maria só se acalmou quando ela aprendeu a domesticá--lo directamente. Sinto quase vontade de dizer: «quando ela aprendeu a falar com ele».

A relação entre o cérebro emocional e o «pequeno cérebro» do coração é uma das chaves da inteligência emocional. Ao aprendermos – literalmente – a controlar o nosso coração, aprendemos a domesticar o nosso cérebro emocional, e vice-versa. Porque a relação mais forte entre o coração e o cérebro emocional é aquela que é estabelecida pelo chamado «sistema nervoso periférico autónomo», isto é, a parte do sistema nervoso que regula o funcionamento de todos os nossos órgãos, o qual escapa tanto à nossa vontade como à nossa consciência.

O sistema nervoso autónomo é constituído por dois ramos que inervam cada um dos órgãos do corpo a partir do cérebro emocional. O ramo dito «simpático»[1] liberta adrenalina e noradrenalina. É ele que controla as reacções de combate e de fuga. A sua actividade acelera o ritmo cardíaco. O outro ramo, dito «parassimpático», liberta um neurotransmissor diferente que acompanha os estados de relaxação e de tranquilidade[2]. A sua actividade faz o coração bater mais devagar. Nos mamíferos, estes dois sistemas – o travão e o acelerador – estão constantemente em equilíbrio. É isso que permite aos mamíferos adaptarem-se de forma extremamente rápida a todas as mudanças que podem ocorrer à sua volta. Quando um coelho está a comer erva, em segurança diante da sua toca, a qualquer momento pode interromper o que está a fazer, erguer a cabeça, arrebitar as orelhas que *scanam* as imediações como um radar e sorver o ar a fim de detectar a presença de um predador. Uma vez passado o sinal

---

[1] Este termo, «simpático», vem do radical latino que quer dizer «estar em relação» porque os ramos destes nervos estão em relação com a medula espinhal ao longo da coluna vertebral.

[2] O neurotransmissor do sistema parassimpático é o acetilcolino.

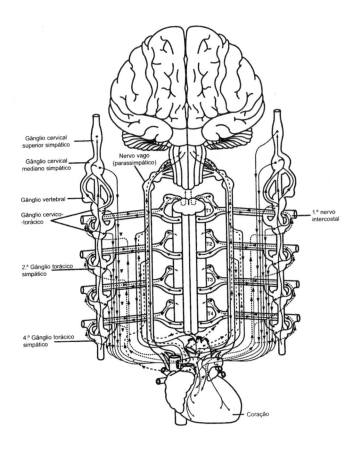

Figura 2: *O sistema coração-cérebro.* – A rede semi-autónoma de neurónios que constitui o «pequeno cérebro do coração» está profundamente interconectado com o cérebro propriamente dito. Juntos, constituem um verdadeiro «sistema coração-cérebro». No interior deste sistema, os dois órgãos influenciam-se reciprocamente a cada instante.

Entre os mecanismos que ligam o coração e o cérebro, o sistema nervoso autónomo desempenha um papel particularmente importante. Este é constituído por dois ramos: o ramo dito «simpático» acelera o coração e activa o cérebro emocional, enquanto o ramo dito «parassimpático» desempenha um papel de travão em ambos.

de perigo, o coelho regressa rapidamente à sua refeição. Só a fisiologia dos mamíferos apresenta tal flexibilidade. Para fazer viragens imprevisíveis da existência, precisamos simultaneamente de um travão e de um acelerador; estes devem estar em perfeito estado de funcionamento, e é necessário que sejam tão fortes um como o outro a fim de se compensarem mutuamente se for caso disso (ver figura 2).

Segundo o investigador americano Stephen Porges, foi o equilíbrio subtil entre os dois ramos do sistema nervoso autónomo que permitiu aos mamíferos desenvolver relações sociais cada vez mais complexas no decurso da evolução. A mais complexa de todas seria a relação amorosa e, sobretudo, a fase particularmente delicada da sedução. Quando um homem ou uma mulher que nos interessa olha para nós e o nosso coração se põe a bater e começamos a corar, é porque o nosso sistema simpático carregou no acelerador, talvez com força de mais. Se inspirarmos fundo a fim de reorganizar as ideias e retomar a conversa com o ar mais natural do mundo, na realidade, carregámos no travão parassimpático. Sem estas modulações constantes, a abordagem amorosa seria muito mais caótica e difícil, sujeita a inúmeros erros de interpretação; como acontece muitas vezes com os adolescentes, que ainda dominam mal o equilíbrio do sistema nervoso autónomo.

Mas o coração não se contenta em sofrer a influência do sistema nervoso central: ele envia para a base do crânio fibras nervosas que controlam a actividade do cérebro[1]. Além da via hormonal, da tensão arterial e do campo magnético do nosso corpo, o «pequeno cérebro» do coração pode pois agir no cérebro emocional através de conexões nervosas directas. E quando o coração se desregula, arrasta consigo o cérebro emocional. Era precisamente isso que acontecia com a Maria.

O reflexo directo deste vaivém entre o cérebro emocional e o coração é a variabilidade normal das batidas do coração. Uma vez que os dois ramos do sistema nervoso autónomo

[1] Gahery, Y e D. Vigier (1974), «Inhibitory effects in the cuneate nucleus produced by vago-aortic afferent fibers», *Brain Research*, vol. 75, pp. 241-246.

estão sempre em equilíbrio, estão constantemente a acelerar e a desacelerar o coração. Assim, o intervalo entre duas pulsações sucessivas nunca é idêntico[1]. Esta variabilidade é em si mesma muito saudável dado que é sinal de bom funcionamento do travão e do acelerador, e por conseguinte de toda a nossa fisiologia. Nada tem a ver com as arritmias de que sofrem alguns doentes. Os súbitos galopes de «taquicardia» (essas acelerações brutais do coração que duram vários minutos) ou os que acompanham as crises de ansiedade são sintoma de uma situação anormal em que o coração deixa de estar submetido ao efeito regulador do travão parassimpático. No pólo oposto, quando o coração bate com a regularidade de um metrónomo, sem a mínima variabilidade, é sinal de grande gravidade. Os obstetras foram os primeiros a reconhecê-lo: no feto, durante o parto, isso reflecte um sofrimento possivelmente mortal que eles vigiam minuciosamente. No adulto também, dado que já está estabelecido que o coração só começa a bater com tão grande regularidade alguns meses antes da morte.

Caos e coerência

Descobri o meu próprio «sistema coração-cérebro» no ecrã de um computador portátil. Tinham-me enfiado a ponta do dedo num pequeno anel ligado à máquina. O computador media simplesmente o intervalo entre as pulsações sucessivas que detectava na polpa do meu indicador. Quando o intervalo era um pouco menor – o meu coração tinha batido mais depressa –, uma linha azul no ecrã subia um degrau. Quando o intervalo era maior – o meu coração tinha abrandado um pouco –, a linha descia. No ecrã, eu via a linha azul a ziguezaguear para cima e para baixo sem razão aparente. Em cada palpitação, o meu coração parecia estar a adaptar-se

[1] Akselrod, S., D. Gordon *et al.* (1981), «Power spectrum analysis of heart rate fluctuation: a quantitative probe of beat-to-beat cardiovascular control», *Science*, vol. 213, pp. 220-222.

a alguma coisa, mas não havia qualquer estrutura nem nos picos nem nos vales – as acelerações e os abrandamentos. A linha que se desenhava parecia o cimo caótico de uma cordilheira de montanhas. Mesmo que o meu coração batesse a uma média de 62 pulsações por minuto, de um momento para o outro podia subir para 70 e a seguir descer para 55, sem que eu conseguisse perceber porquê. A técnica tranquilizou-me: era a variabilidade normal do ritmo cardíaco. Pediu-me então que efectuasse um cálculo mental: «Subtraia 9 de 1356, e depois continue a diminuir 9 a cada número que for obtendo...» Fi-lo sem dificuldade de maior, apesar de não ser muito agradável ser posto à prova diante do grupo de observadores curiosos que descobriam aquele sistema ao mesmo tempo que eu. Imediatamente, para meu grande espanto, a linha foi-se tornando ainda mais irregular e caótica, e o meu coração começou a bater à média de 72. Dez pulsações a mais por minuto, simplesmente porque eu estava a manipular alguns algarismos! Que grande devorador de energia, o cérebro! Ou seria o *stress* por ter de efectuar aqueles cálculos em voz alta e em público?

A técnica explicou-nos que, como o traço se tornava cada vez mais irregular à medida que o meu ritmo cardíaco acelerava, isso era mais sinal de ansiedade do que de simples esforço mental. Contudo, eu não sentia nada. Ela pediu-me então que ficasse atento à região do coração e evocasse uma recordação agradável ou feliz. Isso surpreendeu-me. Em geral, os técnicos de meditação ou de relaxação exigem que se esvazie o espírito a fim de alcançar a calma interior, e não que se evoquem recordações agradáveis... Mas fiz o que ela me pedia, e – surpresa! – em poucos segundos a linha no ecrã mudou por completo: os picos irregulares e imprevisíveis deram lugar a uma sucessão de pequenas vagas suaves, a uma onda regular, suave e elegante. Como se o meu coração alternasse agora tranquilamente e regularmente entre a aceleração e o abrandamento progressivos. Como um atleta que comprime e distende os músculos antes do esforço, o meu coração parecia querer assegurar-se de que podia fazer as duas coisas, e quantas vezes ele quisesse... Uma janela na parte inferior do ecrã indicava que eu tinha passado de 100% de caos na minha fisiologia para 80% de «coerência». E para obter esse resultado tinha simplesmente bastado lembrar-me de uma recordação agradável concentrando-me no meu coração!

Nos últimos dez anos, a existência de programas informáticos como aquele de que vos falo permitiu descrever dois modos característicos de variação do ritmo cardíaco: o caos e a coerência. A maior parte das vezes, as variações são fracas e «caóticas»: guinadas de acelerador e travagens sucedem-se sem pés nem cabeça, de maneira dispersa e irregular. Em contrapartida, quando a variação do bater do coração é forte e sadia, as fases de aceleração e de abrandamento mostram uma alternância rápida e regular. É isso que produz a imagem de uma onda harmoniosa, que descreve perfeitamente o termo «coerência» do ritmo cardíaco.

Entre o nascimento, quando a variabilidade é mais forte, e a aproximação da morte, onde ela é mais baixa, perdemos cerca de 3% de variabilidade por ano[1]. É sinal de que a nossa fisiologia perde progressivamente flexibilidade, que tem cada vez mais dificuldade em adaptar-se às variações do meio físico e emocional que nos rodeia. É um sinal de envelhecimento. Se a variabilidade baixa, é porque em parte não há uma manutenção do nosso travão fisiológico, ou seja, do «tónus» do sistema parassimpático. Como um músculo do qual não nos servimos, este vai-se atrofiando progressivamente ao longo dos anos. Além disso, não paramos de nos servir do nosso acelerador – o sistema simpático. Assim, após dezenas de anos deste regime, a nossa fisiologia está como um automóvel que pode avançar em roda livre ou acelerar brutalmente mas que se tornou praticamente incapaz de abrandar a uma ordem nossa.

---

[1] Umetani, K., D. Singer *et al.* (1999), «Twenty-four hours time domain heart rate variability and heart rate: relations to age and gender over nine decades», *Journal of the American College of Cardiology*, vol. 31 (3), pp. 593-601.

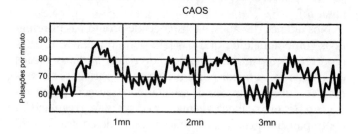

CAOS

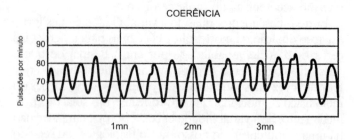

COERÊNCIA

Figura 3: *Caos e coerência.* – Nos estados de *stress*, de ansiedade, de depressão ou de cólera, a variabilidade do ritmo cardíaco entre dois batimentos torna-se irregular ou «caótica». Nos estados de bem-estar, de compaixão, ou de gratidão, esta variação torna-se «coerente»: a alternância de acelerações e de abrandamentos do ritmo cardíaco é regular. A coerência maximiza a variação durante um dado intervalo de tempo e leva a uma maior – e mais saudável – variabilidade cardíaca. (Esta imagem é tirada do programa «Freeze-Framer» produzido pelo Heartmath Institute de Boulder Creek, Califórnia.)

A baixa de variabilidade do bater do coração está associada a um conjunto de problemas de saúde ligados ao *stress* e ao envelhecimento: a hipertensão, a insuficiência cardíaca, as complicações de diabetes, o enfarte, a morte súbita e até mesmo o cancro. E são artigos publicados em revistas tão prestigiadas e incontestáveis como a *Lancei* ou a *Circulation* (a revista de referência em cardiologia) que o afirmam: quando a variabilidade desaparece, quando o coração quase já não responde às nossas emoções e, sobretudo, quando ele já não sabe «travar», a morte está próxima[1].

O dia de Charles

Aos quarenta anos, Charles é director de um grande armazém em Paris. Subiu diversos escalões e domina perfeitamente a sua profissão. Mas o problema é que desde há meses sofre de «palpitações» que o preocupam muito e por causa das quais consultou diversos cardiologistas, sem que estes tivessem conseguido diagnosticar a mínima doença. Actualmente, chegou a tal ponto que decidiu deixar de fazer desporto porque tem medo de desencadear um «ataque» que o leve de novo ao banco do hospital. E tem cuidado quando faz amor com a mulher receando pedir de mais ao coração. Segundo ele, as suas condições de trabalho são «perfeitamente normais» e «não mais *stressantes* do que outras». Fico contudo a saber durante as nossas sessões que ele está a pensar abandonar o lugar, apesar de importante.

---

[1] Tsuji, H., F. Venditti *et al.* (1994), «Reduced heart rate variability and mortality risk in an elderly cohort. The Framingham Heart Study», *Circulation*, vol. 90 (2), pp. 878-883; Dekker, J., E. Schouten *et al.* (1997), «Heart rate variability from short term electrocardiographic recordings predicts mortality from all causes in middle-aged and elderly men. The Zutphen Study», *American Journal of Epidemiology*, vol. 145 (10), pp. 899-908; La Rovere, M. J. T. Bigger *et al.* (1998), «Baroreflex sensitivity and heart-rate variability in prediction of total cardiac mortality after myocardial infraction», *The Lancet*, vol. 351, pp. 478-484.

De facto, o presidente da empresa é muitas vezes arrogante e cínico. Por mais que Charles esteja habituado a viver num meio agressivo, permaneceu um homem sensível que se sente magoado com as observações desagradáveis ou severas do patrão. Além disso, como muitas vezes acontece, o cinismo do patrão repercute-se de alto a baixo da hierarquia: os colegas de Charles, do *marketing*, da publicidade, das finanças, tratam-se mutuamente com frieza e permitem-se comentários cáusticos uns em relação aos outros.

A meu conselho, Charles aceitou efectuar uma gravação de vinte e quatro horas da variabilidade do ritmo cardíaco. Para permitir a análise dos resultados, ele devia tomar nota num bloco, durante o dia, das diferentes actividades. A interpretação da linha não foi difícil. Às onze horas da manhã, calmo, concentrado e eficaz, escolhia fotografias para um catálogo sentado à secretária. O ritmo cardíaco mostrava uma saudável coerência. A seguir, ao meio-dia, de repente, o coração pendeu para o caos, ainda por cima, com uma aceleração de 12 pulsações por minuto. Nesse preciso instante, dirigia-se para o gabinete do presidente. Um minuto depois, o coração batia-lhe ainda mais depressa e o caos era total. Este estado iria persistir durante duas horas: acabara de lhe ser dito que a estratégia de desenvolvimento por ele preparada durante semanas era «nula» e que, se não era capaz de organizá-la com maior clareza, era melhor que deixasse outra pessoa encarregar-se disso. Ao sair do gabinete do director, Charles teve um episódio típico de palpitações que o obrigou a sair do edifício a fim de se acalmar.

À tarde, teve uma reunião. A gravação mostrava outro episódio caótico de mais de trinta minutos. Quando o interroguei, Charles foi inicialmente incapaz de se lembrar do que podia tê-lo provocado, mas, reflectindo, lembrou-se de que o director do *marketing* tinha feito notar, sem olhar para ele, que os temas dos catálogos futuros se coadunavam mal com a nova imagem que a empresa pretendia promover. De volta ao seu gabinete, o caos tinha diminuído e dado lugar a uma relativa coerência. Nessa altura, Charles estava ocupado a rever um plano de produção no qual estava particularmente empenhado. À noite, nos engarrafamentos, o nervoso traduzira-se directamente em mais um episódio caótico. Chegado a casa, tinha beijado a mulher e os filhos, o que fora seguido de uma fase de coerência de dez minutos. Porquê dez minutos apenas? Porque, logo a seguir, ligara a televisão para ver o noticiário...

Diversos estudos determinaram que são as emoções negativas, a cólera, a ansiedade, a tristeza, e mesmo as preocupações banais, que mais atingem a variabilidade cardíaca e semeiam o caos na nossa fisiologia[1]. Inversamente, outros estudos mostraram que são as emoções positivas, a alegria, a gratidão e sobretudo o amor que mais favorecem a coerência. No espaço de alguns segundos, estas emoções induzem uma onda de coerência que é imediatamente visível no registo da frequência cardíaca[2].

Para Charles, como para cada um de nós, as passagens caóticas da nossa fisiologia quotidiana são verdadeiras perdas de energia vital. Num estudo que abrange milhares de quadros de grandes empresas europeias, mais de 70% deles se dizia «cansado», quer «uma boa parte do tempo» quer «praticamente o tempo todo». E 50% dizia-se literalmente «esgo-

[1] Carney, R. M., M. W. Rich *et al.* (1988), «The relationship between heart rate, heart rate variability, and depression in patients with coronary artery disease», *J Psychosom Res,* vol. 32, pp. 159-164; Rechlin, T., M. Weis *et al* (1994), «Are afective disorders associated with alterations of heart rate variability?», *Journal of Affective Disorders*, vol. 32 (4), pp. 271-275; Krittayaphong, R., W. Cascio, *et al.* (1997), «Heart rate variability in patients with coronary artery disease: differences in patients with higher and lower depression scores», *Psychosomatic Medicine*, vol. 59 (3), pp. 231-235; Stys. A., e T. Stys (1998), «Current Clinical applications of heart rate variability», *Clinical Cardiology*, vol. 21, pp. 719-724; Carney, R., K. Freedland *et al.* (2000), «Change in heart rate, variability during treatment for depression in patients with coronary heart disease», *American Psychosomatic Society,* vol. 62 (5), pp. 639-647; Luskin, F., M. Reitz *et al.* (2002), «A controlled pilot study of stress management training in elderly patients with congestive heart failure», *Preventive Cardiology*, vol. 5 (4), pp. 168-172.

[2] McCraty, R., M. Atkinson *et al.* (1995), «The effects of emotions on short-term power spectrum analysis and heart rate variability», *The American Journal of Cardiology*, vol. 76 (14), pp. 1089-1093.

tado»[1]! Como é que homens e mulheres competentes e dinâmicos, para quem o trabalho é uma componente essencial da sua identidade, podem chegar a esse estado? É precisamente a acumulação de passagens caóticas – que eles mal notam –, essas agressões diárias ao equilíbrio emocional, que, a longo prazo, drenam a energia. É isso que acaba por nos fazer sonhar com outro trabalho ou, no domínio pessoal, com outra família, com outra vida.

Ao contrário do caos, vivemos também momentos de coerência. Mas estes não são forçosamente aqueles que nos marcam. Trata-se apenas de implantes de êxtase ou de encantamento. Num laboratório da Califórnia, onde é estudada a coerência cardíaca, Josh, filho de um dos engenheiros, de doze anos, ia muitas vezes visitar o pai e a equipa deste. Ia sempre acompanhado por *Mabel*, o seu *labrador*. Um dia, os engenheiros tiveram a ideia de medir a coerência cardíaca de Josh e de *Mabel*. Separados, Josh e *Mabel* ficavam num estado meio caótico, meio coerente, perfeitamente comum. Mas assim que estavam juntos, entravam ambos num estado de coerência. Se os separavam, a coerência desaparecia de novo, quase imediatamente. Para Josh e *Mabel*, o simples facto de estarem juntos era gerador de coerência. Deviam sentir isso intuitivamente, dado que eram inseparáveis. Para eles, estar juntos não era certamente uma experiência fora do comum, mas simplesmente qualquer coisa que alimentava o seu lado emocional, a cada instante. Uma coisa que lhes fazia bem. Uma coisa que fazia com que Josh nunca se interrogasse se não faria melhor em viver com outro cão, nem *Mabel* com outro dono. A relação deles conferia-lhes uma coerência interna, que entrava em consonância com os seus corações.

O estado de coerência cardíaca influi também nos outros ritmos fisiológicos. Em particular, a variabilidade natural da tensão arterial e a da respiração alinham rapidamente pela coerência cardíaca, e estes três sistemas sincronizam-se.

---

[1] Barrios-Choplin, B., R. McCraty *et al.* (1997), «An inner quality approach to reducing stress and improving physical and emotional wellbeing at work», *Stress Medicine*, vol. 13 (3), pp. 193-201.

É um fenómeno comparável ao alinhamento «em fase» das ondas luminosas num raio *laser*, que é justamente designado como «coerência». É este alinhamento que dá ao *laser* a sua energia e a sua potência. A energia dissipada ineficazmente em todas as direcções por uma lâmpada de cem *watts* basta para fazer um buraco num placa metálica se for canalizada por um alinhamento de fase. A coerência do ritmo cardíaco representa uma economia real de energia para o organismo. É seguramente por esta razão que, seis meses depois de um dia de treino de coerência cardíaca, 80% dos quadros acima citados já não se diziam «esgotados». E eram igualmente seis vezes menos numerosos aqueles que se diziam «tensos». Com efeito, parece ser suficiente parar o desperdício inútil de energia para reencontrar uma vitalidade natural.

No caso de Charles, algumas sessões de treino para a coerência diante do computador permitiram-lhe conseguir controlar as palpitações. Não há nada de mágico nem de misterioso nisto. Exercitando-se um pouco todos os dias a entrar em coerência entre as sessões que permitiam verificar os seus progressos, Charles reforçou consideravelmente a actividade do sistema parassimpático, isto é, do travão fisiológico. Uma vez «em forma», como um *jogger* treinado, é cada vez mais fácil servirmo-nos dele. E com um travão que funciona e que a pessoa controla, a fisiologia não derrapa nem mesmo quando as circunstâncias exteriores são difíceis. Dois meses depois da primeira sessão, Charles voltava a praticar desporto e fazia outra vez amor com a mulher com o entusiasmo que a relação entre eles merecia. Em relação ao presidente da empresa, aprendera a concentrar-se nas sensações do seu peito a fim de manter a «coerência» e não deixar a fisiologia partir à desfilada. Com efeito, também se tornara capaz de responder com mais tacto e encontrava mais facilmente as palavras que neutralizavam a agressividade dos outros sem os magoar.

A gestão do *stress*

Nas experiências de laboratório, a coerência permite ao cérebro ser mais rápido e mais preciso[1]. No dia-a-dia, sentimos isso como um estado no qual as nossas ideias fluem naturalmente e sem esforço: encontramos sem hesitação as palavras para exprimir o que queremos dizer, os nossos gestos são rápidos e eficazes. É também o estado em que estamos mais preparados para nos adaptarmos a toda a espécie de imprevistos, dado que a nossa fisiologia está num equilíbrio óptimo, aberta a tudo, capaz de encontrar as soluções necessárias. A coerência não é pois um estado de descontracção no sentido tradicional do termo. Ela não exige que nos isolemos do mundo. Ela não requer de modo algum que o que nos rodeia esteja estático, nem sequer sossegado. Pelo contrário, é um estado de confrontação com o mundo exterior, de corpo-a-corpo quase, mas de um corpo-a-corpo mais harmonioso do que conflituoso.

Por exemplo, um estudo sobre crianças de cinco anos cujos pais se haviam divorciado permitiu a investigadores de Seattle mostrar a importância do equilíbrio fisiológico para a sua evolução futura. As crianças cuja variabilidade cardíaca era mais elevada antes do divórcio – e que tinha pois a maior capacidade de entrar em coerência – eram de longe as menos afectadas pela dissolução da família quando interrogadas três anos mais tarde[2]. Eram também elas quem tinha conservado as maiores capacidades de afecto, de cooperação com os outros, bem como de concentração nos estudos.

Celeste descreveu-me muito bem o modo como se serve da coerência do ritmo cardíaco. Aos nove anos, estava aterrorizada com a ideia de mudar de escola. Umas semanas antes do início das aulas começou a roer as unhas, recusava-se a brincar com a irmã mais nova e levantava-se diversas

---

[1] Watkins, A. D. (2002), *Corporate Trainingin Heart Variability: 6 weeks and 6 months follow-up studies*, Alan Watkins Consulting, Londres.

[2] Katz, L. F. e J.M.Gottman (1997), «Buffering children from marital conflict and dissolution», *J Clin Child Psychol*, vol. 26, pp. 157-171.

vezes durante a noite. Quando lhe perguntavam em que circunstâncias é que sentia maior vontade de roer as unhas, respondia sem hesitar: «Quando penso na escola nova.» Aprendeu depressa, como muitas vezes acontece com as crianças, a controlar o ritmo do coração através da concentração. Alguns dias mais tarde, disse-me que a entrada na nova escola se tinha passado muito bem: «Quando entro em *stress*, entro no meu coração e falo com a fada pequenina que lá está dentro. Ela diz-me que vai tudo correr bem e, às vezes, até me diz o que devo dizer ou o que devo fazer.» Eu sorria ao ouvi--la. Não gostaríamos todos de ter uma pequena fada sempre ao nosso lado?

A noção de coerência do coração e o facto de ser possível aprender a controlá-lo facilmente contrariam todas as ideias feitas sobre a maneira de gerir o *stress*. Um *stress* crónico provoca ansiedade e depressão. Tem também consequências negativas bem conhecidas no corpo: insónia, rugas, hipertensão, palpitações, dores nas costas, problemas de pele, de digestão, infecções recorrentes, infertilidade, impotência sexual. Afecta, enfim, as relações sociais e o desempenho profissional: irritabilidade, perda da capacidade de ouvir os outros, baixa da concentração, ensimesmamento e perda do espírito de equipa. Estes sintomas são típicos daquilo a que chamamos *surmenage* (cansaço), que tanto pode referir--se ao trabalho que fazemos como ao facto de nos sentirmos bloqueados numa relação afectiva que nos esvazia de toda a nossa energia. Numa situação destas, a reacção mais corrente é tipicamente a de focalizar as condições exteriores. E dizemos: «Se ao menos eu pudesse alterar a situação sentir-me--ia melhor da cabeça, e o corpo sentir-se-ia logo melhor.» Entretanto, cerramos os dentes, esperamos pelo fim-de--semana seguinte ou pelas férias, sonhamos com dias melhores «depois». Tudo se há-de compor «quando eu tiver finalmente acabado o curso... quando tiver desencantado outro trabalho... quando os filhos tiverem saído de casa... quando tiver deixado o meu marido... quando pedir a reforma...», e por aí fora. Infelizmente, as coisas raramente se passam desta forma. Os mesmos problemas têm tendência a vir à superfície noutras situações, e o fantasma de um jardim do Éden enfim encontrado um pouco mais adiante, ao próximo virar da esquina, torna-se rapidamente, e de novo, o nosso modo de gerir o *stress*. Tristemente, continuamos muitas vezes assim até ao dia da nossa morte.

A conclusão que se pode tirar do estudos sobre os benefícios da coerência cardíaca situa-se nos antípodas: é preciso pegar no problema ao contrário. Em vez de tentar perpetuamente obter circunstâncias exteriores ideais, é preciso começar por controlar o interior: a nossa fisiologia. Controlando o caos fisiológico e maximizando a coerência, sentimo-nos automaticamente melhor, imediatamente, e melhoramos a nossa relação com os outros, a nossa concentração, o nosso desempenho e os nosso resultados. E as circunstâncias favoráveis atrás das quais não paramos de correr acabam por se produzir, mas trata-se praticamente de um efeito derivado, de um benefício secundário da coerência: a partir do momento em que domesticámos o nosso interior, o que nos pode acontecer no mundo exterior tem menos impacto sobre nós.

O programa informático que mede a coerência do ritmo cardíaco é utilizado na investigação do sistema coração-cérebro. Pode também servir para demonstrar a quem duvidar que o coração reage imediatamente ao estado emocional. Todavia, é perfeitamente possível uma pessoa entrar sozinha em coerência, sem computador, e sentir imediatamente os benefícios disso na sua vida diária. Para tal, basta aprender a *viver* a coerência.

4. Viver a coerência cardíaca

Ron era o que no calão médico se chama um «intensivista» – um especialista de cuidados intensivos de reanimação – no hospital onde eu era chefe do serviço de psiquiatria. Ele tinha-me chamado à cabeceira de um «crânio» do conselho de administração de uma empresa, de trinta e dois anos, que tinha tido um enfarte dois dias antes. A gravidade da depressão do rapaz inquietava-o: queria que eu o examinasse o mais depressa possível, porque sabia que segundo a literatura científica os doentes que mergulham na depressão têm poucas hipóteses de sobreviver. Além disso, aquele doente tinha uma fraca variabilidade da frequência cardíaca, sinal suplementar da gravidade do seu estado. No que se referia a este último aspecto, não sabia nem o que recomendar nem a quem se dirigir. Na altura, eu também não.

Como acontece com frequência neste tipo de situações, o doente não tinha qualquer vontade de falar com um psiquiatra. Recusou todas as minhas tentativas para que evocasse as circunstâncias do enfarte ou da sua vida afectiva, que eu sabia ser dolorosa. Foi também extremamente evasivo em relação às condições de trabalho. Para ele, o *stress* fazia parte do seu meio ambiente; afinal, os colegas estavam sujeitos às mesmas pressões que ele e não tinham tido nenhum enfarte. De qualquer modo, não era um psiquiatra, que não tinha, como ele, tirado um curso em Harvard, que lhe ia dizer como gerir a sua vida...

Apesar deste contacto difícil, havia algo de frágil, de infantil quase, na expressão do seu rosto. Eu estava também impressionado com a imensa ambição que ele carregava desde criança e que agora o esmagava, e com ele o coração. Sentia que havia nele uma grande sensibilidade, talvez um sentido artístico, um amor às cores ou à música que nunca havia sido expresso e que se debatia por detrás daquela fachada dura e fria. Saiu do hospital no dia seguinte, contra a vontade do cardiologista, para regressar à empresa que «o esperava». Fiquei sinceramente desolado quando Ron me disse seis meses depois que ele tinha morrido de um segundo enfarte, desta vez sem sequer ter tido tempo de chegar ao hospital, e sem ter tido tempo de se abrir à sua própria sensibilidade. Estava desolado também por não ter podido ajudá-lo. Nem o meu colega nem eu sabíamos, naquela época, que existia um método ao mesmo tempo simples e eficaz para aumentar a variabilidade das pulsações cardíacas e fazê-las entrar em coerência.

As diferentes etapas deste método foram desenvolvidas e testadas pelo HeartMath Institute na Califórnia, um centro que se dedica ao estudo e à aplicação da coerência cardíaca[1]. Como na tradição do ioga, da meditação, e de todos os métodos de relaxação, a primeira etapa do exercício consiste em voltar a atenção para o interior de si próprio. A primeira vez que este exercício é praticado, é preciso em primeiro lugar que a pessoa se subtraia ao mundo exterior e aceite pôr de lado todas as preocupações durante alguns minutos. Aceitar que as nossas preocupações possam esperar um pouco, o tempo necessário para que o coração e o cérebro recuperem o equilíprio, a sua intimidade.

A melhor maneira de o conseguir é começar por respirar duas vezes lenta e profundamente. Isto estimula imediatamente o sistema parassimpático e faz pender um pouco a balança para o lado do «travão» fisiológico. Para que o efeito seja o maior possível, é preciso deixar a atenção acompanhar a respiração até ao fim da expiração e deixá-la fazer uma pausa de alguns segundos antes de a segunda inspiração se desencadear por si mesma. Na realidade, é preciso

---

[1] McCraty, R. (ed.) (2001), *Science of Heart: Exploring the role of the heart in human performance*, Boulder Creek, CA, Institute of HeartMath.

deixarmo-nos levar pela expiração até ao ponto onde esta se transforma naturalmente numa espécie de suavidade e de leveza[1].

Os exercícios mentais de meditação sugerem que se continue esta prática centrada na respiração o mais tempo possível e que se mantenha o espírito vazio. Mas para maximizar a coerência cardíaca é preciso, após dez ou quinze segundos desta estabilização, fazer incidir conscientemente a atenção na zona do coração dentro do nosso peito. Para esta segunda etapa, o mais simples é imaginar que estamos a respirar *através* do coração (ou da região central do peito se ainda não sentirmos directamente o coração). Continuando sempre a respirar lenta e profundamente (mas naturalmente, sem forçar), é preciso visualizar – sentir mesmo – cada inspiração e cada expiração a atravessar essa parte tão importante do nosso corpo. Imagine que a inspiração lhe traz, à passagem, o oxigénio de que ela tanto necessita, e que a expiração a deixa desfazer-se de todos os dejectos de que já não necessita. Imagine os movimentos lentos e leves da inspiração e da expiração que deixam o coração lavar-se nesse banho de ar puro, clarificador e calmante. Eles que o deixem beneficiar da sua oferta. Pode imaginar o seu coração como uma criança num banho de água morna onde ele flutua e chapinha com prazer, ao seu próprio ritmo, sem constrangimentos nem obrigações. Como uma criança de quem você gosta e que está a brincar, você apenas pede ao seu coração que seja ele próprio, no seu elemento natural, e está a vê-lo simplesmente movimentar-se à maneira dele continuando a dar-lhe um ar suave e terno.

A terceira etapa consiste em ligar-se à sensação de calor ou de expansão que se desenvolve no seu peito, em acompanhá-la e em encorajá-la com o pensamento e a respiração. Ela é muitas vezes tímida no início, e manifesta-se muito dis-

---

[1] Quando eu próprio faço este exercício, uma frase que me marcou nos anos 70 vem-me à ideia; um pouco por toda a parte, dizia-se na altura: «A revolução está na ponta da espingarda.» Em matéria de equilíbrio do corpo, a «revolução» – isto é, a paz interior –, essa, está no fim da expiração...

cretamente. Após anos de maus tratos emocionais, o coração é por vezes como um animal em hibernação há muito tempo a olhar para os primeiros raios de Sol da Primavera. Sonolento e hesitante, abre um olho, depois o outro, e só começa a mexer-se quando tem a certeza de que a clemência do tempo não é um acidente temporário. Um método eficaz para encorajar o coração é evocar directamente um sentimento de reconhecimento ou de gratidão e deixá-lo invadir o peito. O coração é particularmente sensível à gratidão, a todo o sentimento de amor, quer este seja para com uma pessoa, uma coisa, ou até para com a ideia de um universo benfazejo. Para muitas pessoas, basta evocar o rosto de uma criança de quem se gosta e que gosta de nós, ou o focinho de um animal familiar. Para outras, será uma cena de paz na natureza a trazer consigo a gratidão interior. Enfim, para outras ainda, esta virá com uma recordação de felicidade na acção, como uma descida de ski, um *swing* de golfe perfeito, uma corrida de barco à vela... Durante este exercício, verifica-se às vezes que um sorriso surge suavemente nos lábios, como se tivesse nascido no peito e vindo desabrochar no rosto. É um sinal muito simples de que a coerência foi estabelecida.

Num estudo publicado no *American Journal of Cardiology*, investigadores do HeartMath Institute demonstraram que o simples facto de evocar uma emoção positiva graças a uma recordação ou mesmo a uma cena imaginada induz muito rapidamente uma transição da variabilidade cardíaca para uma fase de coerência[1]. Esta coerência do ritmo das pulsações do coração repercute-se rapidamente no cérebro emocional, ao qual ela faz saber, ao dar-lhe estabilidade, que tudo está em ordem na fisiologia. O cérebro emocional responde a essa mensagem reforçando a coerência do coração. Este vaivém produz um círculo virtuoso que permite, com um pouco de treino, manter este estado de coerência

---

[1] McCraty, R., M. Atkinson *et al.* (1995), «The effects of emotions on short-term power spectrum analysis and heart rate variability», *The American Journal of Cardiology*, vol. 76 (14), pp. 1089-1093.

máxima durante trinta minutos ou mais. Esta coerência entre o coração e o cérebro emocional estabiliza o sistema nervoso autónomo – o equilíbrio simpático/parassimpático. Uma vez chegados a este estado de equilíbrio, sentimo-nos numa situação óptima para enfrentar todas as eventualidades. Podemos aceder simultaneamente à sensatez do cérebro emocional – à sua «intuição» – e às funções de reflexão, de raciocínio abstracto, e de planificação do cérebro cognitivo.

Quanto mais uma pessoa se exercitar na utilização desta prática, tanto mais fácil se tornará para ela entrar em coerência. Uma vez familiarizados com este estado interior, tornamo-nos capazes de comunicar por assim dizer directamente com o nosso coração. Como Celeste, quando falava com a fada que habitava no seu coração, podemos fazer-lhe perguntas como esta: «No fundo do meu coração, será que eu o amo a sério?» Uma vez entrado em coerência, basta simplesmente fazer a pergunta e notar com atenção a reacção do coração. Se este provocar uma onda suplementar de calor interior, de bem-estar, é pelo menos porque ele pretende manter o contacto. Se, pelo contrário, ele parecer recuar um pouco, se a coerência diminuir, é porque ele prefere evitar esse contacto e dedicar-se a outra coisa. O que não indica necessariamente a boa solução: afinal de contas, muitos casais atravessam períodos em que o coração de cada um deles gostaria de estar noutro sítio, pelo menos temporariamente, antes de se reconciliar e de encontrar uma felicidade duradoura na relação. Todavia, é muito importante ter consciência da preferência do coração a cada passagem da vida, porque ela influencia fortemente o presente. Eu imagino que neste verdadeiro diálogo interior o coração seja como uma ponte para o nosso «eu visceral», um intérprete para o cérebro emocional, subitamente aberto a uma comunicação quase directa. Ora é essencial saber se o cérebro emocional nos puxa para uma direcção diferente daquela que escolhemos racionalmente. Se for o caso, é preciso esforçarmo-nos por tranquilizá-lo noutros planos para que isso não leve a um conflito com o cérebro cognitivo, à sabotagem das nossas capacidades de reflexão e, no fim de contas, ao caos psicológico e à sua consequência última, a perda crónica de energia. O programa de computador que mede a variabilidade do coração permite visualizar praticamente segundo a segundo a influência dos nossos pensamentos na coerência e no caos. Quando se focaliza a atenção no coração e no bem-estar interior, *vemos* efectuar-se a mudança de fase e a coerência subir em força sob a forma de ondas regulares e suaves. Em contrapartida, assim que nos deixamos distrair por pensamentos negativos, por preocupações – o que é a tendência normal do cérebro entregue a si próprio –, em poucos segundos a coerência diminui e o caos substitui--a. Se nos enfurecermos, o caos aumenta então de forma explosiva e imediata, e a linha no ecrã desenha um horizonte montanhoso quase ameaçador. Este programa de *biofeedback* permite visualizar instantaneamente o nível de coerência e portanto acelerar a aprendizagem. Contudo, sempre houve maneiras de alcançar a coerência sem computador. Verifiquei por diversas vezes, por exemplo, que os meus doentes ou as pessoas que conheço que praticavam ioga entravam facilmente em coerência quando eu lhes fazia testes com o computador. Era como se a fisiologia deles já tivesse sido em parte modificada pelos seus exercícios regulares.

Noutro registo, um dia em que estava a fazer uma demonstração deste método a um amigo cuja vida espiritual é muito intensa, ele tinha dificuldade em ir além de 35% de coerência óptima. Perguntou-me então se, em vez de seguir as minhas instruções, podia simplesmente rezar como era seu hábito. Ele sabia que, quando rezava, sentia um calor e um bem-estar no peito que pareciam corresponder àquilo que eu lhe descrevia. Em poucos instantes a coerência subiu para 80%. Era evidente que o meu amigo tinha encontrado pelos seus próprios meios a forma de equilibrar a sua fisiologia ao imergir no sentimento de estar ligado a um universo todo-poderoso e benfazejo. Para outros, em contrapartida, a oração não induz qualquer coerência. Por vezes, acontece até o contrário. É aqui que a imagem do *biofeedback* pode ser útil: ela permite calibrar para cada pessoa a passagem mais eficaz para a coerência da fisiologia, sobretudo no início.

Os benefícios da coerência

Há poucas maneiras mais eficazes de nos persuadirmos de que podemos facilmente aprender a controlar a nossa fisiologia do que ver num ecrã de computador o nosso próprio coração a entrar em coerência. Quando depois se verifica que os doentes se vêem livres das palpitações ou dos ataques de pânico, ou se tornam capazes de dominar a ansiedade quando têm de mudar de escola ou de falar em público, isso só vem reforçar esta convicção. Pela minha parte, foram os estudos experimentais da utilidade clínica desta abordagem, tanto para a psiquiatria como para a cardiologia, que me convenceram.

Na Universidade de Stanford, por exemplo, o doutor Luskin recebeu fundos do National Institute of Health para formar em coerência um grupo de doentes que sofria de insuficiência cardíaca aguda. Como acontece com frequência, os sintomas físicos – dificuldades respiratórias, cansaço, edema – eram acompanhados de ansiedade e de depressão. Ao fim de seis semanas de tratamento, o grupo que aprendera a dominar a coerência tinha feito baixar consideravelmente o nível de *stress* (22%) e de depressão (34%). O seu estado físico – a capacidade para andar sem ficar sem fôlego – tinha também nitidamente melhorado (14%). Ao invés, no grupo-testemunha que apenas recebera os tratamentos habituais da insuficiência cardíaca, todos estes indicadores se tinham deteriorado em relação ao nível de partida[1].

Em Londres, são cerca de seis mil os quadros de grandes empresas, como a Shell, a British Petroleum, a Hewlett Packard, a Unilever e a Hong Kong Shangai Bank Corporation que seguiram uma formação para a coerência do ritmo cardíaco. Nos Estados Unidos, vários milhares de outros seguiram formações no HeartMath Institute, entre os quais os empregados da Motorola e do governo do estado da Cali-

---

[1] Luskin, F. M. Reitz *et al.* (2002), «A controlled pilot study of stress management training in elderly patients with congestive heart failure», *Preventive Cardiology*, vol. 5 (4), pp. 168-172.

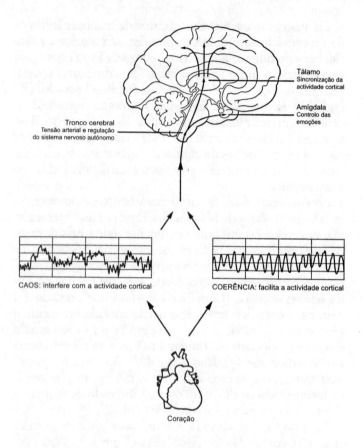

Figura 4: *O coração facilita o funcionamento do cérebro.* – Segundo diversos estudos preliminares, a coerência do ritmo cardíaco afecta directamente o desempenho do cérebro. Dir-se-ia que as fases de caos interferem com a sincronização das funções cerebrais, ao passo que a coerência facilita o agenciamento das operações do cérebro. O que se traduz por respostas mais rápidas e mais precisas, e um desempenho superior debaixo de *stress*. (Gráfico inspirado numa apresentação de Rollin McCraty, director de investigação do HeartMath Institute, LLC.)

fórnia. O acompanhamento posterior dos participantes mostra que esta formação evita o *stress* nos três níveis onde este se faz sentir: nos planos físico, emocional e social.

No plano físico, um mês depois da aprendizagem, a tensão arterial tinha baixado tanto como se eles tivessem perdido dez quilos, e duas vezes mais do que com uma dieta sem sal[1]. Outro estudo sugere também uma nítida melhoria do equilíbrio hormonal: após um mês de prática deste método ao ritmo de trinta minutos por dia, cinco dias por semana, a taxa de DHEA – a hormona da «juventude»[2] – vê o seu nível aumentar 100%. Nestas pessoas, ao mesmo tempo, a taxa de circulação do cortisol – a hormona do *stress* por excelência, associada às subidas de tensão arterial, ao envelhecimento da pele e ao acne, bem como à perda de memória e de concentração[3] – tinha baixado 23%[4]. As mulheres seguidas neste estudo davam também mostras de melhorias nítidas dos sintomas pré-menstruais, com menos irritabilidade, menor depressão e menos fadiga. Estas alterações hormonais reflectem um reequilíbrio em profundidade da fisiologia do corpo, tanto mais impressionante quanto se processa sem contributo exterior de medicamentos nem de hormonas sintéticas.

O sistema imunitário beneficia também ele da prática da coerência cardíaca. As imunoglobulinas A (IgA) são a pri-

[1] Barrios-Choplin, B., R. McCraty *et al.* (1997), «An inner quality approach to reducing stress and improving physical and emotional wellbeing at work», *Stress medecine*, vol. 13 (3), pp. 193-201.

[2] Baulieu, E., G. Thomas *et al.* (2000), «Dehydroepiandrosterone (DHEA), DHEA sulfate, and aging: contribution of the DHEAge Study to a socialbiomedical issue», *Proc Natl Acad Sei USA*, vol. 97 (8), pp. 4279-4284.

[3] Kirschbaum, C., O. Wolf *et al.* (1996), «Stress and treatment-induced elevation of cortisol levels associated with impaired declarative memory of healthy adults», *Life Sciences*, vol. 58 (17), pp. 1475-1483; Bremner, J. D. (1999), «Does stress damage the brain?», *Society of Biological Psychiatry*, vol. 45, pp. 797-805.

[4] McCraty, R., B. Barrios-Choplin *et al.* (1998), «The impact of a new emotional self-management program of stress, emotions, heart rate variability, DHEA and cortisol», *Integrative Physiological and Behavioral Science*, vol. 33 (2), pp. 151-170.

meira linha de defesa do organismo contra os agentes infecciosos (vírus, bactérias e fungos). As IgA são constantemente renovadas à superfície das mucosas como o nariz, a garganta, os brônquios, o intestino e a vagina, onde as infecções ameaçam em permanência. Numa experiência, foi pedido aos voluntários que evocassem uma cena vivida que lhes tivesse provocado uma fúria. A simples recordação induzia um período de vários minutos de caos no ritmo cardíaco. Na sequência deste período de caos, a secreção de IgA caía durante seis horas em média, reduzindo assim a resistência aos agentes infecciosos. No mesmo estudo, uma recordação positiva induzia vários minutos de coerência e estes eram acompanhados de um *aumento* da produção de IgA durante as seis horas seguintes[1].

Noutro estudo, publicado há mais de dez anos no *New England Journal of Medicine*, alguns investigadores de Pittsburgh mostraram que o nível de *stress* ao qual cada um de nós está submetido anuncia directamente a probabilidade de a pessoa apanhar uma constipação[2]. Este fenómeno poderia muito bem estar ligado ao efeito das emoções negativas no sistema coração-cérebro e na secreção de IgA. Sempre que temos uma discussão desagradável no trabalho, ou com o marido ou a mulher, ou mesmo no meio da rua, a nossa primeira linha de defesa contra as agressões exteriores baixa a guarda durante seis horas! Excepto, ao que parece, se soubermos manter a coerência.

Os estudos efectuados em empresas mostram que o efeito da coerência na fisiologia está directamente reflectido na diminuição dos sintomas habituais do *stress*: o número de quadros que dizem ter palpitações «muitas vezes ou quase sempre» passa de 47% (!) para 30% em seis semanas, e para

---

[1] Rein, G., R. McCraty *et al.* (1995), «Effects of positive and negative emotions on salivary IgA», *Journal for the Advancement of Medicine*, vol. 8 (2), pp. 87-105.

[2] Cohen, S., D. A. Tyrrell *et al.* (1991), «Psychological stress and susceptibility to the common cold», *New England Journal of Medecine*, vol. 325 (9), pp. 606-612.

25% em três meses. No que respeita aos sintomas de tensão no corpo, os números passam de 41% para 15%, e depois para 6%. No que se refere à insónia, de 34% para 6%, à sensação de cansaço, de 50% para 12%, às diversas dores – incluindo as dores nas costas –, de 30% para 6%. Segundo vários participantes de empresas, a fadiga mental tinha-se tornado um aspecto «normal» do seu trabalho, um pouco como o cansaço físico era considerado normal nas minas e nas fábricas na época da revolução industrial. Por terem aprendido a gerir as respostas fisiológicas às exigências constantes do seu trabalho, estes quadros formados na coerência dizem agora saber fazer parar o seu desperdício constante de energia.

No plano psicológico, as estatísticas são também impressionantes: a proporção de empregados que se dizem «ansiosos» a maior parte do tempo nas grandes empresas passa de 33% (um em três!) para 5%, os que se dizem «descontentes» de 30% para 9%, os que se dizem «furiosos» de 20% para 6%. Os participantes descrevem uma nova capacidade de gerir as emoções. Segundo eles, a prática da coerência permitiu-lhes admitir que os momentos de cólera e de negatividade não lhes traziam nada e que os dias passados no emprego são bem mais agradáveis sem eles.

Charles, cuja história vimos no capítulo anterior, reconhece-se nestes números. Contudo, a transição foi sendo feita muito progressivamente. Quando pensava na maneira que tinha de levar tudo muito «a peito» antes de treinar a coerência, não conseguia perceber como tinha aguentado tanto tempo. Lembrava-se do estado em que os comentários do presidente o deixavam, horas a fio. Lembrava-se de ser incapaz de se libertar desse estado mesmo em casa, às voltas na cama durante toda a noite sem conseguir dormir, às vezes durante semanas inteiras. Actualmente, readquiriu a calma. É capaz de deixar os comentários «deslizar» sobre ele. Afinal, o presidente fala assim com toda a gente... É a maneira de ser dele. Problema dele e não de Charles. Aprendeu a acalmar a fisiologia, a impedi-la de acelerar. O seu médico ficou até surpreendido ao ver que a tensão arterial baixara e perguntou-lhe se tinha começado a fazer dieta...

Ao nível do funcionamento da empresa e das relações sociais, os grupos que aprenderam a dominar as respostas interiores trabalham de forma mais harmoniosa. Nas empresas testadas no Reino Unido, seis semanas e seis meses depois de uma formação na coerência, os quadros diziam ter o espírito mais claro, terem uma maior capacidade para se ouvirem uns aos outros, e fazer reuniões mais produtivas. Num grande hospital da região de Chicago, onde as enfermeiras tinham seguido um curso de formação, o nível de satisfação no trabalho tinha aumentado nitidamente. Ao mesmo tempo, os doentes que elas tinham a seu cargo declararam-se mais satisfeitos com os cuidados. A taxa de despedimento das enfermeiras no ano seguinte à formação caiu de 20% para 4%[1].

Enfim, um estudo efectuado junto de estudantes repetentes dos liceus americanos depois de reprovarem no exame final dos estudos liceais mostrou até que ponto uma gestão eficaz do estado interior pode transformar os desempenhos em condições de *stress*. Após uma formação para a coerência, de duas horas por semana durante oito semanas, 64% passaram no exame de matemática contra apenas 42% daqueles que não tinham beneficado desse treino. Evidentemente, a coerência não modifica os conhecimentos de matemática, mas permite ao saber existente estar perfeitamente acessível no momento do exame[2].

Viver a coerência

Françoise Dolto sabia falar melhor do que ninguém com as crianças que sofrem. Perante uma criança perdida, incapaz de dizer o que lhe doía e incapaz de se consolar, ela fazia uma pergunta mágica para a ajudar a reorientar-se: «O que sente o teu coração?» Com estas palavrinhas, ela sabia que abria directamente a porta das emoções, cortando a direito

---

[1] McCraty, R. (ed.), (2001), *Science of the heart: Exploring the role of the heart in human performance*, Boulder creek, CA, Institute of HeartMath.

[2] *Ibid.*

na confusão das construções mentais, das ideias sobre si próprio, dos «eu devia» e dos «eu não devia». Ela ajudava quem sofria a entrar em contacto com os motores interiores, os desejos profundos, com aquelas coisas que, afinal, acabavam sempre por determinar o bem-estar ou o mal-estar.

A mesma observação serve para os adultos. Sobretudo para os mais racionais que têm tendência para só captar e reagir por intermédio do cérebro cognitivo. É um mundo inédito de sensações e de emoções que se abre a essas pessoas no dia em que dirigem o olhar interior para as reacções do seu coração. Frequentemente, uma vez estabelecida a coerência, essas pessoas compreendem que têm um eu intuitivo interior que sempre as guiou ao longo da vida, e nutrem uma sensação de compaixão, de ternura quase pelo seu ser interior. Como sugerem as tradições espirituais orientais, é desta compaixão pelo ser interior que nasce a compaixão pelo mundo exterior: a sabedoria está em nós, o facto de se ter consciência dela permite que a pessoa se abra aos outros.

Eu próprio recorro muitas vezes a essa intuição do coração. Lembro-me por exemplo do caso difícil de uma jovem doente negra a quem doía o corpo todo mas cujos exames efectuados durante vários dias eram todos negativos. Os médicos recusavam-se a efectuar mais exames. Ela pedia que lhe dessem morfina, o que a equipa médica recusava na ausência de um diagnóstico claro. Como acontece muitas vezes nestes casos de tensão, os meus colegas acabaram por chamar o psiquiatra. A rapariga ficou furiosa com o facto de que pudessem pensar que os problemas dela estivessem «na cabeça». Só consentiu em ver-me na presença da mãe, que estava ainda mais decidida do que ela a exigir testes suplementares. Do seu ponto de vista, a recusa em efectuar mais exames era uma marca evidente de racismo. Se o hospital se recusava a fazer mais exames, era unicamente porque ela não era nem branca nem rica.

O meu dia de trabalho tinha sido longo e difícil, e quando elas me receberam com uma carrada de insultos, sem sequer me deixarem apresentar-me, senti uma irritação muito próxima da cólera. Friamente, vim-me embora. No corredor, verifiquei que o sangue me tinha subido à cabeça e notei que tinha até vontade de me vingar. Como um professor a quem um aluno faltou ao respeito, pensei primeiro numa série de sustos que lhes podia causar para lhes fazer pagar o «mau comportamento» delas. Ao dar-me conta do meu estado interior, comecei por inspirar duas vezes profundamente, e deixei-me entrar em coerência focalizando a atenção no meu coração, pensando a seguir na apanha dos caracóis do mar com o meu filho ao pôr do Sol numa tarde de Verão na Normandia. Uma vez calmo, e com o espírito perfeitamente desanuviado, avaliei de outra forma a situação.

Ideias novas pareciam vir de outra região de mim: era evidente que aquela rapariga devia ter sofrido imenso para sentir tal raiva às pessoas que faziam o que podiam para a tratar. Devia ter sido rejeitada e incompreendida por diversas vezes. E a minha atitude não devia ter contribuído nada para modificar a sua opinião sobre os médicos do hospital, quase todos brancos. Não fazia parte da minha profissão, afinal, saber ajudar as pessoas cuja personalidade é difícil? Se eu, psiquiatra, não conseguia comunicar com ela, quem é que havia de conseguir? E como é que eu tinha podido conceber aquelas ideias pueris de «vingança»? Deviam valer-me de muito! Subitamente, concebi uma nova estratégia: devia regressar ao quarto e dizer-lhe: «A senhora tem direito aos melhores cuidados existentes e ao melhor tratamento possível, tanto da minha parte como da dos meus colegas. Estou sinceramente desolado se até agora o não conseguimos. Se me dá licença, gostaria de tentar compreender exactamente o que aconteceu aqui e em que é que a desiludimos...» Uma vez abordado o assunto, ficaria certamente a saber o suficiente para conseguir perceber o que a fazia de facto sofrer, e assim talvez pudesse sugerir abordagens mais eficazes do que testes suplementares tão desagradáveis como inúteis. Que tinha eu a perder?

Voltei ao quarto neste novo estado de espírito e fiz a minha proposta. As caras delas inicialmente fechadas foram-se iluminando progressivamente e conseguimos entabular uma verdadeira conversa. Fiquei a saber que várias urgências tinham mandado embora a rapariga, que um médico a havia insultado, e, a pouco e pouco, a conversa foi-se tornando cada vez mais íntima. Ela acabou por pedir à mãe que saísse do quarto, e pudemos abordar o seu passado de prostituta e a sua experiência de toxicómana. Tornou-se claro que uma parte dos sintomas actuais consistia numa simples síndrome de abstinência. Uma coisa que não era difícil de gerir e prometi-lhe ajudá-la a controlar a dor ligada à abstinência. Despedimo-nos amigavelmente. Ela, confiante de que iam finalmente tomar conta dela, e eu, satisfeito por ter podido efectuar o meu trabalho de médico. Quando saí do quarto pela segunda vez, estremeci ao pensar que tinha estado à beira de a mandar embora do hospital, por fúria...

Christine, que aprendera, também ela, a entrar em coerência interior, passou quase pelo mesmo com o filho Thomas, de cinco anos, durante o divórcio. Tinha-lhe proposto irem ao jardim zoológico num sábado de manhã, mas ele não fazia qualquer esforço para encontrar os sapatos. Pressionada pelo tempo, ela ouvia dentro da cabeça a voz da sua melhor amiga que lhe dizia: «Se não pões ordem no desmazelo do teu filho agora, as coisas só podem ir de mal a pior. Vais ver quando ele chegar à adolescência!» Ela começou a censurar secamente ao filho a incapacidade crónica para arrumar as coisas dele, o que acabava sempre por atrasá-la. A reacção de Thomas foi sentar-se no chão, cruzar os braços e ficar com ar de cãozinho maltratado e incompreendido à beira do ataque de nervos. Era de mais: Christine, ela própria já tensa em virtude da situação familiar, decidiu sair sem ele, para não se deixar «enrolar» uma vez mais pelas manipulações emocionais do filho.

Quando entrou no carro, avaliou o estado interior. Estava fula e tensa, e ainda mais agora que sentia que o resto do dia e, ao mesmo tempo, o resto do fim-de-semana iam ficar estragados com aquele começo desastroso. Pôs em prática a sua formação na coerência e, quando um princípio de calma interior se instalou, outra perspectiva se apresentou: e se o atraso e a desorganização de Thomas naquela manhã não tivesse a ver com o habitual problema de arrumação mas sim com a expressão do seu desespero face ao divórcio dos pais? Imaginou-se por uns instantes no lugar dele, como uma rapariga de cinco anos desorientada, incapaz de encontrar as palavras que exprimissem o medo e a tristeza. Imaginou também como teria reagido se a mãe, naquelas circunstâncias, não a tivesse compreendido e se tivesse agarrado a uma coisa tão acessória como uns sapatos fora do sítio... Que exemplo estava ela a dar ao filho? Queria que ele aprendesse a gerir as tensões emocionais batendo com as portas, como praticamente ela tinha acabado de fazer?...

De repente, pareceu-lhe evidente que devia correr o risco de «dar o braço a torcer» e de regresar a casa e falar com Thomas.

«Lamento imenso ter ficado furiosa», disse-lhe ela. «No fundo, o jardim zoológico não é assim tão importante. O importante é que tu estás um bocado triste, o que é normal dada a situação em que estamos, tu, o pai e eu. E quando se está triste, às vezes é difícil uma pessoa arrumar as coisas como deve ser. Eu também estou triste, e é por isso que fico furiosa com a maior das facilidades. Mas sabendo isso, tu e eu vamos conseguir atravessar tudo isto mais facilmente...»

Thomas ergueu o rosto para ela e desatou a chorar. Christine pegou nele e abraçou-o. Daí a pouco, ele sorria novamente e passaram um dia delicioso juntos durante o qual Thomas se mostrou mais organizado e mais atento do que nunca: uma vez a energia afectiva libertada pela coerência, é muitas vezes possível encontar uma solução e palavras que unam em vez de separar. E que reduzam, e de que maneira, as perdas inúteis de energia.

A coerência induz uma calma interior, mas não se trata de um método de relaxação: trata-se de um método de acção. A coerência pratica-se em todas as situações da vida corrente. É possível entrar em coerência tanto quando o nosso coração bate a 120 como quando bate a 55. É esse até o objectivo último: estar em coerência durante a excitação da corrida ou da luta, durante o prazer da vitória, mas igualmente perante a dor da derrota; e até mesmo perante o êxtase do amor. Os manuais de sexualidade orientais insistem na importância de abrir a porta energética do coração através da concentração a fim de dominar e de maximizar o prazer. Os mestres tântricos e taoístas devem ter seguramente percebido, muito antes da existência dos computadores, o efeito da coerência cardíaca durante o acto sexual.

Os resultados obtidos pelos homens e mulheres que descobriram a coerência e a praticam regularmente são quase demasiado bons para serem credíveis. O controlo da ansiedade e da depressão, o abaixamento da tensão arterial, o aumento da taxa de DHEA, a estimulação do sistema imunitário: não é apenas do abrandamento do envelhecimento que se trata, mas de um verdadeiro rejuvenescimento da fisiologia! Contudo, a amplitude dos resultados corresponde à amplitude dos danos físicos e psicológicos ligados ao *stress*: se o *stress* pode fazer tanto mal, não me espanta muito que o seu domínio interior possa fazer tanto bem.

Mas para aqueles de nós que foram feridos pela vida e cujas feridas ainda não cicatrizaram, pode ser doloroso e gerador de ansiedade voltarem-se para o interior. Neste caso, é o próprio acesso à nossa fonte interna de coerência que está bloqueado. A maior parte das vezes, isso ocorre na sequência de um traumatismo durante o qual as emoções foram de tal forma fortes que o cérebro emocional e portanto o coração deixam de funcionar como dantes. Deixam então de ser uma bússola para passarem a ser uma bandeira que se agita no meio da tempestade. Neste caso, existe um método para reencontrar o equilíbrio, um método tão surpreendente como eficaz, e que tem a sua origem no mecanismo dos sonhos: a integração neuro-emocional através dos movimentos oculares.

5. A autocura das grandes dores: a integração neuro-emocional através dos movimentos oculares (EMDR)

A cicatriz da dor

Ao fim de um ano de amor idílico, Pierre, o homem com quem Sarah tinha a certeza de se ir casar, abandonou-a brutalmente. Nem uma nuvem ensombrava a relação. Os seus corpos pareciam feitos um para o outro e os seus espíritos vivos e curiosos (eram ambos advogados) estavam de acordo em tudo. Ela amava tudo nele, o cheiro, a voz, o riso que irrompia a cada passo. Sarah gostava até dos futuros sogros. O futuro deles juntos parecia traçado. Mas um dia, Pierre bateu à porta carregando nos braços uma laranjeira com um grande laçarote à volta e na mão uma carta fria e dura que dizia as palavras que ele não conseguia pronunciar. Tinha reatado com a antiga companheira, católica praticante como ele, e era com ela que ia casar. A sua decisão, escrevia ele, era definitiva.

Depois disso, Sarah não voltou a ser a mesma. Ela, que sempre fora forte como uma rocha, começou a ter pequenas crises de ansiedade à mínima recordação do que se havia passado. Não conseguia sentar-se ao lado de um arbusto interior, sobretudo se se tratasse de uma laranjeira. O coração começava aos saltos assim que pegava num envelope com o nome dela escrito à mão. De vez em quando, sem qualquer razão, tinha *flashes*: via diante dos olhos o momento terrível. De noite, sonhava muitas vezes com Pierre, sobretudo com a partida dele, e acordava muitas vezes sobressaltada. Já não se vestia da mesma maneira, não andava da mesma maneira, não sorria da mesma maneira. E durante muito tempo foi incapaz de falar do que lhe tinha acontecido. Quer por vergonha – como é que podia ter-se enganado daquela forma? – quer porque à mínima evocação desatava a chorar. Parecia-lhe inclusivamente que tinha dificuldade em encontrar as palavras para descrever aquele episódio. As poucas palavras que lhe vinham à cabeça pareciam insípidas e sem relação com a verdadeira dimensão do acontecimento.

Como a história de Sarah mostra – e como todos sabemos mais ou menos directamente –, os acontecimentos muito dolorosos deixam uma marca profunda no nosso cérebro. Um estudo do departamento de psiquiatria da Universidade de Harvard permite ver com o que se parece essa marca. Nesse estudo, pedia-se aos doentes que tivessem sofrido um trauma emocional que ouvissem a descrição do que lhes tinha acontecido enquanto se iam gravando as reacções dos seus cérebros num *scanner* com emissão de positrões («PET *scanner*»). Tal como Sarah, todas aquelas pessoas sofriam daquilo a que os psiquiatras chamam o «estado de *stress* pós-traumático» (ou ESPT). O *scanner* permitia visualizar as partes do cérebro que se encontravam activadas ou desactivadas durante aqueles minutos de terror reavivado.

Os resultados eram elucidativos: a região da amígdala, o núcleo reptilíneo do medo no centro do cérebro emocional era claramente activada. Estranhamente, o córtex visual também mostrava uma activação marcada, como se os doentes estivessem a olhar para uma fotografia da cena e não a ouvir simplesmente o seu relato. E, mais fascinante ainda, as imagens mostravam uma «desactivação» – uma espécie de anestesia da área de Broca, a região do cérebro responsável pela expressão da linguagem. Era como que uma «assinatura» neurológica daquilo que as pessoas que sofrem de ESPT repetem tantas vezes: «Não tenho palavras para descrever o que vivi.»[1]

---

[1] Rauch, S. L., Van der Kolk *et al.* (1996), «A symptom provocation study of postraumatic stress disorder using positron emission tomography and script-driven imagery», *Archives of General Psychiatry*, vol. 53, pp. 380-387.

Os psiquiatras e os psicanalistas sabem-no bem: as cicatrizes deixadas no cérebro pelos acidentes mais difíceis da vida não se apagam facilmente. Acontece os pacientes continuarem a ter sintomas passadas dezenas de anos sobre o trauma inicial. É corrente tanto nos antigos combatentes como nos sobreviventes dos campos de concentração. Mas é igualmente verdadeiro no que se refere aos traumas da vida civil. Segundo um estudo recente, a *maioria* das mulheres que sofrem de um ESPT na sequência de uma agressão (a maior parte das vezes uma violação ou então um roubo) continua a preencher os critérios rigorosos deste diagnóstico passados dez anos[1]. O mais intrigante é que a maior parte destes pacientes sabe perfeitamente que não se deviam sentir tão mal. Eles têm consciência, é claro, de que a guerra acabou, de que os campos de concentração mais não são do que um pesadelo do passado, de que a violação é apenas uma recordação, mesmo que essa recordação seja horrível. Eles sabem que já não correm perigo. *Sabem-no* mas não o *sentem.*

Uma marca indelével

Mesmo sem ter sofrido esses traumas «com T maiúsculo» aos quais se aplica o diagnóstico de ESPT, conhecemos o fenómeno inteiro por termos vivido múltiplos traumas «com t minúsculo». Quem não foi humilhado por um professor primário com mau feitio? Quem é que um dia não foi abandonado(a) pela(o) namorada(o)? Num registo um pouco mais sombrio, muitas mulheres sofrem abortos naturais, muita gente fica sem emprego de forma brutal, sem falar nas inúmeras pessoas que têm dificuldade em ultrapassar o divórcio ou a morte de uma pessoa de família.

Situações destas, pensamos e voltamos a pensar nelas; ouvimos os conselhos dos amigos e dos pai; lemos artigos nos

---

[1] Breslau, N., R. C. C. Kessler *et al.* (1998), «Trauma and post-traumatic stress disorder in the community: The 1996 Detroit Area Survey of Trauma», *Archives of General Psychiatry*, vol. 55, pp. 626-632.

jornais; até talvez cheguemos ao ponto de comprar um livro sobre o assunto. Tudo isso ajuda, muitas vezes bastante, a *pensar* sobre a situação, e sabemos perfeitamente o que *devíamos* sentir agora que ela já ficou para trás. No entanto, estamos como que encurralados: andamos a reboque das nossas emoções; elas agarram-se ao passado muito depois de a nossa visão racional da situação ter evoluído. O homem que teve um acidente de automóvel continua a sentir-se desconfortável e tenso quando circula na estrada, apesar de saber que há anos que conduz por ali para regressar a casa sem problemas. A mulher que foi violada continua a sentir-se bloqueada quando se encontra na cama com um homem de quem gosta, apesar de a afeição que sente por ele e do seu desejo de intimidade física não suscitar qualquer dúvida no seu espírito. Tudo acontece como se as partes do cérebro cognitivo que contêm todo o conhecimento apropriado não conseguissem entrar em contacto com as partes do cérebro emocional marcadas pelo trauma, as quais continuam a evocar as emoções dolorosas.

Num laboratório da Universidade de Nova Iorque, um investigador oriundo da Luisiana esclareceu de uma forma completamente nova o modo como as marcas emocionais se organizam no cérebro. Em criança, Joseph LeDoux costumava observar o pai, homem do talho, a esquartejar os miolos dos bovinos. Daí lhe adveio o seu fascínio pelo cérebro.

Depois de ter estudado durante muito tempo a diferença entre os cérebros direito e esquerdo, LeDoux quis compreender as relações entre o cérebro emocional e o cérebro cognitivo. Foi um dos primeiros a mostrar que a aprendizagem do medo não passava pelo neocórtex, muito pelo contrário. Descobriu também que, quando um animal aprende a ter medo de alguma coisa, o rasto disso se forma directamente no cérebro emocional[1]. Por exemplo, quando os ratos recebem um pequeno choque eléctrico imediatamente a seguir a um toque de campainha, aprendem muito rapida-

[1] LeDoux, J. E. (1992), «Brain Mechanisms of emotions and emotional learning», *Current Opinion in Neurobiology*, vol. 2, pp. 191-197.

mente a ficar parados à espera do choque desde o começo do toque. Tal como os humanos que viveram uma experiência traumatizante, mesmo que a experiência pare durante vários meses, os ratos continuam a ficar paralisados de terror se, muito tempo depois, a campainha voltar a tocar.

Todavia, é possível fazer «psicoterapia» com os ratos: basta fazer soar a campainha muitas vezes *sem* que esta seja seguida de um choque eléctrico. Após um número suficiente de sessões deste tipo, tudo parece indicar que os ratos aprenderam a deixar de ter medo da campainha (dado que esta já não está associada a uma dor). Efectivamente, os ratos não manifestam já qualquer inquietação. Mesmo em presença do toque que lhes havia metido tanto medo, eles prosseguem agora simplesmente as suas actividades habituais de ratos. Para qualquer observador exterior, parece evidente que a marca do medo foi eliminada do cérebreo emocional. Desde Pavlov que esta psicoterapia comportamental é bem conhecida por poder induzir assim a «extinção» dos reflexos condicionados[1].

Mas nem tudo é assim tão simples, e as coisas são ainda mais interessantes do que Pavlov supunha. Verifica-se que este controlo do medo não passa disso mesmo: de um controlo. Investigadores do laboratório LeDoux apanharam alguns ratos que aprendiam a deixar de ter medo por «extinção» e destruíram-lhes uma parte do córtex pré-frontal (o córtex mais «cognitivo», mesmo nos ratos). O que observaram é espantoso: após a lesão do córtex frontal, os ratos ficavam novamente paralisados assim que ouviam o toque, exactamente como acontecia antes da «terapia». Esta investigação veio mostrar que o cérebro emocional não «desaprende» nunca o medo; os ratos aprendem apenas a controlá-lo graças ao neocórtex – o seu cérebro «cognitivo». Tudo se passa como se a terapia por exposição nos ratos, mesmo quando resulta perfeitamente, deixasse uma marca de medo no cérebro emocional intacto. Se o cérebro cognitivo estiver

[1] Pavlov, I. P. (1927), *Conditioned Reflexes*, Londres, Oxford University Press.

destruído, ou se não fizer o seu trabalho, o medo sobrepõe-se imediatamente a tudo o resto[1]!

Extrapolando estes resultados para os seres humanos, percebemos como as cicatrizes no cérebro emocional podem estar presentes durante anos, prontas a reactivarem-se.

Pauline, que conheci quando ela tinha sessenta anos, fazia esta demonstração tão gritante como trágica da persistência das marcas do medo no cérebro emocional. Ela veio à consulta porque não suportava a presença do novo chefe de serviço desde que tinha mudado de emprego. No entanto, tinha perfeitamente a noção de que o comportamento dele nada tinha de anormal: o problema era dela. Duas semanas antes, a presença do chefe nas suas costas tinha-a afectado de tal modo que tinha sido incapaz de prosseguir a conversa telefónica com um cliente importante. Dez anos antes, ela já perdera o emprego pela primeira vez por causa do mesmo problema. Agora, estava decidida a compreender o que lhe acontecia – e a ultrapassar o facto. Descobri rapidamente que ela tinha um pai distante, colérico e muitas vezes violento. O pai batera-lhe diversas vezes. Pedi-lhe que me descrevesse uma dessas cenas. Contou-me então que um dia, quando tinha cinco anos, o pai viera para casa com um carro novo de que estava todo orgulhoso. Como estava muito bem disposto, ela aproveitou para se aproximar dele e partilhar a sua alegria, e decidiu pôr o carro a brilhar ainda mais. Quando o pai entrou em casa, ela pegou num balde e numa esponja e pôs-se a esfregar com o entusiasmo de uma criança que quer agradar ao pai. Infelizmente, não viu que havia algumas pedrinhas agarradas à esponja: a carroçaria ficou totalmente

---

[1] LeDoux, J. E., L. Romanski *et al.* (1989), «Indelibility of subcortical emotional memories», *Journal of Cognitive Neuroscience*, vol. 1, pp. 238-243; Morgan, M. A., L. M. Romanski *et al.* (1993), «Extintion of emotional learning: contribution of medial prefrontal cortex», *Neuroscience Letters*, vol. 163 (1), pp. 109-113; Quirk, G. K. Russo *et al.* (2000), «The role of ventromedial prefrontal cortex in the recovery of extinguished fear», *Journal of Neuroscience*, vol. 20 (16), pp. 6225-6231; Milad, M. e G. I. Quirk (2002), «Neurons in medial prefrontal cortex signal memory for fear extinction», *Nature*, vol. 420, pp. 70-74.

riscada. Quando foi ter com o pai para lhe mostrar toda ufana a sua obra, ele apanhou uma fúria tão violenta como incompreensível a seus olhos. Receando levar uma sova, correra para o quarto para se esconder debaixo da cama. A evocação desta recordação fazia vir ao de cima uma imagem que permanecera incrustada no seu espírito tão nitidamente como uma fotografia: os pés ameaçadores do pai que avançavam na sua direcção ao mesmo tempo que ela se encolhia como um animalzinho contra a parede. E ao mesmo tempo que a imagem, a emoção regressava com toda a força. À minha frente, cinquenta e cinco anos depois, o seu rosto metamorfoseava-se sob o efeito do medo e a respiração acelerava-se de tal modo que receei que tivesse um ataque cardíaco no meu consultório. Cinquenta e cinco anos depois, todo o seu cérebro, todo o seu corpo permaneciam à mercê da marca deixada pelo medo... Depois do condicionamento aos choques eléctricos, os ratos de LeDoux reagem com terror a qualquer estímulo que se pareça mais ou menos com aquele que aprenderam a temer[1]. No caso de Pauline, bastava que o chefe lhe fizesse lembrar vagamente o pai para se sentir, ainda hoje, pior do que pouco à vontade...

De facto, as cicatrizes emocionais do cérebro límbico parecem sempre prontas a manifestar-se desde que a vigilância do nosso cérebro cognitivo e a sua capacidade de controlo enfraqueçam, mesmo temporariamente. O álcool, por exemplo, impede o córtex pré-frontal de funcionar normalmente. É por isso que nos sentimos «desinibidos» assim que bebemos de mais. Mas é precisamente por essa mesma razão que quando nos magoam ou somos traumatizados pela vida corremos o risco, sob o efeito do álcool, de interpretar uma situação benigna como se fôssemos agredidos uma vez mais e de reagir violentamente. O que pode igualmente acontecer

---

[1] Ver o modelo desenvolvido por Jorge Armony no laboratório de Joseph LeDoux na NYU em colaboração com o meu laboratório em Pittsburgh: Armony, J. D. Servan-Schreiber et al. (1997), «Computational modeling of emotion: explorations through the anatomy and physiology of fear conditioning», Trends in Cognitive Sciences, vol. 1 (1), pp. 28-34.

quando estamos simplesmente cansados ou demasiado distraídos com outras preocupações para manter sob controlo o medo impresso no nosso cérebro emocional.

O movimento dos olhos quando sonhamos

Os psiquiatras conhecem bem este aspecto do ESPT. Sabem que há uma desconexão entre os conhecimentos apropriados do presente e as emoções impróprias, resíduos do trauma passado. Eles sabem que é isso que torna a síndrome tão difícil de tratar. A experiência ensinou-lhes que não basta simplesmente falar para estabelecer uma conexão entre as velhas emoções e uma perspectiva mais fixada no presente. Eles sabem até que o simples facto de contar o trauma vezes sem conta só serve frequentemente para agravar os sintomas. Sabem, enfim, que os medicamentos também não são muito eficazes. No início dos anos 90, um estudo de conjunto dos tratamentos existentes do ESPT publicado no prestigiado *Journal of the American Medical Association* – sem dúvida a revista médica mais lida no mundo – concluía que não havia um tratamento verdadeiramente eficaz desta síndrome, somente intervenções com resultados benéficos limitados[1]. Face a pacientes como Pauline, eu tinha plena consciência do facto. Como todos os meus colegas psiquiatras ou psicanalistas, há anos que me debatia para ajudar pessoas como ela com resultados frequentemente insatisfatórios. Até ao dia em que vi um vídeo absolutamente notável.

Foi num congresso de medicina. Francine Shapiro, uma psicóloga da Califórnia, apresentava uma comunicação sobre o EMDR (em inglês «eye movement desensitization and reprocessing», isto, é dessensibilização e retratamento através dos movimentos oculares), um método de tratamento que ela havia elaborado, e a propósito do qual a classe

---

[1] Solomon, S., E. T. Gerrity *et al.* (1992), «Efficacy of treatments for posttraumatic stress disorder», *JAMA*, vol. 268, pp. 633-638.

médica se digladiava há algum tempo. Eu tinha evidentemente ouvido falar do EMDR e estava extremamente céptico. A ideia que se pudessem *resolver* os traumas emocionais mexendo ritmicamente os olhos parecia-me completamente disparatada. Porém, um dos casos apresentados no vídeo pela Dra. Shapiro chamou-me a atenção.

Maggie, uma mulher de sessenta anos, tinha sido informada pelo seu médico de que tinha um cancro grave, apenas mais seis meses de vida, e que devia preparar-se para morrer com grande sofrimento. Henry, seu marido há vinte e sete anos, era viúvo de um primeiro casamento e a primeira mulher morrera de cancro. Quando Maggie lhe anunciou o veredicto do médico, a angústia de Henry foi tal que lhe disse que não ia conseguir aguentar voltar a passar por aquilo, deixando-a nessa mesma semana. Passado o choque inicial, Maggie caiu numa profunda depressão. Comprou um revólver com a intenção de se suicidar. Tendo sabido, alguns amigos comuns intervieram junto de Henry e convenceram-no a voltar para casa. Mas Maggie ficara de tal forma traumatizada que não conseguia dormir, tinha sistematicamente o mesmo pesadelo no qual via Henry ir-se embora, e não suportava estar separada dele, mesmo que ele fosse apenas ao supermercado. A vida deles transformou-se num inferno, e ela estava furiosa com o facto de os seus últimos meses de vida estarem arruinados. Soube pelos jornais que existia um programa experimental de tratamento de traumas e inscreveu-se a fim de participar num dos primeiros estudos controlados de EMDR. Após ter evocado a razão de fundo do seu caso, Francine Shapiro projectou uma gravação de vídeo da primeira sessão do tratamento de Maggie.

No início da sessão, Maggie não conseguia sequer evocar a imagem de Henry a afastar-se no dia em que saíra de casa. Assim que o terapeuta lhe pedia que evocasse essa recordação, ficava imediatamente sufocada pelo medo. Depois, com muitos incitamentos, conseguiu deixar as imagens mais dolorosas da partida de Henry virem à memória. O terapeuta pediu-lhe então que seguisse a mão dele, que se deslocava da direita para a esquerda diante dos seus olhos para induzir os movimentos oculares rápidos comparáveis àqueles que ocorrem espontaneamente durante os sonhos (a fase do sono chamada «REM sleep», em inglês, para «rapid eye-movement sleep»). A recordação parecia estar impressa na totalidade do seu corpo e tinha de fazer um esforço enorme: para além do medo que revivia, o seu coração batia muito, e muito depressa, e ela não parava de repetir que tinha «dores no corpo todo». Depois, alguns minutos apenas a seguir à outra série de movimentos dos olhos, o seu rosto transfigurou-se de repente: uma expressão de surpresa aflorou-lhe os lábios e ela declarou: «Desapareceu! É como num comboio... Olha-se para qualquer coisa que está ali, à nossa frente, e depois, de repente, já lá não está. Passou a pertencer ao passado e há já uma coisa diferente a substituí-la e para a qual estamos agora a olhar. Quer se trate de beleza ou de dor, pertence ao passado... Como é que pude deixar-me afectar durante tanto tempo por uma coisa destas?» Toda a sua atitude corporal tinha mudado. Estava direita, apesar de ainda parecer desconcertada. Com a série seguinte de movimentos dos olhos, começou a sorrir. Quando o terapeuta interrompeu os movimentos e lhe perguntou o que lhe tinha passado pela cabeça, respondeu: «Tenho uma coisa divertida para lhe dizer... Estava a ver-me na soleira da porta e o Henry a afastar-se jardim fora e eu a pensar: "se ele não consegue enfrentar a situação, o problema é dele, não meu", e dizia-lhe adeus com a mão ao mesmo tempo que dizia "bye-bye, Henry, bye-bye". Dá para acreditar? "Bye-bye, Henry, bye-bye..."»

Após outras séries de movimentos dos olhos, sempre muito rápidas, não mais de 30 segundos ou de um minuto cada, Maggie deslizou espontaneamente para a cena do seu leito de morte. Os amigos rodeavam-na, e sentia-se tranquila por ver que não iria estar sozinha. Mais uma série de movimentos dos olhos, e, em vez do medo que a dominava no princípio da sessão, era agora uma grande determinação que se lia na sua cara. Deu uma palmada na anca e disse: «Sabe que mais? Vou morrer com dignidade! Ninguém me vai impedir!» A sessão durara ao todo talvez quinze minutos, e o terapeuta não tinha pronunciado dez frases.

Durante esse tempo todo, o cientista dentro de mim não parava de me murmurar ao ouvido: «É apenas uma paciente. Talvez esta seja muito sugestionável. Pode muito bem ser apenas um efeito placebo.» Mas o médico dentro de mim respondia: «Talvez, mas efeitos placebos destes não me importava nada de os ter todos os dias nos meus doentes. Nunca vi nada assim.»

O que acabou por me convencer foi um estudo efectuado sobre o tratamento através do EMDR em oitenta pacientes com traumatismos emocionais graves. Publicado numa das revistas de psicologia clínica mais exigentes em matéria de metodologia e de rigor científico, nesse estudo, 80% dos pacientes não apresentavam praticamente sintomas de ESPT ao fim de três sessões[1]. E uma taxa de cura semelhante à da pneumonia tratada com antibióticos[2]. Não conheço nenhum estudo, seja ele sobre que tratamento for em psiquiatria, inclusive com os medicamentos mais fortes, que tenha sido tão eficaz em três semanas. Evidentemente, eu pensava que era inconcebível que um tratamento que funciona tão depressa pudesse ter resultados duradouros. Mas quando o mesmo grupo de oitenta pessoas foi entrevistado quinze meses depois, os resultados eram ainda melhores do que logo a seguir às primeiras três sessões. Apesar de tudo, o método continuava a parecer-me estranho, talvez mesmo contrário à minha ética, tendo em conta a minha cultura psicanalítica e por consequência a importância que atribuo à

---

[1] Wilson, S., L. Becker et al. (1995), «Eye movement desensitization and reprocessing (EMDR) treatment for psychologically traumatized individuals», Journal of Consulting and Clinical Psychology, vol. 63, pp. 928-937; Wilson, S. L. Becker et al. (1997), «Fifteen-months follow-up of eye movement desensitization and reprocessing (EMDR) treatment for post-traumatic stress disorder and psychological trauma», Journal of Consulting and Clinical Psychology, vol. 65.

[2] Os antibióticos curam 90% dos casos de pneumonia tratados em clínicas externas mas apenas 80% dos doentes hospitalizados, cujos casos, evidentemente, são mais graves. Fine, M., R. Stone et al. (1999), «Processes and outcomes of care for patients with community-acquired pneumonia», Archives of Internal Medicine, vol. 159, pp. 970-980.

linguagem, à paciência, à duração, à análise do *transfert*, e por aí fora. Todavia, perante tais resultados, não conseguia deixar de pensar que o que seria contrário à minha ética era *não* aprender o EMDR para ajuizar por mim próprio. Recusar-me a tentar, provavelmente teria sido como se, no momento da introdução da penicilina, tivéssemos recusado usá-la a pretexto de se acreditar na eficácia das sulfamidas, nesses remédios mais pesados e menos úteis, mas disponíveis há muito mais tempo e muitas vezes eficazes.

Um mecanismo de autocura no cérebro

No dia em que fiz catorze anos, deram-me a minha primeira bicicleta a motor. No dia seguinte, tive o primeiro acidente. Eu seguia ao longo de uma fila de carros parados. De repente, mesmo à minha frente, uma porta abriu-se, demasiado tarde para que eu pudesse travar. Além das inevitáveis nódoas negras no corpo, o meu cérebro emocional também levou uma pancada. Fiquei abalado. O que durou alguns dias. Pensava no acidente em momentos inesperados, quando o meu espírito não estava ocupado com outra coisa. Sonhei com ele durante a noite. Durante vários dias não voltei a ter o mesmo prazer em andar de motorizada. Acabei até por me interrogar se não seria perigoso. Mas passado uma semana, pouco depois do desaparecimento das marcas no meu corpo – e com grande desgosto dos meus pais –, estes pensamentos desapareceram e, sempre que podia, montava de novo no meu cavalinho de ferro. Em compensação, tinha muito mais cuidado com as filas de carros parados a meu lado, e mantinha sempre entre mim e eles a distância saudável de uma porta aberta... O caso havia sido «digerido». Tinha guardado o que era útil e importante aprender sobre o incidente, e as emoções e os pesadelos inúteis, esses, tinham sido eliminados.

O ponto de partida do EMDR é precisamente o facto de existir em cada um de nós um mecanismo de digestão dos traumas emocionais. A este mecanismo, os praticantes de

EMDR chamam «sistema adaptativo de tratamento da informação». O conceito é bastante simples: tal como no caso do meu acidente de bicicleta motorizada, todos nós passamos pela experiência de traumas «com t minúsculo» ao longo da vida. Contudo, a maior parte das vezes, não desenvolvemos uma síndrome pós-traumática. Tal como o sistema digestivo retira dos alimentos o que é útil e necessário ao organismo e rejeita o resto, o sistema nervoso extrai informação útil – «a lição» – e desembaraça-se em poucos dias das emoções, dos pensamentos e da activação psicológica que já não são necessários uma vez passado o acontecimento[1].

Freud, evidentemente, já falava deste mecanismo psicológico. Descrevia-o como o «trabalho de luto» no seu artigo clássico «Luto e melancolia». Após a perda de um ente querido, de uma coisa à qual estamos muito ligados, ou ainda na sequência de um acontecimento que põe em causa o nosso sentimento de segurança num mundo que julgamos conhecer, o nosso sistema nervoso fica temporariamente desorganizado. Os seus pontos de referência habituais deixam de funcionar. Ele precisa de um certo tempo para reencontrar o equilíbrio, o que os fisiólogos chamam a «homeostasia». Geralmente, o organismo sai reforçado. Cresceu com a provação e dispõe agora de novos recursos. Fica mais flexível, melhor adaptado às situações a enfrentar. Alguns autores, como Boris Cyrulnik em França, demonstraram como a adversidade levava assim muitas vezes ao que ele chamou a «resiliência»[2]. A cada época sua metáfora. Freud, na época da revolução industrial, chamou a este processo o «trabalho de luto». O EMDR nasceu na região de São Francisco, em torno de uma escola de Palo Alto, na época da revolução da informática e das neurociências. Nada de surpreendente no facto de a nova teoria falar deste mesmo meca-

[1] Shapiro, F. (2001), *Eye-movement Desensitization and Reprocessing: Basic principles, Protocols and Procedures*, 2.ª edição, Nova Iorque, Guilford; Stickgold, R. (2002), «EMDR: A putative neurobiological mechanism», *Journal of Clinical Psychology*, vol. 58, pp. 61-75.

[2] Cyrulnik, B. (2001), *Les Vilains Petits Canards*, Paris, Odile Jacob.

nismo de digestão do cérebro como de um «sistema adaptativo de tratamento da informação».

Porém, em determinadas circunstâncias, este sistema pode ficar submergido, se o traumatismo for demasiado forte, por exemplo na sequência de torturas, de uma violação ou da perda de um filho (entre os meus pacientes, a perda de um filho, ou simplesmente uma doença grave de um filho, parece ser uma das experiências mais dolorosas da vida). Mas o mesmo pode ocorrer com acontecimentos muito menos graves, simplesmente por estarmos demasiado vulneráveis no momento em que acontecem, nomeadamente se formos crianças – e por consequência incapazes de nos protegermos – ou se estivermos numa posição de fragilidade.

Anne, por exemplo, enfermeira, veio à consulta em virtude de sintomas depressivos crónicos e de uma imagem terrível em relação a si própria. Achava-se gorda e feia – «um nojo», dizia –, quando objectivamente até era bonitinha e tinha um peso que se situava na média. Como era alegre e simpática, a imagem que tinha de si mesma estava claramente deformada. Ao ouvi-la, compreendi que essa imagem se tinha gerado durante os últimos meses de gravidez, três anos antes. Ela lembrava-se distintamente do dia em que o marido, a quem censurava não passar muito tempo com ela, acabou por lhe dizer: «Pareces uma baleia. És a coisa mais nojenta que eu já vi!» Noutras circunstâncias, mesmo magoada, talvez lhe tivesse respondido que ele não era propriamente o Paul Newman. Mas a gravidez fora difícil, tinha sido obrigada a parar de trabalhar muito cedo, não tinha a certeza de voltar para o mesmo emprego, tinha perdido a confiança e aterrorizava-a a ideia de que Jack pudesse deixá-la depois do nascimento da criança, da mesma forma que o pai dela abandonara a mãe. Estava vulnerável e impotente. Foi quanto bastou para que esta frase tóxica assumisse uma dimensão traumatizante que nunca deveria ter tido.

Quer seja em função da intensidade do trauma ou da situação de fragilidade da vítima, um acontecimento doloroso torna-se então «traumatizante» no verdadeiro sentido do termo. Segundo a teoria do EMDR, em vez de ser digerida, a informação respeitante ao traumatismo vê-se então bloqueada no sistema nervoso, gravada na sua forma inicial. As imagens, os pensamentos, os sons, os odores, as emoções, as sensações corporais e as convicções que se tiraram sobre si próprio («Não posso fazer nada, ele vai deixar-me») são armazenadas numa rede de neurónios que tem vida própria. Radicada no cérebro emocional, desligada dos conhecimentos racionais, esta rede transforma-se numa massa de informação não tratada e disfuncional que a mínima recordação do traumatismo inicial é suficiente para reactivar.

As recordações do corpo

Uma recordação gravada no cérebro pode ser estimulada a partir de qualquer dos seus constituintes. Um computador necessita de uma morada exacta para encontrar o que está na sua memória (como um bibliotecário precisa de conhecer a localização exacta de um livro para o encontrar nas estantes). Ao invés, o acesso a uma recordação no cérebro faz-se por analogia: qualquer situação que nos lembra um aspecto de uma coisa qualquer que vivemos pode bastar para evocar a recordação completa. Estas propriedades da memória são bem conhecidas: chama-se a isto «o acesso pelo conteúdo» e «o acesso pelas correspondências parciais»[1]. O que tem consequências importantes para as recordações traumáticas. Por causa destas propriedades, qualquer imagem, qualquer som, odor, emoção, pensamento ou mesmo sensação física semelhante às circunstâncias do acontecimento traumático pode desencadear a recordação da totalidade da experiência armazenada de forma disfuncional. Frequentemente, o acesso às recordações dolorosas é feito através do corpo.

---

[1] Rumelhart, D. E. e J. L. McClelland (1986), *Parallel Distributed Processing: Explorations in the Microstructure of Cognition*, Cambridge, MA, MIT Press; Edelman, G. N. (1987), *Neural Darwinism: The Theory of neuronal group Selection*, Nova Iorque, Perseus Publishing.

Compreendi pela primeira vez a importância da codificação corporal das recordações no dia em que fui chamado de urgência à cabeceira de uma rapariga acabada de sair da sala de operações. Ainda não estava inteiramente refeita dos efeitos da anestesia total e as enfermeiras achavam-na agitada. E tinham tido medo de que, na confusão, ela arrancasse os diversos tubos ligados ao corpo. Tinham-lhe então atado os pulsos com ligaduras às grades da cama. Pouco depois, subitamente acordada, a rapariga começara a gritar com ar aterrorizado. Debatia-se com todas as forças contra o que a prendia e o ritmo cardíaco e a tensão arterial atingiam níveis perigosos no estado em que se encontrava. Quando finalmente consegui acalmá-la – tive de soltá-la rapidamente –, descreveu-me a recordação que acabara de reviver. Vira-se de súbito criança, atada pelos pulsos à cama pelo padrasto que a queimava com um cigarro. Toda a recordação, armazenada na sua forma disfuncional e portanto muito viva, tinha vindo ao de cima a partir da sensação dos pulsos presos...

A força do EMDR advém do facto de ele evocar em primeiro lugar a recordação traumática com as diferentes componentes – visual, emocional, cognitiva e física (as sensações do corpo) –, estimulando depois o «sistema adaptativo de tratamento da informação», que não conseguiu, até aí, digerir a marca disfuncional.

Os movimentos oculares comparáveis aos que têm lugar espontaneamente durante o sono dos sonhos são supostos fornecer a assistência necessária ao sistema natural de cura do cérebro para que este termine o que não pôde fazer sem ajuda exterior. Do mesmo modo que certos remédios naturais e plantas conhecidas há séculos pela sua capacidade no activar dos mecanismos naturais de cura do corpo na sequência de um traumatismo físico – como o *Aloe vera* nas queimaduras[1]

---

[1] Choi, S. W., B. W. Son *et al.* (2001), «The wound-healing effect of a glycoprotein fraction isolated from aloe vera», *British Journal of Dermatology*, vol. 145 (4), pp. 535-545.

ou o *Gotu Kola* nas feridas abertas[1] –, os movimentos oculares do EMDR são supostos ser um mecanismo natural que acelera a cura após um traumatismo psicológico.

Durante os movimentos oculares, os pacientes dão a impressão de fazer espontaneamente «associações livres», como recomendava Freud e que, como se sabe, são particularmente difíceis de fazer a pedido. Como nos sonhos, os pacientes atravessam uma vasta rede de recordações ligadas umas às outras por diversos fios. Eles começam muitas vezes a lembrar-se de outras cenas ligadas ao mesmo acontecimento traumático, ou porque estas são de natureza idêntica (por exemplo, outros episódios de humilhação em público), ou porque elas solicitam as mesmas emoções (como um mesmo sentimento de impotência). Acontece-lhes frequentemente sentirem fortes emoções que vêm rapidamente à superfície mesmo que tenham sido ignoradas até esse momento. Tudo se passa como se os movimentos oculares – tal como nos sonhos – facilitassem o acesso rápido a todos os canais de associação ligados à recordação traumática visada pelo tratamento. À medida que estes canais vão sendo activados, podem ir sendo ligados às redes cognitivas, que, essas, contêm a informação radicada no presente. É graças a esta conexão que a perspectiva do adulto, que já não está, actualmente, nem impotente nem submetido aos perigos do passado, acaba por se delinear no cérebro emocional. Ela pode então substituir aí a marca neurológica do medo e do desespero. E quando esta é substituída, é-o completamente, a ponto de vermos muitas vezes surgir uma pessoa diferente.

Ao fim de muitos anos de prática, ainda me surpreendo com os resultados do EMDR de que sou testemunha. E compreendo que os meus colegas psiquiatras e psicanalistas desconfiem, como eu inicialmente, de um método simultaneamente tão novo e tão diferente. Porém, como negar a evidência quando esta se manifesta tanto no meu consultó-

---

[1] Anónimo (1996), «Centella asiática (*Gotu Kola*). Botanical Monograph», *Am J Nat Med,* vol. 3 (6), p. 22.

rio quanto nos numerosos estudos publicados nos últimos anos? Conheço poucas coisas em medicina tão impressionantes como o EMDR em acção. É disto que vos quero falar agora.

6. O EMDR em acção

Lilian era actriz e ensinava a sua arte num teatro nacional famoso. Tinha representado um pouco por todo o mundo e sabia dominar o medo. Contudo, se se encontrava agora diante de mim, no meu consultório, era porque esse velho inimigo, desta vez, se havia apoderado dela. Estava aterrorizada desde que lhe tinham diagnosticado um cancro num rim. Conversando com ela, vim a saber que fora por diversas vezes violada pelo pai quando ainda era criança. A impotência que sentia agora em relação à doença fazia visivelmente eco à impotência que ela conhecera em pequena, quando, já nessa altura, lhe não era possível escapar a uma situação terrível e sem saída. Lembrava-se perfeitamente do dia em que, com seis anos, fizera um corte na parte interior da coxa na grade do jardim. O pai levara-a ao médico, que tinha tido que lhe dar uns pontos que iam até ao púbis. De regresso a casa, o pai deitara-a de barriga para baixo em cima da cama, imobilizando-a com a mão na nuca, e violara-a pela primeira vez. Lilian tinha começado por me informar que fizera muitos anos de psicanálise durante os quais falara longamente do incesto e da relação com o pai. Ela pensava que não seria útil revisitar essas velhas recordações que julgava estarem resolvidas. Mas o elo entre essa cena – que ligava entre si os temas da doença, da impotência absoluta, do medo – e a angústia que ela vivia agora face ao cancro parecia-me demasiado forte para não ser explorado. Acabou por aceitar e, logo na primeira série de movimentos oculares, ela reviveu o terror da criança de seis anos que se manifestava através de todo o seu corpo. Passou-lhe uma ideia pela cabeça, uma ideia surgida repentinamente: «E se a culpa fosse minha? Não foi a minha queda no jardim e o facto de o meu pai ter visto o meu sexo no médico que o levaram a fazer aquilo?» Como quase todas as vítimas de abusos sexuais, Lilian sentia-se em parte responsável por aqueles actos atrozes. Pedi-lhe simplesmente que continuasse a pensar no que acabara de dizer e que fizesse mais uma série de movimentos. Trinta segundos depois, no momento da pausa seguinte, disse-me que via agora que não fora culpa dela. Ela não passava de uma criança, e a obrigação do pai era cuidar dela, de a tratar e proteger. Isso impôs-se como uma evidência: ela não fizera rigorosamente nada que pudesse justificar uma agressão daquelas. Pura e simplesmente tinha caído. Coisa normal numa menina mexida e curiosa. A relação entre o ponto de vista da mulher adulta e a velha distorção conservada no cérebro emocional estava a processar-se diante dos meus próprios olhos.

Na série de movimentos oculares seguinte, foi a emoção que se transformou. O medo transformou-se numa cólera justificada: «Como é que ele pôde fazer-me uma coisa daquelas? Como é que a minha mãe o deixou fazer-me aquilo durante tantos anos?» As sensações no corpo dela, que parecia ter tanto a dizer quanto a palavra, também elas se iam modificando. A pressão na nuca que ela revivera alguns minutos antes e o medo que sentira no ventre tinham mudado: sentia agora uma forte pressão no peito e nos maxilares, como acontece frequentemente com a cólera. Muitas escolas de psicoterapia consideram que o objectivo do tratamento das vítimas de violação é precisamente acompanhá-las até essa transformação bem-sucedida do medo e da impotência em cólera legítima. Em EMDR, o tratamento continua simplesmente da mesma maneira, enquanto o paciente sentir transformações interiores. Efectivamente, algumas séries de movimentos oculares mais tarde, Lilian via-se como uma criança sozinha, emocionalmente abandonada e sexualmente abusada. Sentiu uma profunda tristeza e uma grande compaixão por essa criança. Como nos estádios do luto descritos por Elizabeth Kübler-Ross, a cólera havia-se transformado em tristeza[1]. Em seguida, compreendeu que a mulher adulta em que se havia tornado podia tomar conta daquela criança. O que a fez pensar na ferocidade com que havia protegido os seus próprios filhos – «como uma mãe leoa», disse ela. Por fim, foi evocando progressivamente a história do pai. Durante a Segunda Guerra Mundial, na Holanda, este ingressara muito jovem na Resistência. Tinha sido preso e torturado. Durante toda a infância, ela tinha ouvido a mãe e os avós confessarem que ele nunca mais fora o mesmo. Sentiu invadi-la uma onda de piedade e de compaixão por ele. Mesmo mais, uma certa compreensão. Via-o agora como um homem que havia necessitado muito de amor e de compaixão que a mulher, dura e seca, jamais lhe havia dado, tal como os pais, educados numa tradição cultural que não dava importância a emoções. Via-o agora como um homem desorientado e perdido, como alguém que vivera coisas de tal modo duras «que era caso para ter dado em doido». E viu-o tal como ele era agora: «Um homem velho digno de pena, tão fraco que nem consegue andar. A vida dele é muito difícil. Tenho dó dele.»

Em sessenta minutos, ela havia passado do terror de uma criança violada à aceitação e até à compaixão para com o agressor, o ponto de vista mais adulto que pode existir. E nenhum dos estádios habituais do trabalho de luto, tal como descritos pela psicanálise, fora omitido. Era como se meses, ou mesmo anos de psicoterapia, tivessem sido condensados numa única sessão. A estimulação do sistema adaptativo de tratamento da informação parecia tê-la ajudado a estabelecer todos as relações necessárias entre os acontecimentos do passado e a perspectiva da mulher adulta. Uma vez estabelecidas as relações, a informação disfuncional tinha sido digerida – «metabolizada», dizem os biólogos – e havia perdido a capacidade de evocar a recordação da primeira violação e de olhá-la de frente sem a menor perturbação: «É como se eu fosse um mero observador. Vejo isto

---

[1] Kübler-Ross, E. (1969), *On Death and Dying*, Nova Iorque, Touchstone.

de longe. É apenas uma lembrança, uma imagem.» Privada da carga «límbica» disfuncional, a recordação perde vitalidade. O seu poder esmorece. O que é imenso. No entanto, a resolução dos velhos traumas que carregamos como feridas não de todo cicatrizadas não termina com a neutralização das recordações antigas.

Uma vez resolvido o trauma, bem como alguns outros, Lilian descobriu uma força interior de cuja existência nunca tinha suspeitado, nem que um dia poderia vir a dispor dela. Enfrentou a doença, e a possibilidade da morte, com uma maior serenidade. Passou a colaborar totalmente com os médicos, e conseguiu explorar diversas formas complementares de tratamento do cancro das quais se serve com discernimento e inteligência, e, mais importante ainda, pôde continuar a viver plenamente durante a doença prolongada. A psicanalista, que continuava a ver, telefonou-me um dia a perguntar-me o que se passara. Que tínhamos nós feito de diferente, quando toda aquela história de incesto, em princípio, tinha sido resolvida pela psicanálise? Como a maioria dos psicanalistas franceses e americanos que tiveram uma experiência semelhante com um dos pacientes, formou-se rapidamente no EMDR, que desde então passou a fazer sistematicamente parte do seu trabalho psicanalítico.

Três anos depois daquelas poucas sessões, apesar da operação, da quimioterapia e da radioterapia, Lilian está mais viva do que nunca. A experiência da doença e a sua força vital deram-lhe um certo ânimo. Actua de novo em público e retomou as aulas. E espera que isso continue por muito tempo[1].

As crianças do Kosovo

O trabalho do sistema adaptativo de tratamento da informação é ainda mais rápido nas crianças. Tudo se passa como

---

[1] Como é evidente, o EMDR não trata o cancro. Todavia, sei que foi uma parte importante do seu tratamento, como aconteceu com muitos outros doentes que fizeram frente a uma doença terminal.

se algumas estruturas cognitivas mais simples e alguns canais associativos mais esparsos permitissem saltar etapas.

Alguns meses depois do final da guerra do Kosovo, desloquei-me lá na qualidade de consultor para os problemas de traumas emocionais. Um dia, pediram-me que visse dois adolescentes, um irmão e uma irmã. Durante a guerra, a casa em que viviam fora cercada pelos militares. O pai fora abatido diante deles. A rapariga fora violada, com um revólver apontado à cabeça no próprio quarto. Nunca mais tinha conseguido lá entrar. Quanto ao rapaz, fugira com o tio pelo telhado, mas uma granada havia sido lançada. Esta matara o tio e ferira-o a ele gravemente na barriga. Os soldados pensaram que tivesse morrido.

Desde então, as crianças viviam num estado de ansiedade permanente. Dormiam mal, comiam pouco e recusavam-se a sair de casa. O pediatra que os fora ver por diversas vezes estava muito preocupado com eles e não sabia que mais havia de fazer para ajudá-los. Sentia-se particularmente visado por ser amigo da família há muito tempo. Uma parte do meu trabalho consistia em ensinar os médicos a diagnosticar o ESPT, e ele pediu-me que fizesse o que pudesse pelas crianças.

Ao ouvir o médico contar-me a história dos dois irmãos, pensei que seria difícil ajudá-los, especialmente numa língua estrangeira e por intermédio de um intérprete. A intensidade das emoções que eles sentiam quando evocavam as recordações era muito forte. Contudo, na primeira sessão, fiquei surpreendido ao verificar que, logo na primeira série de movimentos dos olhos, nem um nem outro parecia já perturbado. Lembro-me de ter pensado que ou a presença do intérprete bloqueava as associações, ou o trauma fora tão intenso que já não conseguiam ter acesso às emoções (aquilo a que se chama em psiquiatria um fenómeno de «dissociação»). Com grande espanto meu, no final da primeira sessão disseram-me serem capazes de evocar as imagens da agressão sem sentir a mínima perturbação. Parecia-me impossível: tinha a certeza que daí a dias se veria que nada tinha ficado resolvido.

Voltei passado uma semana, com a intenção de retomar o tratamento e de tentar de novo, talvez a partir de outras cenas. Fiquei estupefacto ao ser informado pela tia que, na mesma noite da primeira sessão, os dois irmãos tinham jantado normalmente pela primeira vez e que a seguir tinham dormido durante toda a noite sem dificuldade, também pela primeira vez desde Março. A rapariga tinha até dormido no quarto dela! Era incrível! De certeza que as crianças eram demasiado bem-educadas e acomodatícias para me dizer que eu não lhes fizera bem nenhum. Ou talvez não quisessem simplesmente que eu lhes fizesse outra vez perguntas sobre aquele episódio tão doloroso. Se eles me assegurassem que já não tinham sintomas, talvez me conseguissem dissuadir de recomeçar... Porém, quando os vi, de facto alguma coisa tinha mudado. Sorriam. Riam mesmo, como crianças, quando anteriormente estavam abatidos e tristes. E tinham igualmente um ar muito mais repousado. O meu intérprete, que estudava medicina em Belgrado antes da guerra, estava convencido de que eles se tinham transformado. Mas apesar de tudo, continuei bastante céptico quanto à utilidade real daquelas sessões até ao dia em que diferentes terapeutas especializados em EMDR com crianças me confirmaram que estas reagem em geral muito mais depressa e exprimindo bastante menos as emoções do que os adultos. Desde a experiência no Kosovo, um dos primeiros estudos controlados sobre o tratamento de ESPT na criança mostrou efectivamente que o EMDR é eficaz desde a mais tenra idade[1]. Neste estudo, a eficácia do EMDR era notável, apesar de menos espectacular do que aquilo a que eu tinha assistido no Kosovo.

---

[1] Chemtob, C. M., J. Nakashima *et al.* (2002), «Brief treatment for elementary school children with disaster-related post-traumatic stress disorder: A field study», *Journal of Clinical Psychology*, vol. 58, pp. 99-112.

A batalha do EMDR

Uma das coisas mais curiosas na história do desenvolvimento do EMDR é a resistência que lhe opõem a psiquiatria e a psicanálise. Em 2000, a base de dados mais utilizada sobre o ESPT – a PILOTS Database do Darmouth Veteran Administration Hospital – registou mais estudos clínicos controlados sobre o EMDR do que sobre outro tratamento qualquer do ESPT, incluindo os medicamentos. Os resultados desses estudos eram de tal forma impressionantes que três «meta-estudos» – isto é, estudos de todos os estudos publicados – concluíram que o EMDR era pelo menos tão eficaz como os melhores tratamentos existentes, mas que parecia ser também o método mais bem tolerado e mais rápido de todos[1].

No entanto, o EMDR continua a ser descrito como um método «controverso» na maior parte dos círculos universitários americanos, apesar de o ser menos na Holanda, na Alemanha, na Inglaterra ou na Itália. Nos Estados Unidos, certos universitários não hesitaram em dizer que o EMDR é uma «moda», ou um «técnica de *marketing*»[2]. Esta atitude

---

[1] Van Etten, M. L. e S. Taylor (1998), «Comparative efficacity of treatments for post-traumatic stress disorder: A meta-analysis», *Clinical Psychology & Psychotherapy*, vol. 5, pp. 126-144; Spector, J. e J. Read (1999), «The current status of eye-movement desensitization and reprocessing (EMDR)», *Clinical Psychology & Psychotherapy*, vol. 6, pp. 165-174; Sack, M., W. Lempa, *et al.* (2001), «Study quality and effect-sizes – a meta-analysis of EMDR-treatment for post-traumatic stress disorder», *Psychoterapie, Psychosomatik, Medizinische Psychologie*, vol. 51 (9-10), pp. 350-355; Maxfield, L. e L. A. Hyer (2002), «The relationship betwen efficacy and methodology in studies investigating EMDR treatment of PTSD», *Journal of Clinical Psychology*, vol. 58, pp. 23-41.

[2] Herbert, J., S. Lilienfeld *et al.* (2000), «Science and pseudoscience in the development of eye-movement desensitization and reprocessing: implications for clinical psychology», *Clin Psychol Rev*, vol. 20, pp. 945-971.
Uma resposta detalhada a esta crítica foi publicada por dois psicanalistas americanos em 2002: Perkins, B. R. e C. C. Rouanzoin (2002), «A critical evaluation of current views regarding eye-movement desensitization and reprocessing (EMDR): Clarifying points of confusion», *Journal of Clinical Psycholoy*, vol. 58, pp. 77-97.

é surpreendente por parte de cientistas respeitados, dado não se basear em factos. Eu penso que ela se deve especialmente ao facto de se continuar a não compreender o *mecanismo* que confere ao EMDR a sua eficácia particular. É um fenómeno corrente na história da medicina. Quando grandes descobertas foram feitas antes que uma teoria pudesse explicá-las, elas encontraram sistematicamente uma resistência violenta por parte das instituições. Especialmente quando o tratamento era «natural» ou parecia «demasiado simples».

O caso simultaneamente mais célebre e seguramente mais próximo do EMDR é a história do Dr. Philippe Semmelweis, que Louis-Ferdinand Céline escolheu para tema da sua tese de medicina. Semmelweiss era o médico húngaro que demonstrou a importância da assepsia (a ausência de germes) nos partos, vinte anos antes de Pasteur. Na época, na maternidade para a qual o jovem Semmelweis fora nomeado professor assistente, mais de uma mulher em cada três morria de febre puerperal alguns dias após o parto[1]. As mulheres mais pobres de Viena, as únicas a recorrer a maternidades daquelas, só lá iam constrangidas e forçadas, pois sabiam muito bem os riscos que corriam. Semmelweis teve a intuição extraordinária de propor a experiência seguinte: todos os médicos da clínica, que praticavam frequentes dissecações sem luvas imediatamente antes de assistirem a um parto, deviam lavar as mãos com cal antes de tocarem nas partes genitais das pacientes. Teve a maior dificuldade em impor esta ideia: tudo isto se passava antes da descoberta dos germes, e não havia qualquer razão lógica para que alguma coisa invisível e inodora pudesse ser transmitida pelas mãos. Todavia, os resultados da experiência foram extraordinários: num mês, a mortalidade diminuiu de uma em cada três pacientes para uma em cada vinte!

A principal consequência da experiência de Semmelweis foi... o seu despedimento! Os colegas, que consideravam a limpeza à base de cal fastidiosa, organizaram uma revolta e

---

[1] Uma em cada três, e não nove em cada dez, como menciona Céline com o seu pendor para a hipérbole, que já se manifestava na sua tese.

conseguiram o seu despedimento. Como não havia nenhuma explicação plausível, naquela época, para aqueles resultados, Semmelweis foi ridicularizado apesar da sua demonstração retumbante. Morreu quase doido alguns anos apenas antes das descobertas de Pasteur e Lister que permitiram compreender cientificamente o que ele descobrira empiricamente.

Mais recentemente, em psiquiatria, foram precisos mais de vinte anos para que o governo americano reconhecesse a eficácia do lítio no tratamento da maníaco-depressão[1]. Como se tratava apenas de um «sal mineral natural» sem benefícios conhecidos para o sistema nervoso e como não se compreendia o seu mecanismo de acção, a utilização do lítio confrontou-se com uma resistência considerável dos meios psiquiátricos convencionais. Para falar de outro exemplo ainda mais recente, a descoberta, no início dos anos 80, de que as úlceras do estômago podiam ser causadas por uma bactéria – H. Pylori – e tratadas com antibióticos foi metida a ridículo em todos os congressos científicos até ser finalmente aceite – mais de dez anos depois[2].

O EMDR e o sono dos sonhos

É um facto que continuamos sem compreender de que modo o EMDR produz estes resultados que tanto impres-

---

[1] O australiano John F. J. Cade fez a respectiva demonstração em 1949, mas os psiquiatras americanos não o utilizaram senão em meados dos anos 60, e não foi aprovado oficialmente antes de 1974. Em 2002, o mecanismo de acção do lítio permanece relativamente misterioso, apesar de várias pistas promissoras terem sido abertas recentemente com a descoberta dos seus efeitos na transcrição dos genes e na inibição da proteína quinase C [Manji, H. K., W. Z. Potter et al. (1995), «Signal transduction pathways: molecular targets for lithium's action», Archives of General Psychiatry, n.º 52, pp. 531-543].

[2] Foi outro australiano, o Dr. Barry Marshall, quem fez essa descoberta. Exasperado com a atitude dos colegas que não queriam acreditar nas suas observações, acabou ele próprio por engolir um tubo de concentrado da bactéria para provar que aquilo lhe iria provocar uma úlcera.

sionam quem os utiliza. O professor Stickgold, do laboratório de neurofisiologia e de estudos sobre o sono e os sonhos de Harvard, emitiu a hipótese de que os movimentos dos olhos ou de outras formas de estímulo que evocam uma orientação da atenção desempenhem um papel importante na reorganização das recordações no cérebro. Tanto durante o sono – e os sonhos – como durante a sessão de EMDR. Num artigo publicado na revista *Science*, Stickgold e os colegas avançaram a ideia de que a fisiologia dos sonhos activa e transforma os elos associativos entre recordações que estão ligadas umas às outras através de emoções[1]. Stickgold pensa que outros mecanismos semelhantes são talvez activados pela estimulação sensorial durante o EMDR[2]. Outros investigadores mostraram que os movimentos dos olhos induzem também uma «resposta de relaxação obrigatória» desde as primeiras séries, o que se traduz por uma redução imediata da frequência cardíaca e um aumento da temperatura corporal[3]. O que leva a pensar que a estimulação do EMDR reforça a actividade do sistema nervoso parassimpático, como acontece com a prática da coerência cardíaca.

A teoria de Stickgold explicaria por que é possível obter resultados em EMDR com outras formas de estimulação da atenção para além dos movimentos dos olhos. Com efeito, o sistema auditivo é também ele estimulado durante o sono dos sonhos, e observam-se igualmente contracções musculares involuntárias ao nível superficial da pele[4]. Aliás, alguns

[1] Stickgold, R. (2002), «EMDR: Aputative neurobiological mechanism», *Journal of Clinical Psychology*, vol. 58, pp. 61-75.

[2] Stickgold, R., J. A. Hobson *et al.* (2001), «Sleep, learning, and dreams: Off-line memory reprocessing», *Science*, vol. 294, pp. 1052-1057.

[3] Wilson, D., S. M. Silver *et al.* (1996), «Eye-movement desensitization and reprocessing: Effectiveness and autonomic correlates», *Journal of Behavior Therapy and Experimental Psychiatry*, vol. 27, pp. 219-229.

[4] Pessah, M. A. e H. P. Roffwarg (1972), «Spontaneous middle ear muscle activity in man: A rapid eye-movement sleep phenomenon», *Science*, vol. 178, pp. 773-776; Benson, K., e V. P. Zarcone (1979), «Phasic events of REM sleep: Phenomenology of middle ear muscle activity and periorbital integrated potentials in the same normal population», *Sleep*, vol. 2 (2), pp. 199-213.

médicos utilizam, por exemplo, sons apresentados alternativamente à direita e à esquerda graças a auscultadores, ou ainda à estimulação da pele mediante palmadinhas ou vibrações alternadas. No capítulo 8 veremos como a estimulação da pele pode directamente modular a actividade do cérebro emocional

É evidente que há muitas coisas a descobrir sobre o sistema adaptativo de tratamento da informação e sobre as diferentes maneiras de o ajudar a fazer o seu trabalho de digestão, ou de acelerá-lo. Entretanto, o EMDR ganha terreno rapidamente graças à acumulação de estudos científicos que demonstram a sua utilidade. Actualmente, o EMDR é oficialmente reconhecido como um tratamento eficaz para o ESPT pela American Psychological Association, o organismo oficial da profissão nos Estados Unidos[1], a Sociedade Internacional para o Estudo do Stress Traumático (ISTSS – que selecciona as recomendações de tratamento para o ESPT com base nos conhecimentos científicos estabelecidos[2]) e pelo Ministério da Saúde do Reino Unido[3]. Em França, na Alemanha e na Holanda, o EMDR começa a ser ensinado na universidade.

Em França, o EMDR deveria ser progressivamente integrado quer na prática da psicanálise quer na prática das terapias cognitivas e comportamentais, com a qual partilha numerosas ideias. O EMDR e a psicanálise não estão em oposição. Pelo contrário, um psicanalista freudiano, lacaniano ou kleiniano pode encontrar no EMDR um instrumento complementar eficaz e que pode inclusivamente facilitar-lhe o trabalho[4].

---

[1] Chambless, D., M. Baker et al. (1998), «Update on empirically validated therapies, II», The Clinical Psychologist, vol. 51 (1), pp. 3-16.

[2] Chemtob, C. M., D. Tolin et al. (2000), «Eye. movement desensitization and reprocessing (EMDR)», in Effective treatments for PTSD: Practice Guidelines from the International Society for Traumatic Stress Studies, E. A. Foa, T. M. Keane e M. J. Friedman, Nova Iorque, Guilford Press, pp. 139-155, 333-335.

[3] UK-Department-of-Health (2001), The Evidence Based Clinical Practice Guideline, Department of Health, Reino Unido.

[4] Como testemunho desta simbiose natural, em Junho de 2002, Francine Shapiro recebeu a distinção mais prestigiada que um psicoterapeuta pode

Os «pequenos» traumas deixam um grande rasto

É possível que a descoberta do EMDR transforme a prática da psiquiatria e da psicanálise. No final do século XIX, Pierre Janet e posteriormente Sigmund Freud avançaram a hipótese audaciosa de que uma grande parte das perturbações psicológicas que se encontram todos os dias nos consultórios médicos – depressão, ansiedade, anorexia, bulimia, abuso do álcool ou de droga – tivessem como origem acontecimentos traumáticos. Foi um contributo imenso, mas não foi seguido de qualquer método de tratamento que permitisse aliviar rapidamente as pessoas que deles sofriam. Ora, quando o rasto disfuncional das emoções é finalmente eliminado pelo EMDR, os sintomas desaparecem muitas vezes por completo e uma nova personalidade emerge. Quando se dispõe de um utensílio que permite que nos dirijamos à causa dos sintomas – e não apenas geri-los – e agir com rapidez, é o modo de lidar com o paciente que se altera. Tanto mais que os traumas «com t minúsculo» são extremamente correntes e responsáveis por muitos outros sintomas além do ESPT.

Um estudo efectuado na Austrália, num serviço de urgências, mostra as consequências múltiplas dos «pequenos» choques emocionais. Os investigadores seguiram durante um ano as vítimas de acidentes rodoviários que haviam passado por aquele serviço. No fim do ano, fizeram-lhes uma série de exames psicológicos. Mais de metade tinha desenvolvido síndromes psiquiátricas desde o acidente. De todas as síndromes observadas, o ESPT era o *menos* frequente. Aquilo de que as pessoas mais sofriam era de depressões simples, de banais ataques de ansiedade, de fobias. Um bom número tinha mesmo desenvolvido uma anorexia, uma bulimia ou um abuso do álcool ou de droga, sem outros sintomas[1].

receber, o Prémio Sigmund Freud, conjuntamente atribuído pela Associação Mundial de Psicoterapia e a Cidade de Viena.

[1] Yehuda, R., A. C. McFarlane *et al.* (1998), «Predicting the development of post-traumatic stress disorder from the acute response to a traumatic event», *Biological Psychiatry*, vol. 44, pp. 1305-1313.

A importante lição deste estudo é a de que não é apenas o ESPT, nem pouco mais ou menos, que necessita de procurar acontecimentos passados que tenham deixado cicatrizes emocionais que ainda provocam sofrimento. Em todas as formas de depressão ou de ansiedade, é preciso sistematicamente tentar identificar na história do paciente o que desencadeou os sintomas que o perturbam hoje em dia. E, em seguida, eliminar o maior número possível dessas marcas emocionais.

Anne, a enfermeira cuja história relatei no capítulo anterior, estava de tal modo preocupada com a imagem do corpo que estava convencida no início da nossa primeira sessão que só uma lipo-sucção generalizada lhe permitiria ver-se de novo ao espelho. Foi precisamente com essa imagem de si própria num espelho – que a fazia cerrar os dentes – que começámos a primeira série de movimentos dos olhos. Depressa ela associou essa imagem à recordação do ex-marido humilhando-a durante a gravidez. Durante o retorno desta lembrança, ela chorava todas as lágrimas do seu corpo, como se toda a emoção tivesse sido conservada intacta no seu peito durante os três últimos anos. A seguir, uma calma fria surgiu no seu rosto. Olhou para mim um pouco chocada: «Como é que ele pôde dizer uma coisa dessas quando eu estava grávida do filho dele?» Pedi-lhe que pensasse simplesmente nisso e recomeçasse os movimentos dos olhos. Desta vez, começou a sorrir: «Que estupor, aquele tipo! Não quero voltar a vê-lo nem pintado!», disse ela a rir. Depois de tê-la levado de volta à imagem inicial do seu corpo nu num espelho, perguntei-lhe o que via agora: «O corpo de uma mulher normal de trinta anos que teve dois filhos...»

Todavia o EMDR não é panaceia. Na minha experiência, esta técnica funciona menos bem com sintomas que não mergulham as raízes nos acontecimentos traumatizantes do passado. A técnica permanece útil, mas os resultados não são nem tão rápidos nem tão impressionantes[1]. Em compen-

---

[1] O EMDR também não é indicado em depressões de origem claramente biológica nem em psicoses – esquizofrenia e outras – ou nas demências.

sação, existem para estas situações métodos naturais que actuam directamente nos ritmos biológicos do organismo. Com efeito, o cérebro emocional não está apenas submetido às variações do coração e à influência do sono e dos sonhos. Ele está integrado num ambiente cujos ritmos partilha, o do sol com a alternância do dia e da noite, bem como o do ciclo menstrual, cuja periodicidade é lunar, tal como o das estações. Como iremos ver agora, estes ciclos mais longos representam também eles uma via de acesso ao bem-estar emocional.

7. A energia da luz:
regular o relógio biológico

A aurora põe o homem em marcha, e põe-nos também a trabalhar.

HESÍODO

O doutor Cook e os esquimós

O Dr. Frederick Cook era um explorador aguerrido do Pólo Norte. Quando, no século XIX, a sua expedição ficou imobilizada pelo gelo, nunca perdeu a esperança de saber enfrentar as condições climáticas mais extremas. O que ele não esperava, era que o desafio fosse, não físico, mas emocional. Bloqueados no início do Inverno, Cook e os seus homens (não havia mulheres nas expedições polares daquela época) iam suportar sessenta e oito dias de escuridão permanente. No seu diário, Cook escreveu: «Os dias diminuem rapidamente e as noites são visivelmente cada vez mais longas... É o véu desencorajante do negrume, caído sobre o esplendor branco das noites anteriores, que semeia nas nossas veias um desespero que nos trespassa a alma.» À medida que mergulhavam nas trevas do Inverno, Cook viu os seus homens tornarem-se cada vez mais pessimistas e apáticos. Acabou por lhes impor todos os dias várias horas de exposição directa a uma grande fogueira. E anotou no diário que era a luz da fogueira que parecia fazer-lhes bem, muito mais do que o calor.

Cook referiu também o efeito poderoso da luz, que parecia descontrolar os instintos dos esquimós com a chegada da Primavera: «As paixões destas populações são periódicas e os seus acasalamentos fazem-se pouco depois do regresso do sol. Com efeito, nesta época, eles quase que tremem com a intensidade das suas paixões e, durante várias semanas, a maior parte do tempo é ocupada a satisfazê-las!»[1]

Muito antes das descrições de Cook, a Bíblia referia já a influência da luz e do sol no humor e nos instintos do homem. Parece de tal forma evidente que estamos mais bem-dispostos na Primavera do que no pino do Inverno que quase esquecemos o efeito profundo da luz na melhoria da nossa disposição e da nossa energia.

A luz influencia directamente, controla mesmo, diversas funções essenciais do cérebro emocional. Para os animais que vivem sem a influência de fontes artificais de luz, é o comprimento dos dias e das noites que determina a hora a que se deitam e se levantam. A luz controla também a maior parte dos instintos vitais, como o apetite pela comida e o apetite sexual, e até o apetite pela exploração da novidade. Experiências laboratoriais mostram que é a luz, e não a mudança de temperatura (ou a exposição aos pólenes da Primavera, etc.), que controla todas estas alterações instintuais no fim do Inverno. A luz penetra no cérebro pelos olhos e o seu efeito é directamente transmitido a um grupo especializado de células chamado hipotálamo que se encontra no centro do cérebro emocional. Por mais pequeno que seja – não chega a representar 1% da massa do cérebro adulto –, o hipotálamo rege a secreção de todas as hormonas do corpo. Por consequência, age no apetite, na líbido, nos ciclos do sono, nos ciclos menstruais, na regulação da temperatura, no metabolismo das gorduras, e, sobretudo, no humor e na energia da acção. Dado que temos as mesmas estruturas que os outros animais, as nossas funções biológicas e os nossos apetites instintivos são tão influenciáveis como os deles. Isto

[1] Cook, F. A. (1894), «Medical observations among the Esquimaux», *New York Journal of Gynaecology and Obstetrics*, vol. 4, pp. 282-296, citado em Rosenthal, N. E. (1998), *Winter Blues: Seasonal Affective Disorder – What it is and how to Overcome it*, Nova Iorque, Guilford Press.

parece ser mais evidente nas mulheres do que nos homens. Porque elas fazem a experiência todos os meses durante cerca de quarenta anos, das variações cíclicas na secreção das hormonas, elas sabem melhor a que ponto as funções do corpo – e as emoções – são variáveis e estão submetidas a ritmos naturais.

É óbvio que o domínio do fogo, e depois da electricidade, nos libertou em parte do controlo que o ciclo natural da luz impõe normalmente às horas de sono e de vigília. Mas a luz artificial com que funcionamos no Inverno é cinco a vinte vezes menos intensa do que a luz natural de um dia cinzento. É pois impossível substituir inteiramente a influência do sol pela dos candeeiros dos nossos gabinetes.

Todos os ritmos do corpo

Pascale, especialista de *marketing*, trabalha para uma grande empresa francesa de produtos de luxo. Ela tem de se deslocar à Ásia ou à América pelo menos uma vez por mês. Foi um dos aspectos do trabalho que a atraiu em primeiro lugar, a princípio. Um ano depois, é o que ela mais receia. Especialmente, notou ela, as viagens de oeste para leste. Não só se levanta horrivelmente cedo de manhã, como sente uma espécie de frio no peito durante dias, a barriga inchada e fica abatida como apenas lhe acontece durante os três dias que antecedem o ciclo menstrual. Notou igualmente que chora com demasiada facilidade: a ver um anúncio na televisão (basta que uma criança sorria para a mãe para sentir logo um nó na garganta), ou quando alguém lhe fala do gato que tem de deixar em casa de uma amiga cada vez que viaja...

O ciclo do sono não é o único a ser controlado pela alternância do dia e da noite. Vários outros ritmos biológicos seguem este ciclo de vinte e quatro horas. A temperatura do corpo, no ponto mais baixo de manhã, sobe por volta do fim do dia de actividade (dezoito ou dezanove horas) antes de voltar a baixar. A secreção de diferentes hormonas, como o cortisol, a hormona principal do *stress*, obedece a um ritmo de vinte e quatro horas. Os sucos gástricos e a actividade do sistema digestivo seguem, também eles, um ritmo ao longo do dia. Normalmente, todos estes ritmos estão alinhados uns em relação aos outros: a temperatura e o cortisol começam a aumentar de manhã, com o acordar, e as funções intestinais correspondem ao ritmo das três refeições diárias, ficando depois em *stand by* durante o sono. No século XX, todavia, os fisiologistas descobriram que as viagens de avião que nos fazem saltar vários fusos horários podem desregular este ordenamento.

Verifica-se que cada um destes ritmos funciona segundo o seu próprio «relógio» interior e que não seguem necessariamente o sinal dado pelos períodos de sono e de vigília. Mesmo a tendência para sonhar – a que os fisiologistas do sono chamam poeticamente a «pressão dos sonhos» – tem o seu próprio ritmo, que é independente do ritmo do sono! Sonhamos sobretudo na segunda parte da noite, algumas horas antes da hora habitual de acordar. Se passarmos uma noite em claro, entre as cinco e as oito horas da manhã sentimos essa «pressão dos sonhos»: o cérebro tem tendência a «desligar» e os pensamentos tornam-se desorganizados e fugidios. Os músculos dão de si e a cabeça cai sozinha para a frente. É o momento mais perigoso ao volante para quem ultrapassa os limites conduzindo durante toda a noite. Não é simplesmente cansaço no sentido de «falta de dormir»: é o nosso cérebro a tentar sonhar independentemente da nossa vontade.

Normalmente, o ciclo dos sonhos alinha com o ciclo do sono. Quando mudamos de fuso horário, mesmo que durmamos da meia-noite às oito da manhã na nova zona, os ritmos biológicos levam vários dias a acertar uns com os outros. Os sonhos, por exemplo, continuam a querer exprimir-se à hora deles, o que pode corresponder às dez horas da manhã em Riade ou às dezassete horas em Sydney. O que faz com que várias funções fiquem desreguladas, o que explica os sintomas da diferença de hora.

O mesmo fenómeno ocorre, com menor intensidade, quando nos deitamos às quatro ou às cinco da manhã depois de uma noitada de fim-de-semana. Mesmo que durmamos até ao meio-dia no dia seguinte, o período de sono não estará em concordância com os outros ritmos biológicos do corpo. As últimas horas de sono, por exemplo, terão tido lugar quando o cortisol começou já a aumentar e *depois* da fase do sono dos sonhos. Estamos praticamente condenados a viver o resto do dia numa espécie de nevoeiro e de apatia, por vezes de ligeira depressão, o que algumas pessoas chamam o «*blues* do domingo».

Ora existe uma forma de acertar todos os relógios interiores. Tal como os girassóis que se orientam na direcção do sol e o seguem durante o dia, o hipotálamo é extremamente sensível à luz. Ele é biologicamente feito para acertar o corpo e o cérebro ao ritmo das estações, vigiando de perto o alongar ou o encurtar dos dias. Quando ele está orientado correctamente, o controlo do hipotálamo na secreção das hormonas e dos neurotransmissores é extremamente preciso[1].

Quando os dias diminuem com a chegada do Outono e depois do Inverno, cerca de uma em cada três pessoas sente uma alteração da sua energia e dos seus impulsos. Estas alterações parecem inspiradas na fisiologia da hibernação: noites mais longas, um despertar difícil, um desejo constante de pão, batatas, massas, chocolates, rebuçados, uma baixa da energia e da libido, uma perda de motivação para os projectos novos, raciocínios lentos... Entre o mês de Novembro e Março, para cerca de 10% das pessoas que vivem acima do paralelo 40° (Madrid na Europa, Nova Iorque na América), estes sintomas assumem a proporção de uma verdadeira depressão[2]. O mais notável é que estes sintomas são muito mais físicos do que psicológicos. O que não é verdadeira-

---

[1] Por exemplo, a secreção da melatonina – a hormona do sono – começa à noite alguns minutos após o apagar das luzes se este ocorrer à hora habitual. Continua durante toda a noite e, de manhã, interrompe-se em poucos segundos à mínima exposição à luz.

[2] Haggarty, J. M., Z. Cernovsh *et al.* (2001): «The limited influence of latitude on rates of seasonal affective disorder», *Journal of Nervous and Mental Disease*, vol. 189, pp. 482-484.

mente surpreendente, uma vez que eles são muito mais fruto de uma mudança dos ritmos biológicos do que consequência de uma dor emocional.

No dia em que recebi Fred no meu consultório, fiquei espantado com a ausência aparente de qualquer explicação psicológica para os sintomas de que ele padecia desde há dois anos. Fred tinha quarenta anos e era um director de empresa daqueles que tinham vencido em quase tudo. Era elegante e simpático, e não se sentia intimidado por responder às perguntas de carácter íntimo que eu lhe fazia. Tinha tido altos e baixos na vida, como toda a gente, mas eu não encontrava o mais leve rasto de dor persistente no relato que ele me fazia. É claro que dirigir a empresa podia ser cansativo e incerto, mas tudo permanecia dentro dos limites conhecidos, um nível de dificuldade que ele considerava «um desafio, uma espécie de estímulo». «Sem isso, acabava por aborrecer-me», acrescentou. Nunca se sentira esmagado pelo trabalho nem pelas circunstâncias.

Fred consultara já vários médicos por causa dos sintomas de cansaço crónico e progressivo, o pensamento nebuloso, o sono leve e irregular, e a dor no pescoço e nos ombros que o haviam obrigado a trabalhar apenas a meio tempo. Como ele apresentava os «pontos dolorosos» clássicos dessa doença ao longo das costas, tinham-lhe disgnosticado uma «fibromialgia». A fibromialgia é uma doença bastante mal compreendida que associa diversos sintomas da depressão a cansaço e a dores musculares que podem levar à invalidez. Os médicos temem-na tanto como os doentes, pois ela tem tendência para se tornar crónica apesar dos tratamentos, incluindo os antidepressivos, que têm uma eficácia limitada. As pessoas por ela atingidas sentem-se *fisicamente* doentes e não compreendem a insistência dos médicos em mandá-los consultar um psiquiatra ou um psicoterapeuta. Fred percorrera já todas as etapas. Tinha visto tantos adeptos de medicinas alternativas como médicos tradicionais. Tinha tentado fazer uma psicoterapia, tomar anti-inflamatórios em doses elevadas, bem como dois antidepressivos diferentes cujos efeitos secundários não havia tolerado. Tal como os meus colegas, eu também não sabia por onde começar. Todavia, um pormenor da sua vida chamou-me a atenção. Tudo começara por uma ou duas semanas de sono muito perturbado em que não se sentia «recarregado» pela manhã e durante as quais tivera dificuldade em levantar-se ao acordar. As dores só tinham aparecido a seguir tornando o sono ainda mais difícil. Os problemas de sono tinham principiado em Novembro, na altura em que a luz do dia diminui mais rapidamente. Não tinha qualquer vontade de propor, por minha vez, um novo tratamento a Fred que lhe iria ocupar tempo ou expô-lo a efeitos secundários desagradáveis e com um resultado aleatório. Mas aquilo em que eu estava a pensar não podia fazer-lhe mal e nem sequer lhe pedia que alterasse os seus hábitos. Ia, pela primeira vez, tentar uma tratamento de simulação artificial da madrugada – e não podia imaginar que este se viria a revelar tão útil.

Desde os anos 80, algumas equipas do National Institute of Mental Health, nos Estados Unidos, e diferentes laboratórios escandinavos exploraram a utilidade da terapia pela luz para as depressões de carácter sazonal. Estes estudos demonstraram que trinta minutos de exposição diária a uma luz artificial muito forte (10 000 lux, isto é, vinte vezes mais luminosa do que uma lâmpada eléctrica normal) podiam tratar os sintomas da depressão do Inverno em cerca de duas semanas. Contudo, os pacientes queixavam-se de ter de ficar sentados durante trinta minutos em frente de uma lâmpada especial todos os dias. Nos últimos dez anos, o Dr. Richard Avery, de Seattle – no norte dos Estados Unidos –, introduziu uma abordagem radicalmente nova. Em vez de nos expormos brutalmente a 10 000 lux ao acordar de manhã, bastaria que fôssemos acordando progressivamente mediante uma simulação da aurora natural – um sinal que o cérebro recebe mesmo com as pálpebras fechadas.

Simular uma aurora natural

São sete horas e é noite cerrada. O toque do despertador rasga a tranquilidade e interrompe o seu sonho. Com as pálpebras pesadas, você dirige a mão com dificuldade para o intruso a fim de o obrigar a calar-se. «Mais cinco minutos...», pede você encarecidamente. O dia começa mal. Mas que fazer? Pois bem, ligar um aparelho muito simples ao candeeiro da sua mesa-de-cabeceira. Quer levantar-se às sete horas da manhã? A partir das seis e um quarto, o aparelho começa a iluminar o quarto. Suavemente, ele simula o aparecimento – primeiro muito lentamente depois um pouco mais depressa – da luz do seu novo dia. Os seus olhos, mesmo fechados, são muito sensíveis a esse sinal, que é o desencadeador do despertar para todas as espécies animais desde a noite dos tempos. Foi este sinal que o cérebro emocional aprendeu a reconhecer ao longo de milhões de anos de evolução. O nosso cérebro e o nosso corpo estão completamente adaptados a este sinal da alvorada. Assim que surgem os primeiros raios de luz através das nossas pálpebras fechadas, por mais fraca que ela seja, o hipotálamo recebe a mensagem de que é tempo de organizar uma transição para fora do sono. Deste modo, o despertar faz-se naturalmente e com suavidade, sem interromper um sonho que terá compreendido que tem de terminar por si próprio. A secreção matinal de cortisol desencadeia-se, a temperatura do corpo inicia a sua ascensão diária. Quando a intensidade da luz aumenta mais um pouco, a actividade eléctrica do cérebro que caracteriza o sono profundo inicia também ela a transição para o modo do sono leve e depois do despertar completo. Para aqueles a quem esta suavidade inquieta, alguns aparelhos estão munidos de um «toque de recuperação», caso o sinal de luz não tenha sido suficientemente eficaz...

Num estudo efectuado ao longo de cinco anos em Seattle (a cidade mais chuvosa dos Estados Unidos), o Dr. Avery demonstrou que a simulação da madrugada é notavelmente eficaz para tratar os sintomas da hibernação associados à depressão sazonal. Ao que parece, o cérebro é ainda mais receptivo a este método natural do que à imposição de uma luz viva e artificial que não foi anunciada[1]. Além disso, os benefícios não se limitam ao tratamento da depressão: vários casais de pacientes que participaram na experiência disseram sentir-se revigorados por esses despertares conciliadores.

Fred ficou entusiasmado com a ideia de tentar um simulador da madrugada. Encomendou o pequeno aparelho pela Internet e, assim que o recebeu, ligou o candeeiro da mesa-de-cabeceira à pequena caixa preta programada para iniciar uma madrugada a partir das seis e um quarto da manhã. (Para maior segurança, pôs no entanto o despertador para as sete.) Acordou no dia seguinte quando a luz do candeeiro atingiu o máximo, cinco minutos antes do toque do despertador. Em menos de uma semana verificava já uma diferença na forma de acordar. Meio a dormir, ainda a sonhar, percebia que era manhã, mas voltava a mergulhar no sonho durante mais um bocadinho. O que acontecia uma ou duas vezes antes de se aperceber de que o corpo e o espírito estavam cada vez mais despertos e cada vez menos interessados na ideia de voltar a adormecer. Em menos de duas semanas, considerava que tinha muito mais energia durante o dia e que era capaz de pensar com maior clareza. Era como se o nevoeiro dentro da sua cabeça se começasse a dissipar. A disposição melhorava também progressivamente. Alguns meses depois, disse-me que tinha a impressão de lhe doer menos o pescoço e os ombros, mas infelizmente as dores não desapareceram por completo. Eis como Fred descrevia a sua experiência num *e-mail* que enviou ao fabricante do simulador da madrugada: «É-me difícil encontrar palavras para lhe dizer o que essa luz fez à minha vida. Nada me ajudou tanto. O facto de ser inteiramente natural é ouro sobre azul, porque eu tolero mal os medicamentos... Não compreendo como é que funciona, mas sinto-me mais repousado, mais concentrado e cheio

---

[1] Avery, D. H., D. N. Eder *et al.* (2001), «Dawn simulation and bright light in the treatment of SAD: a controlled study», *Biological Psychiatry*, vol. 50 (3), pp. 205-216.

de energia quando acordo, e isso é completamente diferente no que se refere ao resto do dia, e a cada dia que passa.»

Um dos aspectos mais fascinantes da simulação da aurora é sem dúvida o facto de ela poder ser benéfica para todos nós, quer se esteja deprimido ou não, *stressado* ou não. Quando eu andava na faculdade de medicina, fiz o meu primeiro estágio de psiquiatria na Universidade de Stanford, na Califórnia. Foi lá que aprendi a fisiologia do sono, com as suas diferentes fases, entre as quais a do sono dos sonhos, dito «paradoxal» dado que a actividade eléctrica do cérebro durante esse «sono» é exactamente a mesma que durante o acordar, quando o corpo, esse, está completamente descontraído.

Vincent Zarcone, que dirigia o laboratório de fisiologia do sono, era um dos maiores especialistas da questão. Lembro-me muito bem do que ele nos dizia: o sono paradoxal ocorria sobretudo durante as últimas horas da noite e era por isso que o despertador interrompia muitas vezes um sonho. Há muito que eu havia reparado como é desagradável acordar antes de um sonho ter terminado por si próprio; a que ponto uma pessoa se sente melhor quando acorda *depois* de o sonho ter chegado à sua conclusão natural. Tinha até pensado que se havia uma pessoa no mundo que soubesse evitar o problema, devia ser ele. Fui pois falar com ele depois da aula para lhe perguntar se não era possível fabricar uma máquina que impedisse o despertador de tocar enquanto o sonho não tivesse chegado ao fim. Afinal, com todos os conhecimentos acumulados sobre a fisiologia do sono paradoxal, bastava detectar se a pessoa se encontrava ainda nessa fase e atrasar simplesmente o toque do despertador enquanto ela não tivesse saído do sonho.

Zarcone olhou para mim sorrindo. Havia nos seus olhos a centelha de alguém que já tinha feito a mesma pergunta a si próprio. «Era bom, não era?», respondeu-me. «Infelizmente, não conheço nenhum aparelho capaz de o fazer, e se alguém fabricasse um, seria provavelmente muito complicado para um uso diário. Seriam precisos eléctrodos, fios, um computador em cima da mesa-de-cabeceira. Ninguém ia querer uma coisa dessas...» Foi há vinte anos. Actualmente, a simulação da madrugada parece ser uma solução de tal modo evidente para o problema que uma pessoa se interroga por que não pensaram nisso mais cedo. Porque havemos de continuar a acordar com o som estridente do despertador que vem desregular todos os nossos ritmos biológicos, quando é possível aterrar suavemente em cada novo dia segundo as regras naturais da evolução?

É até possível que esta nova tecnologia – praticamente transparente uma vez que não necessita de nenhuma modificação dos nossos hábitos de vida – influa em muitos outros sintomas para além das variações sazonais do humor e dos despertares difíceis. A terapia por meio da luz já deu provas em muitos outros domínios para além da depressão do Inverno. Segundo certos estudos, ela permitiria estabilizar os ciclos mentruais[1], reduzir o apetite em relação aos feculentos e acalmar os excessos alimentares de que são vítimas determinadas pessoas durante o Inverno[2], melhorar a qualidade do sono[3], tal como a reacção aos antidepressivos dos doentes que a eles são resistentes[4]. Nenhuma destas condições foi estudada com um simulador de aurora, apenas com o método tradicional, muito mais pesado, da exposição a uma luz forte de manhã depois do acordar. Porém, se a simulação de aurora se mostrasse eficaz nestes diversos domínios, ela podia perfeitamente tornar-se tão indispensável à nossa existência como o café da manhã.

[1] Parry, B., S. Berga et al. (1990), «Melatonin and phototherapy in premenstrual depression», Progress in Clinical & Biological Research, vol. 341 B, pp. 35-43.

[2] Lam, R. W., E. M. Goldner et al. (1994), «A controlled study of light therapy for bulimia nervosa», American Journal of Psychiatry, vol. 151 (5), pp. 744-750.

[3] Satlin, A., L. Volicer et al. (1992), «Bright light treatment of behavioral and sleep disturbances in patients with Alzheimer's disease», Ibid., vol. 149 (8), pp. 1028-1032.

[4] Levitt, A., R. Joffe et al. (1991), «Brigth light augmentation in antidepressant nonresponders», Journal of Clinical Psychiatry, vol. 52 (8), pp. 336-337.

A luz é capaz de influenciar todos os nossos ritmos biológicos, incluindo os do cérebro emocional. Mas existem outras maneiras de agir sobre a troca de energia entre o corpo e o cérebro, métodos cujos efeitos na depressão e na ansiedade se verificam há perto de cinco mil anos na medicina tradicional chinesa e tibetana. Apesar da sua incrível simplicidade e elegância, estes sistemas de intervenção no equilíbrio emocional só agora começam a ser reconhecidos pela ciência ocidental. Há no entanto muitíssimo a aprender sobre a sua misteriosa eficácia.

8. O controlo do *Qi*:
a acupunctura manipula directamente
o cérebro emocional

Encontros falhados

O meu encontro com a acupunctura foi primeiro um encontro falhado, como o de dois amigos destinados a amar-se mas que não se apercebem disso nas primeiras vezes que se encontram. Foi nos anos 80, antes da minha partida para a América do Norte, quando ainda era estudante de medicina em Paris. Um dos meus professores nessa altura tinha acabado de regressar da China Popular. Lera o livro do francês Soulié de Morant – o primeiro a ter dado a conhecer a acupunctura no Ocidente[1] – e decidira informar-se na origem. Filmara uma operação cirúrgica num hospital de Pequim. Com duzentos colegas meus num anfiteatro à cunha, eu via, embasbacado, uma mulher, com a barriga aberta, a falar tranquilamente com o cirurgião que lhe retirava das entranhas um quisto do tamanho de um melão. Como anestesia, tinha apenas algumas agulhas muito finas espetadas na superfície da pele. Como é evidente, nunca tínhamos visto uma coisa daquelas. No entanto, quando se acendeu a luz, todos nós nos apressámos a esquecer o que acabáramos de ver. Talvez fosse possível na China, mas em França... Estava muito longe dos nossos conhecimentos, e do imenso saber da medicina ocidental que ainda tínhamos que adquirir. Muito longe e muito... esotérico. Não voltei a pensar no filme durante

---

[1] Soulié de Morant, G. I. (1972), *L'Acupuncture chinoise*, Paris, Maloine Éditeurs.

quinze anos, até ao dia em que fui à Índia, a Dharamsala, sede do governo tibetano no exílio, no sopé do Himalaia.

Visitei o Instituto de Medicina Tibetana e conversei com um médico sobre a maneira como ele encarava a depressão e a ansiedade. «Vocês, ocidentais, têm uma visão ao contrário dos problemas emocionais», disse-me ele. «Ficam sempre surpreendidos por verificar que aquilo a que chamam a depressão ou a ansiedade, e o *stress*, têm sintomas físicos. Falam de cansaço, de perda ou de excesso de peso, do coração a bater de forma irregular, como se se tratasse de manifestações físicas de um problema mental. Para nós, é o contrário: a tristeza, a perda da auto-estima, o sentimento de culpa, a ausência de prazer são manifestações mentais de um problema físico.» Efectivamente, eu nunca tinha pensado nisto desta forma. Era tão plausível como a visão ocidental da depressão. Ele continuou: «De facto, não é verdadeiramente nem uma coisa nem outra. Para nós, não há diferença entre as duas. Os sintomas emocionais e físicos são simplesmente dois aspectos de um desequilíbrio subjacente na circulação da energia, o *Qi*.» Aí, fiquei baralhado. Radicado desde sempre na tradição cartesiana que estabelece uma distinção muito nítida entre o «mental» e o «físico», ainda não estava preparado para falar de «Qi» (pronunciar «chi») nem imaginar uma «energia» reguladora subjacente que afectasse quer o físico quer o mental. Sobretudo, não se podendo medi-la. Mas o meu interlocutor prosseguiu: «Há três maneiras de influenciar o Qi: a meditação, que o regenera, a nutrição e as ervas medicinais e, a mais directa, a acupunctura. Tratamos muitas vezes aquilo a que vocês chamam depressão com a acupunctura. Funciona bem desde que os doentes sigam o tratamento durante um tempo suficiente.» Mas eu já não o estava a ouvir. Ele falava de meditação, de ervas e de agulhas: não estávamos no mesmo comprimento de onda. Além disso, assim que ele evocara a duração do tratamento, pensei imediatamente que se devia tratar de um efeito «placebo», isto é, da reacção dos pacientes a tratamentos em si ineficazes, mas que funcionam porque alguém se ocupa deles regularmente, com simpatia, e a aparência de uma técnica convincente – como as agulhas da acupunctura, precisamente. Foi o meu segundo encontro falhado. Mas que deixou um rasto na minha memória.

O terceiro teve lugar em Pittsburgh, pouco tempo depois. Num sábado à tarde encontrei no meio da rua uma doente que eu vira uma única vez na consulta do hospital. Ela tinha uma depressão bastante grave mas recusara os antidepressivos que eu lhe propusera. Mas como tínhamos tido um bom contacto, perguntei-lhe como se sentia, se estava melhor. Olhou para mim sorrindo, não sabendo se podia falar comigo com franqueza ou não, e acabou por me dizer que tinha escolhido ver uma acupunctora que a tinha posto boa nalgumas sessões ao longo de quatro semanas e que estava agora em plena forma. Se não tivesse conversado com o médico tibetano de Dharamsala, teria certamente posto esta «cura» na conta de um efeito placebo. Na depressão, o efeito placebo é tão importante que são precisos mais ou menos três estudos clínicos comparando um antidepressivo com um placebo para que um dos três mostre a superioridade do medicamento[1]. Mas a conversa de Dharamsala veio-me imediatamente à cabeça e – um pouco vexado, confesso, por um tratamento diferente daquele em que sou especialista ter sido mais útil – decidi informar-me sobre o que se sabia a respeito daquela prática. O que vim a saber ainda agora me deixa confuso pela extensão das consequências na natureza do corpo e do cérebro.

A palavra da ciência

Em primeiro lugar, com cinco mil anos de história comprovada, a acupunctura é provavelmente a mais velha téc-

---

[1] Como sugere uma análise de todos os estudos efectuados pela Food and Drug Administration americana: Khan, A., R. Leventhal *et al.* (2002), «Severity of depression and response to antidepressants and placebo: an analysis of Food and Drug Administration database», *Journal of Clinical Psychopharmacology*, vol. 22 (1), pp. 50-54.

nica médica praticada de forma contínua no planeta. Em cinquenta séculos, grande número de placebos viram a luz do dia: plantas ineficazes ou tóxicas, elixires de serpente ou pó de carapaça de tartaruga, mas nenhum, que eu saiba, sobreviveu na prática corrente da medicina durante tanto tempo. Quando comecei a interessar-me seriamente pela acupunctura, descobri que em 1978 a Organização Mundial de Saúde publicara um relatório reconhecendo oficialmente a acupunctura enquanto prática médica eficaz e aceite. Além disso, um relatório do National Institute of Health americano começava a circular nos meios universitários e concluía que a acupunctura era eficaz pelo menos em determinadas condições, como a dor pós-operatória e o enjoo associado à gravidez ou à quimioterapia. Posteriormente, um relatório da British Medical Association, publicado em 2000, chegou a conclusões idênticas alargando mais o campo das indicações, incluindo, por exemplo, as dores nas costas[1].

Descobri depois que, se de facto se tratava de um efeito placebo, os coelhos eram tão sensíveis a ele como os humanos! Várias experiências mostraram claramente que um coelho pode ser «anestesiado» pelo estímulo de pontos numa pata correspondentes aos que bloqueiam a dor no homem. Mais convincente ainda: quando se injecta um extracto de líquido no qual está mergulhado o cérebro do coelho «anestesiado» noutro coelho, este deixa também de sentir a dor[2]. Está portanto provado que, no mínimo, a acupunctura induz a secreção de substâncias por parte do cérebro que podem bloquear a experiência da dor, para além de qualquer efeito placebo[3].

Enfim, encontravam-se na literatura científica internacional estudos que confirmavam a eficácia da acupunctura em relação a toda uma gama de problemas, como a depressão,

---

[1] British-Medical-Association, Board of Sciences (2000), *Acupuncture: Efficacy, Safety and Practice*, Londres, Harwood Academic.

[2] Trata-se do líquido céfalo-raquidiano.

[3] Ulettt, G. A., S. Han *et al.* (1998), «Electroacupuncture: Mechanisms and Clinical application», *Biological Psychiatry*, vol. 44, pp. 129-138.

a ansiedade e a insónia, mas também a perturbações intestinais, ao corte com o tabaco ou a heroína, a infertilidade feminina (com uma duplicação da taxa de sucesso das inseminações artificiais), e até um estudo no *Journal of the American Medical Association* a mostrar que é possível virar um feto no ventre materno quando aquele se encontra sentado, com uma taxa de êxito de 80%[1]!

Um encontro pessoal

Posteriormente, estudos ainda mais surpreendentes iam ser efectuados (ver mais à frente), mas estas informações eram já suficientes para me dar vontade de fazer eu próprio a experiência da acupunctura. Tinham-me falado por diversas

---

[1] Hechun, L., J. Yunkui *et al.* (1985), «Electroacupuncture vs. amitriptyline in the treatment of depressive states», *Journal of Traditional Chinese Medicine*, pp. 3-8; Han, J.-S. (1986), «Electroacupuncture: An alternative to antidepressants for treating affective diseases?», *J Neurosci*, vol. 29, pp. 79-92; Polyakov, S. E. (1988), «Acupuncture in the treatment of endogenous depression», *Soviet Neurology and Psychiatry*, vol. 21, pp. 36-44; Thomas, M., S. V. Ericksson *et al.* (1991), «A Comparative study of Diazepam and acupuncture in patients with osteoarthritis pain: A placebo controlled study», *American Journal of Chinese Medicine*, vol. 2 (XIX), pp. 95-100; Jin, H., L. Zhou *et al.* (1992), «The inhibition by electrical acupuncture on gastric acid secretion is mediated via endorphin and somatostating in dogs», *Clin Res,* vol. 40, p. 167A; Li, Y., G. Tougas *et al.* (1992), «The effect of acupuncture on gastrointestinal function and disorders», *Am J Gastroenterol*, vol. 87, pp. 1372-1381; He, D., J. Berg *et al.* (1997), «Effects of acupuncture on smoking cessation or reduction for motivated smoker», *Preventive Medicine*, vol. 26, pp. 208-214; Cardini, F. W., Huang (1998), «Moxibustion for correction of breech presentation», *JAMA*, vol. 280 (18), pp. 1580-1584; Montakab, H. (1999), «Akupunktur und Schlaflosigkeit [Acupuncture and insomnia]», *Forschende Komplementarmedizin*, vol. 6 (suppl. 1), pp. 29-31; Timofeev, M. F. (1999), «Effects of acupuncture and an agonist of opiate receptors on heroin dependent patients», *American Journal of Chinese Medicine*, vol. 27 (2), pp. 143-148; Wang, S.-M. and Z. N. Kain (2001), «Auricular acupuncture: a potential treatment for anxiety», *Anesth Analg,* vol. 92, pp. 548-553; Paulus, W. E., M. Zhang *et al.* (2002), «Influence of acupuncture on the pregnancy rate in patients who undergo assisted reproduction therapy», *Fertil Steril,* vol. 77 (4), pp. 721-724.

vezes numa mulher um bocado esotérica, uma tal Christine, que tratava os problemas emocionais pela acupunctura dita «dos cinco elementos». Era ela que a minha doente procurara e que tanto havia beneficiado, e achei lógico começar por ela.

Christine não era médica, mas praticava a acupunctura há vinte e cinco anos. O seu consultório era uma divisão branca no torreão da sua casa de campo, cheia de luz a qualquer hora do dia. Duas cadeiras de praia (de pano) estavam ao lado uma da outra, perto de uma mesa baixa. Não havia secretária, apenas uma mesa de massagem com uma colcha ameríndia de reflexos vermelhos, rosa e violeta. Na parede, um letreiro dizia: «A doença é uma aventura. A acupunctura dá-lhe as espadas, mas compete-lhe a si combater.» Christine mandava-nos contar a nossa história durante uma hora ao mesmo tempo que ia tomando notas. Fez-me perguntas estranhas. Perguntou-me, por exemplo, se eu suportava melhor o calor ou o frio, se preferia os alimentos crus aos cozinhados, se tinha mais energia de manhã do que à noite. Depois, mediu-me o pulso durante algum tempo, de ambos os lados, um de cada vez, fechando os olhos para se concentrar. Fê-lo mesmo diversas vezes. Ao fim de alguns minutos, disse-me: «Sabe que tem um sopro no coração, não sabe? Não é grave. Há muito tempo que o tem e não o incomoda.» É já difícil ouvir um sopro no coração com um estetoscópio, mas eu não conhecia nenhum cardiologista que o detectasse medindo a pulsação! Normalmente, teria achado que era *bluff*, mas de repente lembrei-me que quinze anos antes um colega cardiologista que eu consultara por causa de outro problema qualquer me dissera a mesma coisa. Tinha-me auscultado durante uns bons cinco minutos e concluíra: «Tem um soprozinho no coração. Ninguém o vai ouvir, em minha opinião, mas, se um dia lhe disserem, fique sabendo que não tem importância nenhuma.» E nunca mais tinha pensado naquilo. Como é que aquela mulher naquele cenário de xamã tinha conseguido identificá-lo simplesmente com os dedos?

A seguir, pediu-me que me deitasse praticamente nu sobre a mesa de massagem. Enquanto me explicava que eu tinha um tipo morfológico e uma personalidade mais *yang* mas que tinha falta de *yin* nos rins e que tinha «demasiado Qi» no fígado, limpou com um algodão com álcool os diferentes «pontos» que, pela estimulação das agulhas, iam permitir «reequilibrar a energia e a relação entre os meus órgãos». Os pontos que ela havia escolhido encontravam-se sobretudo nos meus pés e nas tíbias, nas minhas mãos e nos meus pulsos. Por conseguinte, sem qualquer relação com o fígado ou os rins. Como é natural, eu estava com medo das agulhas. Surpreendeu-me verificar que eram quase tão finas como um cabelo. E, aliás, eu não sentia absolutamente nada quando, com precisão, ela dava um pequeno golpe seco para me espetar uma agulha na pele. Nem sequer a sensação de uma picada de mosquito. Nada. Era só a seguir, quando ela a fazia girar um pouco ou quando ela lhe imprimia uma pequena pressão, que sentia uma espécie de ligeiro choque eléctrico, em profundidade. Curiosamente, Christine parecia por vezes senti-lo antes de mim. Dizia: «Ah! cá está, consegui agarrá-lo!» E, efectivamente, meio segundo depois eu sentia a electricidade que parecia ter «encontrado» a agulha, como um relâmpago encontra o pára-raios. Ela chamava àquilo a sensação do «Dai Qi», e explicou-me que era para ela o sinal de que o ponto procurado tinha sido atingido. «O que sente, é o Qi a deslocar-se, atraído pela agulha. Num momento em que ela manipulava uma agulha no meu pé, senti um pressão tão breve quanto súbita no fundo das costas. «Sim, disse ela, estou no meridiano do rim. Eu disse-lhe que o seu rim tinha falta de *yin*. É o que estou a tentar corrigir.» Eu estava fascinado com aqueles «meridianos», aquelas linhas ao longo do corpo descritas dois mil e quinhentos anos antes. Não correspondem ao percurso de qualquer nervo, nem de nenhum vaso sanguíneo, nem de nenhum canal linfático conhecido, e eis que eles se manifestavam no entanto com precisão no meu próprio corpo. Alguns minutos e uma dezena de agulhas mais tarde, comecei a sentir uma sensação de calma e de descontracção que se espalhava por todo o corpo. Era um pouco como o bem-estar que se sente depois de um esforço físico intenso. No final da sessão, tinha a impressão de ter uma energia nova, tinha vontade de fazer imensas coisas, de telefonar aos amigos, de ir jantar fora. Christine mediu-me o pulso novamente: «O *yin* dos seus rins subiu, como era de prever. Fico satisfeita. Precisa de se descontrair mais. Não cuida o suficiente de si próprio. É a actividade constante que o consome. Costuma meditar? Serve para recarregá-lo, sabe...» A seguir recomendou-me que alterasse a alimentação e sugeriu algumas ervas medicinais. Exactamente o que fazia o meu colega tibetano aos seus pacientes em Dharamsala...

A acupunctura e o cérebro

O verdadeiro pontapé de saída da exploração científica da acupunctura foi dado alguns anos mais tarde com a publicação de um artigo no muito selecto *Proceedings of the National Academy of Sciences*, uma revista onde só os membros da Academia das Ciências americana ou os seus «convidados» podem publicar os seus trabalhos[1]. O Dr. Cho, um investigador em neurociências, de origem coreana, tinha querido testar a velha teoria com dois mil e quinhentos anos de existência segundo a qual a estimulação do *dedo pequeno do pé* com uma agulha de acupunctura melhora... a vista. Dispôs dez pessoas de boa saúde num *scanner* e começou por testar o aparelho fazendo piscar diante dos olhos delas um tabuleiro de xadrez preto e branco – a estimulação mais forte que há do sistema visual. Com efeito, as imagens mostravam uma grande activação da região occipital, a do córtex visual, situado totalmente na parte posterior do cérebro. Em todos os indivíduos, o agitar do tabuleiro provocava um forte aumento da actividade dessa região do cérebro, que desaparecia quando a estimulação cessava. Estava tudo bem.

---

[1] Cho, Z. H., S. C. Chung *et al.* (1998), «New findings of the correlation between acupoints and corresponding brain cortices using functional MRI», *Proc Natl Acad Sci USA*, vol. 95, pp. 2670-2673.

A seguir, pediu a um acupunctor experimentado que estimulasse o ponto chamado «bexiga 67» nos antigos manuais chineses, situado na parte externa do pequeno artelho e do qual se diz que melhora a visão. Para espanto de toda a equipa, quando a agulha era manipulada de forma tradicional – fazendo-a girar rapidamente entre os dedos –, as imagens mostravam uma activação da mesma região do cérebro, do córtex visual! É certo que a actividade era menos intensa do que com os tabuleiros de xadrez, mas era suficientemente nítida para passar todos os testes estatísticos. Para ter a certeza de que não se tratava de uma alucinação – dos investigadores ou dos sujeitos da experiência –, o Dr. Cho fez estimular em seguida um ponto do dedo grande do pé que, esse, não corresponde a nenhum meridiano. E nenhuma activação das zonas visuais se verificou. Mas a experiência não ia ficar por aí.

Um dos conceitos mais surpreendentes em medicina tradicional chinesa e tibetana é a ideia de que existem diferentes «tipos morfopsicológicos», em particular o tipo *yin* e o tipo *yang*. Estes dois tipos dominantes são determinados a partir das preferências de cada pessoa pelo calor ou pelo frio, por certos alimentos, por certos períodos do dia, da aparência física, e até da forma da barriga das pernas. É descrito nos textos antigos que a estimulação de certos pontos de acupunctura pode ter efeitos exactamente opostos em doentes consoante o tipo do paciente, e daí a importância de se proceder à sua determinação previamente. Cho pediu pois ao acupunctor que determinasse o tipo dos sujeitos da experiência. Observou depois os efeitos da estimulação do ponto bexiga 67 no pequeno artelho nos *yin* e nos *yang*. Verificou enfim que os dois grupos reagiam da mesma maneira quando lhes era apresentado um tabuleiro que piscava: activação do córtex visual, seguida do desaparecimento da actividade quando a estimulação cessava. O sujeitos *yin* tinham o mesmo tipo de resposta quando se estimulava o ponto da bexiga 67: activação com a estimulação, regresso ao normal com a paragem da manipulação. Em contrapartida, e isso é que era quase inacreditável, os sujeitos *yang* mostravam o efeito in-verso! A estimulação da agulha produzia uma «desactivação» do córtex visual, e a sua paragem um regresso ao normal.

A distinção *yin/yang* não corresponde absolutamente a nada de conhecido na fisiologia moderna. Ela era contudo capaz de dizer, como indicam os textos antigos chineses, que o cérebro responderia à mesma estimulação, com a mesma agulha, no mesmo ponto de acupunctura de modo exactamente oposto... É um resultado de tal forma espantoso que a maior parte dos cientistas ocidentais, tal como a minha decisão vinte e cinco anos antes, preferem não pensar nele.

Para Paul, a acupunctura não era uma questão teórica. Sofria de depressão há anos e tomava um antidepressivo clássico há vários meses, sem resultado. Fora por causa das dores nas costas que tinha ido ter com Thomas, o acupunctor do Centro de Medicina complementar da universidade. Thomas propusera-lhe acrescentar aos pontos tradicionais relativos às dores nas costas a estimulação de dois pontos no crânio cuja eficácia contra a depressão é sugerida por diversos estudos chineses[1]. Logo a meio da primeira sessão, Paul declarou sentir dissipar-se «uma camada de nevoeiro que [o] impedia de pensar». Tinha a impressão de estar mais leve e mais confiante, apesar de sentir ainda um nó na garganta, sensação que ele associava sempre aos seus períodos de depressão. À razão de uma sessão por semana durante algumas semanas, as outras camadas foram-se dissipando umas atrás das outras conforme declarava, e finalmente a garganta por sua vez libertou-se. Ao longo do tratamento, ele recuperou primeiro o sono, depois uma energia que não sentia há dois anos, e enfim a autoconfiança, a vontade de estar com

---

[1] Han, *op. cit.*; Luo, H. C., Y. K. Jia *et al.* (1985), «Electroacunpuncture vs. amitriptyline in the treatment of depressive states», *Journal of Traditional Chinese Medicine*, vol. 5, pp. 3-8; Luo, H. C., Y. C. Shen *et al.* (1990), «A comparative study of the treatment of depression by electroacupuncture», *Journal Sci Int J*, vol. 20-26; Luo, H. C., Y. C. Shen *et al.* (1990), «A comparative study of the treatment of depression by electroacupuncture and amitriptyline», *Acupuncture (Huntington, N. Y.)*, vol. 1, pp. 20-26.

a mulher e as filhas, e o desejo de se lançar em novos desafios outra vez. Como nos estudos chineses, os seus sintomas pareciam ter respondido da mesma forma, e à mesma velocidade, tanto à acupunctura como aos antidepressivos com os quais aquela fora comparada. É claro que Paul nunca deixou de tomar o medicamento que o médico lhe havia receitado. É possível que este tenha acabado por surtir efeito. Todavia, o facto de os primeiros sinais de alívio terem aparecido logo na primeira sessão de acupunctura sugere que foram realmente as agulhas que desencadearam o seu restabelecimento. É também possível, naturalmente, que os dois tratamentos se tenham completado um ao outro e que a acupunctura tenha permitido estimular mecanismos de autocura do cérebro emocional para além dos efeitos do antidepressivo.

Os acupunctores, tanto ocidentais como asiáticos, sabem perfeitamente que a sua arte é particularmente útil para o alívio do *stress*, da ansiedade e da depressão. Contudo, no Ocidente, são estas práticas que são menos reconhecidas e menos estudadas. Os raros estudos ocidentais são positivos, e a acupunctura foi até testada no hospital da Universidade de Yale para controlar a ansiedade dos doentes antes de uma operação, em vez dos ansiolíticos[1]. Mas a sua aplicação é ainda limitada, sem dúvida porque, como acontece com o EMDR, não se percebem bem os seus mecanismos de acção.

Em Harvard, um destes mecanismos de acção acaba de ser elucidado. O Dr. Hui, com a ajuda da equipa do Massachusetts General Hospital, um dos maiores centros de imagem funcional do cérebro no mundo, mostrou como o cérebro emocional pode ser directamente controlado pela acupunctura. Estimulando um único ponto – situado nas costas da mão, entre o polegar e o indicador –, ela pôs em evidência a anestesia parcial dos circuitos da dor e do medo. Este ponto – a que os velhos manuais chineses chamam «intestino grosso 4» – é um dos mais antigos e mais utilizados por todos os acupunctores do mundo. Ele é famoso,

---

[1] Wang, *op. cit.*

precisamente, por controlar a dor e a ansiedade... A estimulação da superfície da pele, como com o EMDR quando nos servimos da pele e não dos movimentos oculares, parece pois capaz de «falar» muito directamente com o cérebro emocional e agir sobre ele[1].

Um dos casos mais flagrantes para mim nesta utilização foi o de Caroline, outra doente de Thomas, o acupunctor do nosso centro de medicina complementar. Tratava-se de uma rapariga de vinte e oito anos acabada de ser operada a um gravíssimo cancro do estômago. No dia seguinte à operação, tinha muitas dores e só a morfina, cuja administração ela própria doseava, conseguia aliviá-la. Porém, ela suportava mal esse medicamento, que a impedia de pensar com clareza e lhe provocava pesadelos por vezes particularmente impressionantes. Foi no âmbito de uma investigação que estávamos a efectuar na altura que Thomas teve a oportunidade de tratar dela. A princípio, Caroline estava de tal forma preocupada com as dores que mal deu pelas três agulhas fininhas que Thomas lhe espetou durante quarenta e cinco minutos na mão, na tíbia e no abdómen. Todavia, a partir do dia seguinte, deixou quase de tomar morfina – apenas três pequenas doses em vinte e quatro horas, segundo as notas das enfermeiras. Dois dias mais tarde, declarava não só quase já não ter dores, mas sentir-se mais forte e mais decidida que nunca a enfrentar a doença, sem se deixar abater pelo pessimismo dos médicos. A ansiedade parecia ter-se dissolvido ao mesmo tempo que a dor, e sem nenhum dos efeitos secundários típicos dos medicamentos antálgicos[2-3-4].

---

[1] Hui, K., J. Liu et al. (2000), «Acupuncture modulates the limbic system and subcortical structures of the human brain: evidence from MRI studies in normal subjects», *Human Brain Mapping*, vol. 9, pp. 13-25.

[2] Diversos estudos controlados documentam os benefícios da acupunctura no controlo da dor pós-operatória. Em média, uma sessão diária de acupunctura nos primeiros dias a seguir à operação permite reduzir as doses de narcóticos para um terço das doses habituais e portanto limitar consideravelmente os efeitos secundários. O exemplo mais conhecido desta utilização é o do grande cronista do *New York Times* James Reston. Quando acompanhava Nixon a Pequim na sua primeira viagem à China, Reston teve de ser operado

O estudo de Harvard mostra que as agulhas de acupunctura são efectivamente capazes de bloquear as regiões do cérebro emocional responsáveis pela experiência da dor e da ansiedade. Graças a ela, compreendem-se melhor resultados tão impressionantes como os observados em Caroline. Os estudos nos coelhos que deixam de sentir dor bem como nos dependentes da heroína em cura de desintoxicação sugerem também que a a acupunctura estimula a secreção de endorfinas, essas pequenas moléculas produzidas pelo cérebro e que actuam como a morfina ou a heroína.

Há um terceiro mecanismo de acção que os investigadores começam a discernir: uma sessão de acupunctura teria uma influência directa no equilíbrio entre os dois ramos do sistema nervoso autónomo. Ela aumentaria a actividade do parassimpático – o «travão» da fisiologia – à custa da actividade do sistema simpático – o «acelerador». Ela favoreceria pois a coerência do ritmo cardíaco e, de modo mais geral, permitiria restabelecer o equilíbrio do sistema. As consequências deste equilíbrio em todos os órgãos do corpo estão bem estabelecidas. Como vimos nos capítulos precedentes,

---

de urgência ao apêndice. Após a operação – uma intervenção perfeitamente «ocidental» e que lhe salvou a vida – tinha dores abdominais terríveis e tinha a barriga inchada. Pediu narcóticos para acalmar a dor, mas, em vez disso, ficou surpreendido ao verificar que só lhe propunham duas agulhas – uma na mão e outra na tíbia – que ele mal sentia. A surpresa foi maior ainda quando, algumas horas depois, deixou de ter dores. Ficou de tal modo marcado por este episódio que, assim que regressou a Nova Iorque, escreveu um artigo bastante grande no *New York Times* intitulado «Deixem-me contar-vos a minha operação em Pequim...». De um dia para o outro, com este artigo, Reston tinha aberto as portas da América à acupunctura onde, até hoje, não é preciso ser médico para a praticar.

[3] Chen, L. J. Tang *et al.* (1998), «The effect of location of transcutaneous electrical nerve stimulation on postoperative opiod analgesic requirement: acupoint versus nonacupoint stimulation», *Anesth Analg*, vol. 87, pp. 1129-1134; Lao, L., S. Bergman *et al.* (1999), «Evaluation of acupuncture for pain control after oral surgery: a placebo-controlled trial», *Arch Otolaryngol Head Neck Surg*, vol. 125, pp. 567-572.

[4] Reston, J. (1971), «Now, let me tell you about my appendectomy in Peking...», *The New York Times*, 26 de Julho.

a sua importância para o bem-estar emocional, a saúde, o atrasar do envelhecimento e a prevenção da morte súbita foi inventariada em revistas tão famosas como a *Lancet*, o *American Journal of Cardiology, Circulation,* etc.

Este equilíbrio da fisiologia corresponde ao equilíbrio da «energia vital», o Qi, de que falam os textos com dois mil e quinhentos anos? Não é provavelmente possível reduzir o Qi a uma única função, mas o equilíbrio do sistema nervoso autónomo é certamente um dos seus aspectos. Sabe-se actualmente que ele pode ser influenciado pela meditação, como vimos no capítulo 3, a alimentação, como veremos no capítulo seguinte, e agora a acupunctura. São exactamente os três métodos de reforço do Qi nos quais insistem as medicinas chinesa e tibetana...

No início do século XX, somos testemunhas de um intercâmbio sem precedentes entre as culturas médicas e científicas do mundo inteiro. Tal como uma nova «passagem do Noroeste» através do estreito de Bering, uma ponte de terra firme parece ter sido lançada entre as grandes tradições médicas do Ocidente e do Extremo Oriente. Graças à imagem funcional e aos progressos da biologia molecular, a relação entre o cérebro, as moléculas das emoções como as endorfinas, o equilíbrio do sistema nervoso autónomo e o «fluxo da energia vital» de que falavam os Antigos está a ser estabelecida. Destas múltiplas ligações nascerá provavelmente uma nova fisiologia que alguns, como Candice Pert, professor de fisiologia e de biofísica da Universidade de Georgetown, em Washington, chamam a fisiologia do «sistema corpo-cérebro unificado»[1]. A acupunctura é apenas um dos três pilares da medicina tradicional chinesa. Os dois outros são, por um lado, o controlo da fisiologia através da atitude mental – quer seja a meditação ou os exercícios de coerência cardíaca de que já falámos – e, por outro, a nutrição. Para os praticantes desta medicina, cuja sabedoria se vai

---

[1] Pert, C. B., H. E. Dreher *et al.* (1998), «The psychosomatic network: foundations of mind-body medicine», *Alternative Therapies in Health and Medicine*, vol. 4 (4), pp. 30-41.

tornando cada vez mais clara aos nossos olhos de ocidentais, não teria qualquer sentido utilizar a acupunctura ou cultivar o equilíbrio mental e fisiológico sem prestar uma atenção especial aos constituintes que renovam constantemente o nosso corpo, isto é, os alimentos que ingerimos. Trata-se de um domínio quase inteiramente ao abandono por parte dos psiquiatras e psicoterapeutas contemporâneos. No entanto, importantes descobertas foram realizadas a propósito do controlo do *stress*, da ansiedade e da depressão por meio da nutrição. Descobertas que é possível pôr em acção imediatamente.

9. A revolução dos ómega-3: como alimentar o cérebro emocional

Um nascimento triste

Patrícia tinha trinta anos quando nasceu o seu segundo filho, um ano depois do primeiro. Jacques, o companheiro, estava feliz e orgulhoso. Aquele ano com o primeiro filho tinha sido uma sucessão de momentos felizes diários e ambos tinham desejado ardentemente este Paul que vinha completar a jovem família. Mas Jacques estava admirado: Patrícia não parecia lá muito feliz. Tinha mesmo um ar acabrunhado. Prestava pouca atenção a Paul, queria que a deixassem sozinha, enervava-se facilmente, chorava por vezes sem razão. Mesmo a amamentação, que ela tanto apreciara com o primeiro bebé, parecia-lhe agora um frete.

Como cerca de uma em cada dez jovens mães, Patrícia sofria do *baby blues*, tanto mais embaraçosa quanto esta tristeza substitui a alegria que envolve habitualmente o nascimento de um novo ser proveniente da própria carne. Como o bebé era esplêndido, tudo corria bem no casal, e o restaurante de Jacques tinha cada vez mais sucesso, nem ele nem Patrícia conseguiam perceber aquela tristeza repentina. Os médicos tinham tentado tranquilizá-los falando-lhes das «alterações nas hormonas» que acompanham a gravidez e sobretudo o parto, mas isso não lhes tinha proporcionado grande alívio.

Há uma dezena de anos que existem novas perspectivas a propósito do problema de Patrícia: esta vivia em Nova Iorque, uma cidade onde o consumo diário de um dos alimentos mais importantes para o cérebro, os ácidos gordos essenciais ditos «ómega-3», é particularmente baixo, aliás, como na França e na Alemanha[1]. Estes ácidos gordos que o corpo não pode fabricar (daí o termo «essenciais») são tão cruciais para a construção e o equilíbrio do cérebro que o feto absorve--os prioritariamente através da placenta. Por essa razão, as reservas da mãe, já fracas na nossa sociedade ocidental, caem dramaticamente nas últimas semanas da gravidez. Após o nascimento, os ómega-3 continuam a ser passados em prioridade ao bebé no leite materno, de que são um dos constituintes mais importantes. O que agrava ainda mais o défice da mãe. Se um segundo nascimento segue de perto o primeiro, como no caso de Patrícia, e se entretanto a sua alimentação continuou pobre em peixe e em crustáceos, a fonte principal desses ácidos gordos, a perda de ómega-3 depois da segunda gravidez é tal que o risco de depressão para a mãe se torna grande[2].

A incidência de *baby blues* no Japão, em Singapura ou na Malásia é entre três e vinte vezes menor do que na Alemanha, em França e nos Estados Unidos. Segundo o *Lancet*, estes números correspondem à diferença entre estes países no que se refere ao consumo de peixe e de crustáceos e não podem ser explicados pela simples tendência dos asiáticos para esconder os sintomas de depressão[3]. Se Jacques e Patrícia se tivessem instalado na Ásia em vez da América, ela talvez não tivesse vivido o segundo parto da mesma forma... É indispensável compreender porquê.

---

[1] Hibbeln, J. R. (1999), «Long-chain polyunsaturated fatty acids in depression and related conditions», *Phospholipid spectrum disorder*, M. Peet, I. Glen e D. Horrobin, Lancashire, RU, Marius Press, pp. 195-210.

[2] Hornstra, G., M. Al *et al.* (1995), «Essential fatty acids in pregnancy and early human development», *European Journal of Obstetrics, Gynecology, and reproductive Biology*, vol. 61 (1), pp. 57-62; Al, M., A. C. Van Houwelingen *et al.* (2000), «Long-chain polyunsaturated fatty acids, *Nutrition*, vol. 71 (1 suppl.), pp. 285S-291S.

[3] Hibbeln, J. (1998), «Fish consumption and major depression», *The Lancet,* vol. 351, p. 1213.

O óleo que faz funcionar o cérebro

O cérebro faz parte do corpo. Como as células de todos os outros órgãos, as do cérebro renovam os seus constituintes em permanência. As células de amanhã são pois feitas do que comemos hoje. Ora, dois terços do cérebro é constituído por ácidos gordos. Estes são os constituintes de base da membrana das células nervosas, o seu «envelope», através do qual se efectuam todas as comunicações entre todas as células do cérebro e do corpo. O que comemos é directamente integrado nessas membranas e forma a trama destas. Se consumimos sobretudo gorduras «saturadas» – aquelas que, como a manteiga ou a gordura animal, são sólidas à temperatura ambiente –, a sua rigidez reflecte-se numa rigidez das células do cérebro. Se, pelo contrário, comemos sobretudo gorduras «polinsaturadas» – que são líquidas à temperatura ambiente –, os invólucros das células do cérebro são mais fluidos, mais flexíveis, e a comunicação entre elas faz-se de forma mais estável. Sobretudo quando se trata de ácidos gordos ómega-3[1].

Os efeitos no comportamento não são subtis. Quando se suprimem os ómega-3 da alimentação dos ratos de laboratório, o comportamento destes muda completamente em poucas semanas: tornam-se ansiosos, deixam de aprender novas tarefas e entram em pânico em situações de *stress* (por exemplo, quando devem escapar de um tanque encontrando a plataforma de salvação)[2]. Talvez mais grave ainda, uma alimentação pobre em ómega-3 reduz a experiência do prazer! Estes roedores precisam de doses de morfina bastante maio-

---

[1] Barton, P. G. e F. D. Gunstone (1975), «Hydrocarbon chain packing and molecular motion in phospholipid bilayers formed from unsaturated lecithins», *J Biol Chem*, vol. 250, pp. 4470-4476; Sperling, R. L., A. I. Benin-caso *et al.* (1993), «Dietary omega-3 polyunsaturated fatty acids inhibit phosphoinositide formation and chemotaxis in neutrophils», *J Clin Invest*, vol. 91, pp. 651-660.

[2] Bourre, J. M., M. Bonneil *et al.* (1993), «Function of dietary polyunsaturated fatty acids in the nervous system», *Prostaglandins Leukotrienes & Essential Fatty Acids*, vol. 48 (1), pp. 5-15.

res para conseguirem interessar-se por qualquer coisa, quando esta droga é o próprio símbolo do prazer fácil[1].

Ao invés, uma equipa de investigadores franceses demonstrou que um regime rico em ómega-3 – como o dos esquimós, que chegam a assimilar 16g por dia de óleo de peixe[2] – aumenta, a longo prazo, a produção dos neurotransmissores da energia e da boa disposição no cérebro emocional[3-4].

O feto e o recém-nascido, cujo cérebro está em pleno desenvolvimento, têm a maior necessidade de ácidos ómega--3. Um estudo dinamarquês publicado recentemente no *British Medical Journal* informa que as mulheres que consomem mais ómega-3 na sua alimentação diária durante a gravidez têm filhos cujo peso à nascença é mais são, e que são menos frequentemente prematuros[5]. Outro estudo dinamarquês, publicado no *Journal of the American Medical Association*, assinala que as crianças que foram amamentadas pelo menos nos nove meses após o parto – e receberam assim uma maior quantidade de ómega-3 na sua alimentação – têm qualidades intelectuais superiores às outras, vinte e trinta anos mais tarde[6-7].

---

[1] Frances, H., P. Drai *et al.* (2000), «Nutritional (n-3) polyunsaturated fatty acids influence the behavioral responses to positive events in mice», *Neuroscience Letters*, vol. 285 (3), pp. 223-227.

[2] Bang, H. O., J. Dyerberg *et al.* (1976), «The composition of foods consumed by Greenland Eskimos», *Acta Med Scand*, vol. 200, pp. 69-73.

[3] Trata-se sobretudo da dopamina, que é o neurotransmissor responsável pelos efeitos energizantes e euforizantes das anfetaminas e da cocaína.

[4] Chalon, S., S. Delion-Vancassel *et al.* (1998), «Dietary fish oil effects monoaminergic neurotransmission and behavior in rats», *J Nutr*, vol. 128, pp. 2512-2519.

[5] Olsen, S. F. e N. J. Secher (2002), «Low consumption of seafood in early pregnancy as a risk for preterm delivery: prospective cohort study», *British Medical Journal*, vol. 324, pp. 447-451.

[6] É naturalmente possível que outros factores estejam em causa para explicar a diferença de Qi, como uma melhor qualidade da relação afectiva no caso das crianças amamentadas durante mais tempo. Todavia, a maioria dos investigadores concorda na grande importância dos ácidos gordos ómega-3 no desenvolvimento do cérebro do recém-nascido.

[7] Mortensen E. L., K. F. Michaelsen *et al.* (2002), «The association between duration of breastfeeding and adult intelligence», *JAMA*, vol. 287, pp. 2365-2371.

Mas a importância dos ómega-3 não diz apenas respeito à gravidez, longe disso.

A perigosa energia de Benjamim

A princípio, Benjamim não sabia de que sofria. Habitualmente tão cheio de energia – dirigia o laboratório de bioquímica de uma grande multinacional farmacêutica –, sentia-se cansado, desmotivado. Aos trinta e cinco anos, nunca tivera problemas de saúde; pensava tratar-se talvez de uma infecção viral que se arrastava. Assim que chegava ao gabinete, fechava a porta e fugia das pessoas. Tinha mesmo pedido à assistente que anulasse várias entrevistas importantes pretextando estar muito ocupado. Quanto mais o tempo passava, mais o seu comportamento era estranho. As reuniões, quando não conseguia fugir a elas, deixavam-no muito incomodado. Tinha a impressão de ser incompetente e que isso se via à vista desarmada. Toda a gente lhe parecia mais bem informada do que ele, mais criativa, mais dinâmica. E pensava que era só uma questão de tempo até que descobrissem que os seus sucessos passados eram fruto da sorte ou dos contributos dos seus colaboradores. De regresso ao gabinete, fechava por vezes a porta e desatava a chorar ao mesmo tempo que considerava ridículo ficar num estado daqueles. Estava à espera de ser despedido de um dia para o outro e perguntava a si próprio o que diria à mulher e aos filhos. Depois, como Benjamim era médico e a empresa produzia um antidepressivo muito receitado, decidiu finalmente tomar o medicamento por sua alta recriação. Duas semanas depois, sentia-se bastante melhor. Retomou o trabalho normalmente, pensando que o assunto estivesse enfim resolvido. Na verdade, estava à beira do abismo.

Como o medicamento parecia muito eficaz mas ele tinha de vez em quando baixas de tensão, duplicou a dose. Com efeito, assim a coisa ia melhor. Agora já só dormia quatro horas e recuperava o tempo perdido em relação aos projectos dos meses anteriores. Além disso, sentia-se particularmente feliz, sorria constantemente e fazia rir os colaboradores todos com as suas piadas um bocado pornográficas. Uma noite em que tinha ficado a trabalhar até tarde com uma assistente, esta debruçou-se sobre a secretária para pegar num *dossier* e, pelo decote do vestido, ele viu que ela não trazia *soutien*. Subitamente, desejou-a intensamente e pousou a mão em cima da mão dela. Ela deixou e ele não voltou para casa nessa noite.

Este triste episódio de abuso de poder no local de trabalho não teria nada de muito original se não tivesse voltado a acontecer na mesma semana com uma empregada do laboratório e, nos dias seguintes, com uma secretária. Benjamim sentia em si uma tal energia sexual que lhe parecia inconcebível tentar contê-la. E não pensava um só instante no que impunha aos membros da sua equipa. Mas as colaboradoras rapidamente consideraram os avanços dele de mau gosto. Sobretudo porque não eram verdadeiramente livres de dizer «não», como sempre neste género de situação. E os desmandos de Benjamim não se ficaram por aí. Tornara-se irritadiço, e a mulher, que começava a estar assustada, não tinha sobre ele qualquer influência. Obrigara-a a pedir uma hipoteca sobre a casa para comprar um carro desportivo descapotável, a seguir investira todas as economias em operações bolsistas desastrosas. Mas Benjamim tinha tal reputação e continuava a ser de tal forma produtivo no trabalho que ninguém ousava dizer-lhe fosse o que fosse. Tudo se desmoronou no dia em que uma das colaboradoras se fartou dos seus avanços e das suas observações machistas. Após uma longa luta contra a empresa – que queria a todo o custo manter Benjamim –, o seu testemunho esmagador ditou o fim da sua brilhante carreira... e do seu casamento. E isso foi só o princípio de um longo sofrimento.

Encostado à parede, Benjamim aceitou consultar um psiquiatra: o diagnóstico foi peremptório. Benjamim sofria de doença maníaco-depressiva, caracterizada pela alternância de episódios de depressão e de fases de «mania» durante as quais as capacidades de julgamento moral e financeiro ficam completamente desorientadas, guiadas apenas por um hedonismo sem limites do momento presente. Estas fases maníacas são muitas vezes desencadeadas, a primeira vez, pela ingestão de um antidepressivo. Uma vez parado o medicamento, e com a ajuda de um tranquilizante, o humor de Benjamim e o seu excesso de energia acalmaram rapidamente. Todavia, privado daquele vento artificial que lhe enfunava as velas, teve consciência do drama no qual a sua vida mergulhara e depressa voltou a entrar em depressão. Desta vez, tinha boas razões para ter pena de si próprio. Durante meses, e depois anos, os diferentes medicamentos que lhe receitavam mais não fizeram do que precipitá-lo ou na mania ou na depressão. Além disso, era muito sensível aos efeitos secundários dessas moléculas. Os estabilizadores do humor receitados uns atrás dos outros faziam-no engordar, ao mesmo tempo que ele se sentia muito «lento», quase esgotado, mesmo com doses normais. Quanto aos antidepressivos, impediam-no de dormir e afectavam-lhe imediatamente o raciocínio. Devido à sua história, conhecida de todos no seu meio profissional, e da batalha contínua contra a depressão, fora-lhe impossível arranjar trabalho e vivia da pensão paga pelo seu seguro de saúde. Mas tudo mudou no dia em que o seu médico lhe propôs um tratamento que acabara de descobrir graças a um estudo publicado na principal revista de psiquiatria experimental: os *Archives of General Psychiatry*.

Benjamim, que já não tomava nenhum medicamento e continuava a chorar sem razão várias vezes por semana, aceitou sem hesitação tomar nove cápsulas por dia – três antes de cada refeição – de um extracto de óleo de peixe. Foi uma viragem decisiva. Em poucas semanas, a depressão desapareceu por completo. Mais espantoso ainda, no ano seguinte, houve apenas um episódio de alguns dias em que sentiu um excesso de energia fora do habitual. Dois anos depois do início do tratamento, Benjamim continua a não tomar medicamentos além das cápsulas de óleo de peixe. Não recuperou a mulher nem as filhas, mas recomeçou a trabalhar no laboratório de um antigo colega. E o seu talento é tal que não duvido que volte a encontrar o empenho profissional dos seus primeiros anos.

Foi o Dr. Andrew Stoll, de Harvard, quem primeiro mostrou a eficácia dos óleos de peixe ricos em ómega-3 na estabilização do humor e no alívio da depressão nos pacientes maníaco-depressivos[1]. No seu estudo, do grupo inteiro de pacientes que tomavam ómega-3, um único teve uma recaída.

Os resultados deste estudo eram de tal forma concludentes que os investigadores tiveram de interromper o estudo ao fim de quatro meses. Com efeito, os pacientes do grupo--«testemunha» – os que recebiam somente um placebo à base de azeite – tinham recaídas muito mais rápidas do que os do grupo de ómega-3, de forma que teria sido contrário à deontologia médica privá-los desse tratamento durante mais tempo.

Após anos passados a estudar os mecanismos do humor e da depressão, o Dr. Stoll ficou tão impressionado com o efeito dos ómega-3 que decidiu escrever um livro dedicado ao assunto[2]. Ora verificou-se posteriormente que os benefícios dos ómega-3 não se limitam ao tratamento da doença maníaco-depressiva.

Electrochoques contra óleo de peixe

Quando os professores de Keith lhe aconselharam que deixasse de estudar, de tal forma as suas *performances* intelectuais se deterioravam, os pais ficaram seriamente inquietos. Keith, com o seu ar doce e a sua inteligência tão viva, não se sentia bem pelo menos há cinco anos. Os pais tinham atribuído o facto a uma adolescência difícil que se prolongava, talvez, demasiado. Apesar da excessiva timidez e ensimesmamento, Keith sempre fora um bom aluno; era afectuoso com a mãe e procurava sempre a sua companhia. Mas

---

[1] Stoll, A. L., W. E. Severus *et al.* (1999), «Omega-3 fatty acids in bipolar disorder: A preliminary double-blind, placebo-controlled trial», *Archives of General Psychiatry*, vol. 56, pp. 407-412.

[2] Stoll, A. L. (2001), *The Omega-3 Connection: The Ground-breaking Omega--3 Antidepression Diet and Brain Program*, Nova Iorque, Simon & Schuster.

nos últimos meses começou por se recusar a comer no bar da universidade – a presença de toda aquela gente desconhecida deixava-o pouco à vontade –, depois começou a ter crises de angústia quando devia entrar nos transportes colectivos. Achava que era culpa sua e ficava furioso consigo próprio. A inquietação em relação ao futuro aumentava de dia para dia, e tinha muita dificuldade em dormir. Não tinha energia durante o dia e não conseguia concentrar-se no trabalho. Como se agarrara sempre aos bons resultados escolares para se definir em relação aos outros, sentia-se perdido e tinha pensamentos de suicídio. Durante dois anos, foi inicialmente tratado sem sucesso com toda a gama de antidepressivos, de sedativos e até, perante o fracasso destes medicamentos mais «leves», com tranquilizantes fortes. A adjunção de lítio (o tratamento de referência da maníaco-depressão) ao antidepressivo durante dois meses não modificou coisa alguma. Em desespero de causa, a mãe seguiu os conselhos do psiquiatra e marcou consulta num especialista de psiquiatria biológica no Hammersmith Hospital de Londres.

O Dr. Puri ficou muito preocupado com a gravidade dos sintomas de Keith. O *score* de um teste que media o grau de depressão era o mais elevado que lhe fora dado ver. Além disso, Keith falava agora abertamente dos seus projectos de suicídio com um desprendimento que provocava calafrios na espinha: «De qualquer maneira um dia tenho de morrer, porquê esperar? Por que hei-de sofrer mais tempo desta forma? Deixem-me morrer, por favor.»

Depois de tantos fracassos, o médico sabia que só um tratamento podia talvez vencer uma depressão tão profunda e tão prolongada: os electrochoques. Só que Keith e a mãe se opunham a eles terminantemente. O Dr. Puri avaliou a situação. Dada a gravidade do estado do rapaz, podia hospitalizá-lo contra a vontade dele e da mãe, e submetê-lo à força aos electrochoques... É provavelmente o que teria feito, quando uma outra possibilidade, longínqua e difusa, lhe surgiu.

Tendo em conta a alimentação muito «adolescente» de Keith e como ele não reagira a nenhum tratamento, talvez houvesse um defeito no próprio tecido dos seus neurónios.

Muito intrigado com os resultados de um estudo no qual participara sobre a influência dos ómega-3 sobre a depressão de doentes esquizofrénicos[1] bem como com os resultados obtidos pelo Dr. Stoll com os maníaco-depressivos, o Dr. Puri propôs um trato ao jovem paciente. Explicou-lhe que tinha boas razões para crer que um novo tratamento à base de óleo de peixe purificado poderia ajudá-lo. Era muito duvidoso, pois, tanto quanto sabia, Keith seria o primeiro doente com uma depressão crónica grave a ser tratado assim. Porém, se ele lhe prometesse solenemente não tentar em circunstância alguma pôr termo à vida durante as oito semanas seguintes e ficar o tempo todo sob a vigilância da mãe, estava disposto a correr o risco de tratá-lo daquele modo.

O Dr. Puri suprimiu todos os medicamentos, excepto o último antidepressivo que andava a tomar há dez meses. Juntou-lhe alguns gramas por dia de óleo de peixe purificado com o objectivo de regenerar as membranas dos neurónios. Os resultados foram espectaculares. Em poucas semanas, as contínuas ideias de suicídio de Keith há vários meses desapareceram por completo. A perturbação na presença de pessoas desconhecidas evaporou-se igualmente, e recomeçou finalmente a dormir. Nove meses depois, todos os sintomas da depressão, que o perseguiam há sete anos, se tinham dissipado. O resultado na escala de depressão era agora... zero.

Além de ser psiquiatra, o Dr. Puri é matemático. E é além disso um especialista em imagem cerebral funcional, e o Hammersmith Hospital um dos mais importantes centros de investigação neste domínio. Antes de tratar Keith, tinha-lhe mandado efectuar diversos *scanners* a fim de obter imagens do seu cérebro. Ao repetir os exames nove meses depois, verificou que o metabolismo do cérebro do rapaz se tinha modificado inteiramente: não só as membranas dos neuró-

---

[1] Peet, M. e D. Horrobin (2002), «A dose-ranging exploratory study of the effects os ethyl-eicosapentaenoate in patients with persistent schizophrenic symptoms», *Journal of Psychiatric Research*, vol. 36 (1), pp. 7-18.

nios se tinham reforçado, mas já não mostravam sinais de perda dos seus constituintes... Era a própria estrutura do cérebro do doente que havia mudado.

A mãe de Keith estava encantada. O filho estava transfigurado. Ela não parava de falar aos amigos – que tinham, é preciso dizê-lo, uma certa dificuldade em acreditar – dos efeitos do óleo de peixe. O próprio Dr. Puri ficou de tal forma impressionado com esta cura que publicou uma descrição da mesma numa importante revista de psiquiatria[1] e começou um estudo – ainda inacabado no momento em que escrevo estas linhas – relativo ao efeito dos óleos de peixe na mais grave e mais mortal das afecções do cérebro: a doença de Huntington[2].

Em medicina, deve-se desconfiar sempre dos chamados «casos anedóticos»: ou seja, não se deve construir uma teoria ou recomendar um tratamento com base num único doente, ou mesmo nalguns casos, por mais extraordinários que estes sejam. Qualquer tratamento promissor deve ser comparado com um placebo num estudo onde nem os doentes nem os médicos que os estão a tratar sabem quem recebe a substância presumida activa e quem recebe o placebo: é a isso que se chama um «estudo controlado». Ora, alguns meses depois da publicação do caso do Dr. Puri, a outra grande revista internacional de psiquiatria – o *Ame-*

---

[1] Puri, B. K., S. J. Counsell *et al.* (2001), «Eicosapentaenoic acid in treatment-resistant depression associated with symptom remission, structural brain changes and reduced neuronal phospholipid turnover», *International Journal of Clinical Practice*, vol. 55 (8), pp. 560-563; Puri, B. K., S. J. Counsell *et al.* (2002), «Eicosapentaenoic acid in treatment-resistant depression», *Archives of General Psychiatry*, vol. 59, pp. 91-92.

[2] Um estudo preliminar do efeito do etil-EPA, extracto de óleo de peixe esterificado, na doença de Huntington no estádio III – o mais avançado – mostra uma melhoria dos sintomas motores nalguns meses em relação a uma degradação importante no grupo-testemunha que tomava apenas um placebo. O estudo mostra igualmente um aumento da massa cortical em relação ao volume dos ventrículos. Isto é, uma inversão do processo da doença a nível neurológico. Puri, B. K., G. Bydder *et al.* (2202), «MRI and neuropsychological improvement in Huntington disease following ethyl-EPA treatment», *Neuro Report*, vol. 13(1), pp. 123-126.

rican Journal of Psychiatry – publicou precisamente um estudo controlado em doentes que, como Keith, eram resistentes a toda a espécie de tratamentos.

Em Israel, o Dr. Nemets e os seus colaboradores compararam a eficácia do mesmo extracto purificado de óleo de peixe – o ácido etil-eicosapentanóico com uma dose equivalente de azeite (que, apesar das propriedades anti-oxidantes benéficas, não contém ómega-3). Mais de metade dos doentes que, até aí, não haviam reagido a nenhum tratamento viram-se a melhorar nitidamente da depressão em menos de três semanas[1]. A observação anedótica do Dr. Puri estava pois confirmada. Desde então, mais um estudo, desta vez britânico, foi publicado nos *Archives of General Psychiatry*. Este chega às mesmas conclusões e mostra igualmente que é toda a gama dos sintomas da depressão que pode ser melhorada pelos ácidos gordos ómega-3: tanto a tristeza como a falta de energia, a ansiedade e a insónia, a baixa da libido bem como as tendências suicidas[2].

Provavelmente, será necessário esperar vários anos antes que um número suficiente de estudos deste tipo seja realizado. Com efeito, os ácidos gordos ómega-3, sendo um produto da natureza, não é possível registar-lhes a patente. Não interessam às grandes companhias farmacêuticas que financiam a maioria dos estudos científicos sobre a depressão.

Todavia, a existência de uma ligação entre a depressão e uma taxa demasiado baixa de ácidos gordos ómega-3 no organismo é sugerida por vários outros resultados. Por exemplo, os doentes deprimidos têm reservas mais fracas em ómega-3 do que os sujeitos normais[3]. E quanto mais as suas

---

[1] Nemets, B., Z. Stahl *et al.* (2002), «Addition of omega-3 fatty acid to maintenance medication treatment for recurrent unipolar depressive disorder», *American Journal of Psychiatry*, vol. 159, pp. 477-479.

[2] Peet, M. e D. Horrobin (2002), «A dose-ranging study of the effects of ethyl-eicosapentaenoate in patients with ongoing depression despite apparently adequate treatment with standard drugs», *Archives of General Psychiatry*, vol. 59, pp. 913-919.

[3] Maes, M., R. Smith *et al.* (1996), «Fatty acid composition in major depression: decrease w3 fractions in cholesteryl esters and increase C20:

reservas são fracas, mais os sintomas são agudos[1]. Mas há mais, quanto mais a alimentação corrente das pessoas contém ómega-3, menos tendência elas têm para estar deprimidas[2].

A dieta dos primeiros homens

Segundo diversos investigadores, para compreender este misterioso efeito dos ácidos ómega-3 no cérebro e na disposição, é preciso ir às origens da humanidade.

Há dois tipos de ácidos gordos «essenciais»: os ómega-3 – que estão contidos nas algas, no plâncton e nalgumas plantas terrestres, entre as quais a erva – e os ómega-6, que se encontram em quase todos os óleos vegetais e na carne – especialmente na carne de animais alimentados com rações ou com farinhas animais. Se bem que importantes para o organismo, os ómega-6 não têm as mesmas propriedades benéficas para o cérebro e favorecem as reacções de inflamação (falaremos disto mais à frente). No momento em que o cérebro do *Homo sapiens* se desenvolveu, isto é, quando ele acedeu à consciência do eu, a humanidade vivia em volta dos grandes lagos do leste africano. O acesso a um ecossistema único muito rico em peixes e crustáceos pode ter sido o despoletador de um desenvolvimento prodigioso do cérebro. Pensa-se que a alimentação destes primeiros humanos era perfeitamente equilibrada, com um rácio de 1/1 entre o contributo de ómega-3 e ómega-6. Este rácio ideal terá fornecido ao corpo exactamente a alimentação de que preci-

4 omega-6/C20: 5 omega-3 ratio in cholesryl esters and phospholipids», *Journal of Affective Disorders*, vol. 38, pp. 35-46; Peet, M., B. Murphy *et al.* (1998), «Depletion of omega-3 fatty acid levels in red blood cell membranes of depressive patents», *Biological Psychiatry*, vol. 43 (5), pp. 315-319.

[1] Adams, P. B., S. Lawson *et al.* (1996), «Arachidonic acid to eicosapentaenoic acid ratio in blood correlates positively with clinical symptoms of depression», *Lipids*, n.º 31 (supl.), pp. S157-S161.

[2] Edwards, R. M. Peet *et al.* (1998), «Omega-3 polyunsaturated fatry acid levels in the diet and in the red blood cell membranes of depressed patients», *Journal of Affective Disorders*, vol. 48 (2-3), pp. 149-155.

sava para produzir neurónios de uma qualidade óptima e portanto dar ao cérebro capacidades inteiramente novas que permitiram o fabrico de utensílios, a linguagem e a consciência[1].

Actualmente, com o desenvolvimento da agricultura, a criação intensiva de gado, em que os animais são alimentados com rações em vez de erva selvagem, e a presença de óleos vegetais ricos em ómega-6 em todos os alimentos industriais, o rácio ómega-3/ómega-6 na alimentação ocidental varia agora entre 1/10 e 1/20[2]. Para usar uma imagem, poder-se-ia dizer que o cérebro é um motor de alta potência concebido para funcionar com uma gasolina muito requintada, ao passo que nós o fazemos andar a diesel de má qualidade[3]...

Esta desadequação entre aquilo de que o cérebro precisa e aquilo com que é alimentado actualmente, tanto na Europa como na América, explicaria em grande medida as enormes diferenças na incidência da depressão nas sociedades ocidentais que não consomem, ou pouco, peixe e crustáceos, e as populações asiáticas que muito os apreciam. Em Taiwan, Hong Kong e no Japão, a depressão é cerca de doze vezes menos frequente do que em França, mesmo tendo em conta diferenças de atitude culturais para com a depressão nos países asiáticos[4]. O que talvez explique a rapidez com que a

---

[1] Chamberlain, J. (1996), «The possible role of long-chain, omega-3 fatty acids in human brain phylogeny», *Perspectives in Biology and Medicine*, vol. 39 (3), pp. 436-445; Broadhurst, C., S. Cunnane *et al.* (1998), «Rift Valley lake fish and shellfish provided brain-specific nutrition for early Homo», *British Journal of Nutrition*, vol. 79 (1), pp. 3-21.

[2] Stoll, A. L. e C. A. Locke (2002), «Omega-3 fatty acids in mood disorders: A review of neurobiologic and clinical applications», *Natural Medications for Psychiatric Disorders: Considering the Alternatives*, D. Mischoulon e J. Rosenbaum, Filadélfia, PA, Lippincptt Williams & Wilkins, pp. 13-34.

[3] Fui buscar esta imagem a Jeanette Settle. Settle, J. E. (2001), «Diet and essential fatty acids», *Handbook of Complementary and Alternative Therapies in mental Health*, S. Shannon, San Diego, Academic Press, pp. 93-113.

[4] Weissman, M. W., R. Bland *et al.* (1996), «Cross-national epidemiology of major depression and bipolar disorder», *JAMA*, vol. 276, pp. 293-296; Hib-

depressão parece difundir-se no Ocidente nos últimos cinquenta anos. Hoje em dia, o consumo de ómega-3 seria ainda inferior em metade ao que era antes da Segunda Guerra Mundial[1]. Ora foi durante este mesmo período que a incidência da depressão aumentou consideravelmente[2].

O excesso de ómega-6 no organismo produz reacções de oxidação e induz respostas inflamatórias um pouco pelo corpo todo[3]. Todas as grandes doenças crónicas em plena expansão no mundo ocidental são agravadas por essas reacções inflamatórias: as doenças cardiovasculares – como os enfartes e acidentes vasculares cerebrais – mas também o cancro, a artrite e até mesmo a doença de Alzheimer[4]. Existe uma concordância notória entre os países com a maior mortalidade devido às doenças cardiovasculares[5] e os países em que a depressão é mais frequente[6]. O que sugere perfeitamente a existência de causas comuns. Ora os ómega-3 têm

---

beln, J. (1998), «Fish consumption and major depression», *The Lancet*, vol. 351, pp. 1213.

[1] Stordy, B. e M. Nichool (2000), *The LCP Solution: The Remarkable Nutritional Treatment for ADHD, Dyslexia, and Dyspraxia*, Nova Iorque, Ballantine Books.

[2] Klerman, G. L. e M. Weissman (1989), «Increasing rates of depression», *JAMA*, vol. 261 (15), pp. 2229-2235.

[3] Endres, S., R. Ghorbani *et al.* (1989), «The effect of dietary supplementation with n-3 polyunsaturated fatty acids on the synthesis of interleukin-1 and tumor necrosis factor by mononuclear cells», *New England Journal of Medicine*, vol. 320 (5), pp. 265-271; Stoll, A. L. e C. A. Locke (2002), «Omega-3 fatty acids in mood disorders: A review of neurobiolog and clinical applications», *Natural Medications for Psychiatric Disorders: Considering the Alternatives*, D. Mischoulon e J. Rosenbaum, Filadélfia, Lippincotte Williams & Wilkins, pp. 13-34.

[4] Rudin, D. O. (1982), «The dominant diseases of modernized societies as omega-3 essencial fatty acid deficiency syndrome», *Medical Hypotheses*, vol. 8, pp. 17-47; Simopoulos, A. P. e J. Robinson (1998), *The Omega Diet*, Nova Iorque, Harper Collins.

[5] Liu, K., J. Stamler *et al.* (1982), «Dietary lipids, sugar, fiber, and morality form coronary heart disease – bivariate analysis of international data», *Atherosclerosis*, vol. 2, pp. 221-227.

[6] Weissman, M. W, R. Bland *et al.* (1996), «Cross-national epidemiology of major depression and bipolar disorder», *JAMA*, vol. 276, pp. 293-296.

efeitos benéficos muito importantes nas afecções cardíacas conhecidos há mais tempo do que os estudados no caso da depressão.

O primeiro grande estudo sobre o assunto foi efectuado em Lyon por dois investigadores franceses, Serge Renaud e Michel Lorgeril. Num artigo publicado no *Lancet* eles mostraram que os doentes que seguiam uma dieta rica em ómega--3 (a dieta «mediterrânea») tinham quase 76% menos hipóteses de morrer nos dois anos a seguir a um enfarte do que os que aderiam às recomendações *standard* da American Heart Association[1]! Diversos estudos provam também que um dos efeitos dos ómega-3 no coração é reforçar a variabilidade do ritmo cardíaco e protegê-lo das arritmias[2]. Como o reforço da variabilidade do ritmo cardíaco protege da depressão (ver capítulo 3), é pois lógico pensar que a depressão e as doenças cardíacas evoluem da mesma maneira nas sociedades que consomem poucos ácidos gordos de peixe na alimentação quotidiana.

A depressão é uma doença inflamatória?

O reconhecimento do papel importantíssimo dos ómega--3 na prevenção e no tratamento da depressão promete o desenvolvimento de uma concepção inteiramente nova desta doença. E se a depressão fosse, também ela, uma doença inflamatória, como se descobriu há pouco tempo em relação

---

[1] De Lorgeril, M., S. Renaud *et al.* (1994), «Mediterranean alphalinolenic acid rich diet in secondary orevention of coronary heart disease», *The Lancet*, vol. 343, pp. 1454-1459.

[2] Christensen, J. H. e E. B. Schmidt (2001), «N-3 fatty acids and the risk of sudden cardiac death», *Lipids*, n.º 36, suppl.: S115-118; Leaf, A. (2001), «Electrophysiologic basis for the antiarrhythmic and anticonvulsant effects of omega-3 polyunsaturated fatty acids», *World Review of Nutrition & Dietetics*, vol. 88, pp. 72-78; Brouwer, I. A., P. L. Zock *et al.* (2002), «Association between n-3 fatty acids status in blood and electrocardiographic predictors of arrhythmia risk in healthy volunteers», *American Journal of Cardiology*, vol. 89 (5), pp. 629-631.

às artérias coronárias? Isso permitiria explicar um conjunto de observações estranhas que as teorias contemporâneas desta doença – que se limitam ao exame da influência de neurotransmissores como a serotonina – passam geralmente sob silêncio.

Veja-se o caso de Nancy, por exemplo. Esta tinha sessenta e cinco anos quando lhe diagnosticaram uma depressão pela primeira vez na vida. Contudo, nada havia mudado na sua existência. Ela não compreendia por que razão o médico estava intimamente persuadido de que os sintomas de tristeza, de cansaço, de insónia e de perda de apetite eram sinal de uma depressão típica. Seis meses depois, quando ainda não havia começado o tratamento de antidepressivos, sentiu uma dor persistente na barriga. Uma ecografia revelou a presença de um grande tumor junto do fígado: Nancy tinha um cancro do pâncreas. Como é frequente nesta doença, ele manifestou-se primeiro por uma depressão e não por sintomas físicos. Muitos cancros implicam fenómenos inflamatórios importantes muito antes de terem atingido um tamanho significativo. Tudo leva a crer que essa inflamação seja responsável pelos sintomas depressivos que antecedem muitas vezes o diagnóstico da doença. Encontram-se aliás muitas vezes esses sintomas de depressão em todas as doenças físicas que têm uma componente inflamatória difusa, como as infecções (a pneumonia, a gripe, a febre tifóide), os acidentes vasculares cerebrais, os enfartes do miocárdio, as doenças auto-imunes, e por aí fora. A depressão «clássica» não poderá ser igualmente a manifestação de reacções inflamatórias difusas? Não seria de admirar, uma vez que se sabe que o *stress* desencadeia reacções inflamatórias destas, e que é por isso que contribui para o acne, a artrite e a exacerbação das doenças auto-imunes[1]. Afinal, a medicina tibetana talvez tenha razão: a depressão pode bem ser uma doença tanto do corpo como do espírito.

---

[1] Smith, R. S. (1991), «The macrophage theory of depression», *Medical Hypotheses*, vol. 35, pp. 298-306; Maes, M. e R. S. Smith (1998), «Fatty acids, cytokines, and major depression», *Biological Psychiatry*, vol. 43, pp. 313-314.

Onde encontrar os ácidos gordos essenciais do tipo ómega-3?

As principais fontes de ácidos gordos essenciais ómega-3 são as algas e o plâncton. Estes chegam até nós por intermédio dos peixes e dos crustáceos que os acumulam nos seus tecidos gordos. São sobretudo os peixes de água fria – mais ricos em gordura – a melhor fonte de ómega-3. Todavia, os peixes criados em viveiros são menos ricos em ómega-3 do que os peixes selvagens. O salmão selvagem, por exemplo, é uma excelente fonte de ómega-3, mas o salmão de viveiro é-o menos[1]. As fontes mais fiáveis, e menos susceptíveis de serem contaminadas pela acumulação de toxinas como o mercúrio ou carcinógenos orgânicos deitados aos mares e aos rios, são os peixes pequenos que se encontram na base da cadeia alimentar: as cavalas (um dos peixes mais ricos em ómega-3), as anchovas (inteiras, não em filetes), as sardinhas e os arenques. Outros peixes ricos em ómega-3 são o atum, o eglefim (*haddock*) e a truta. Cem gramas de cavala contêm 2,5g de ómega-3; cem gramas de arenque 1,7g; cem gramas de atum (mesmo em lata) 1,5g (desde que não lhe tenha sido retirada a gordura); cem gramas de anchovas inteiras 1,5g; cem gramas de salmão 1,4g; cem gramas de sardinha 1g[2-3].

---

[1] É muito difícil conhecer exactamente o conteúdo em ómega-3 de peixes em cativeiro, porque cada viveiro tem os seus próprios regimes alimentares. Os viveiros de peixes europeus parecem ser mais estritos no que respeita à comida dada aos peixes do que os americanos. Segundo o professor Stoll, os peixes de viveiro europeus teriam quase a mesma quantidade de ómega-3 que os peixes selvagens. Stoll, 2001, *op. cit.*

[2] Simopoulos, A. P. e J. Robinson (1998), *The Omega Diet, op. cit.*

[3] A sarda e o espadarte têm também um conteúdo elevado em ómega-3 mas estão muitas vezes contaminados pelo mercúrio, a ponto de ser recomendado às mulheres grávidas e às criança que evitem o seu consumo. (Recomendação da Food and Drug Administration americana. www.cfsan.fda.gov/frf/sea-mehg.html, consultado em Janeiro de 2003.)

Existem também fontes vegetais de ómega-3, mas estas necessitam de uma etapa suplementar no metabolismo para serem transformadas nos ácidos gordos que são os constituintes das membranas neuronais. Trata-se das sementes de linhaça (que se podem comer tal qual – uma colher de sopa contém 2,8g – ou sob forma de azeite[1] –, uma colher de sopa 7,5g), do óleo de colza (uma colher de sopa 2,5g), do óleo de cânhamo, das nozes (2,3g em 100g). Todos os legumes verdes contêm o percursor dos ácidos gordos ómega-3 se bem que em menor quantidade. As fontes mais ricas são as folhas de beldroega (um alimento de base da cozinha romana há dois mil anos, e que ainda hoje é utilizado na Grécia)[2], os espinafres, as algas marinhas e a espirulina (um elemento tradicional dos astecas).

A erva e as folhas naturais de que se alimentam os animais selvagens contêm também ómega-3. É por isso que a caça, como o cabrito montês ou o javali, é mais rica em ómega-3 do que a carne de criação[3]. Quanto mais os animais de criação são alimentados com rações, menos a sua carne contém ómega-3. Um artigo do *New England Journal of Medicine* mostra por exemplo que os ovos das galinhas alimentadas com grão – os que encontramos no supermercado – contêm vinte vezes *menos* ómega-3 dos que os ovos de galinhas alimentadas livremente na natureza[4]. A carne de gado alimen-

---

[1] O óleo de linhaça pode tornar-se tóxico para o organismo se não for conservado em frio e protegido da luz. É pois imperioso obter óleo fresco, adequadamente refrigerado, e apresentado num recipiente opaco. O óleo não deve nunca ter um gosto amargo (apesar de por natureza ser um pouco amargo).

[2] Tal como em Portugal! (*N. da T.*)

[3] Crawford, M. A. (1968), «Fatty-acid ratios in free-living and domestic animals», *The Lancet*, pp. 1329-1333; Crawford, M. A., M. M. Gale *et al.* (1969), «The polyenoic acids and their elongation products in the muscle tissue of Phacochoerus aethiopicus: a re-evaluation of *"animal fat"*», *Biochem J*, vol. 114, p. 68P; Crawford, M. A., M. M. Gale *et al.* (1969), «Linoleic acid and linolenic acid elongation products in the muscle tissue of Sycerus cafer and other ruminam species», *Biochem J*, vol. 115, pp. 25-27.

[4] Simopoulos, A. P. e N. Salem (1989), «Omega-3 fatty acids in eggs from range-fed Greek chickens», *New England Journal of Medicine*, p. 1412.

tado com rações torna-se também mais rica em ácidos gordos ómega-6, cujas propriedades são *pró*-inflamatórias. É pois recomendado limitar o consumo de carne a um máximo de três doses por semana e evitar carnes gordas, ainda mais ricas em ómega-6 do que as outras.

Todos os óleos vegetais são ricos em ómega-6 e não contêm ómega-3, excepto o óleo da semente de linhaça, o óleo de colza e o óleo de cânhamo, que são ricos em ómega-3, e o azeite, que não contém nem uns nem outros. Para manter a relação ómega-3/ómega-6 o mais próxima possível de 1/1, é pois preciso eliminar todos os óleos de cozinha habituais, excepto o azeite e o óleo de colza. E é particularmente indispensável eliminar o óleo de fritar, que, além disso, pelos radicais livres que liberta, é particularmente oxidante para os tecidos.

A manteiga, as natas e os lacticínios não desnatados são ricos em ácidos gordos saturados e devem pois ser consumidos com moderação porque limitam a integração dos ácidos gordos ómega-3 nas células. Todavia, o investigador francês Serge Renaud mostrou que o queijo e os iogurtes, mesmo fabricados a partir do leite completo, são menos nocivos do que os outros produtos leiteiros: o alto teor em cálcio e em magnésio reduz a absorção dos ácidos gordos saturados pelo organismo[1]. É por esta razão que, no seu livro sobre «a dieta ómega-3», a grande nutricionista Artemis Simopoulos, que trabalhou durante muito tempo no NIH americano, autoriza até trinta gramas de queijo por dia.

Na prática, para estar seguro de receber uma quantidade suficiente de ómega-3 da maior pureza e qualidade, é muitas vezes mais prático tomá-lo sob a forma de suplementos alimentares. Os estudos existentes sugerem que, para obter um efeito antidepressivo, é preciso consumir entre 2g e 3g por dia de uma mistura de dois ácidos gordos de peixe: o ácido eicosapentaenóico («EPA») e o ácido docosahexainóico («DHA»).

---

[1] Renaud, S., M. Ciavatti *et al.* (1983), «Protective effects of dietary calcium and magnesium on platelet function and atherosclerosis in rabbits fed saturated fat», *Atherosclerosis*, vol. 47, pp. 189-198.

Existem vários produtos vendidos nas farmácias especializadas, quer em drageias quer em óleo (sendo necessário tomar duas a quatro colheres de café por dia). Os melhores produtos parecem ser os que contêm a mais alta concentração de EPA em relação ao DHA. Certos autores – como o Dr. Stoll de Harvard e o Dr. Horrobin em Inglaterra – sugerem com efeito que é o EPA que tem um efeito antidepressivo e que demasiado DHA impede talvez esse efeito de se manifestar, necessitando de doses mais fortes do que se o produto fosse mais puro em EPA.

É preferível escolher um produto que contenha também um pouco de vitamina E para proteger o óleo de uma oxidação sempre possível, que a tornaria ineficaz, e até mesmo nociva. Vários autores recomendam que se combine a ingestão de óleo de peixe com um suplemento vitamínico que associe a vitamina E (800 UI por dia), a vitamina C (1g por dia) e o selénio (200g por dia) para evitar a oxidação dos ómega-3 no interior do organismo. Durante muito tempo ridicularizada pela medicina tradicional, o consumo regular de vitaminas acaba de ser oficialmente sancionado através de um artigo retumbante no *Journal of the American Medical Association*. Depois de ter passado em revista todos os dados científicos, os seriíssimos autores do artigo dizem-se obrigados a reconhecer que a ingestão diária de vitaminas (particularmente B, E, C e D) reduz os riscos de todo um conjunto de doenças crónicas e de doenças graves[1].

Enfim, o óleo de fígado de bacalhau, muito apreciado pelos nossos avós enquanto fonte de vitaminas A e D, não é uma boa fonte de ómega-3. Seria necessário ingerir quantidades tais que levariam a uma sobrecarga importante e perigosa de vitamina A.

Curiosamente, os óleos de peixe não parecem fazer engordar. No estudo sobre os maníaco-depressivos, Stoll veri-

---

[1] Fairfield, K. M. e R. H. Fletcher (2002), «Vitamins for chronic disease prevention in adults: scientific review», *JAMA*, vol. 287 (23), pp. 3116-3126; Fletcher, R. H. e K. M. Fairfield (2002), «Vitamins for chronic disease prevention in adults: clinical applications», *JAMA*, vol. 287 (23), pp. 3127-3129.

ficou que os doentes não engordavam apesar do forte consumo diário de óleo. Com efeito, alguns até emagreceram[1]. Num estudo sobre ratos, os que tinham tido uma dieta rica em ómega-3 eram 25% mais magros do que os que consumiam exactamente a mesma quantidade de calorias mas sem ómega-3. Pode-se pensar que o modo como o corpo utiliza os ómega-3 limita a formação de tecidos adiposos[2].

O julgamento da História

No dia em que os historiadores se debruçarem sobre a história da medicina no século XX, penso que eles descobrirão duas viragens importantes. A primeira foi a descoberta dos antibióticos, que erradicou quase por completo a pneumonia, a primeira causa de mortalidade no Ocidente até à Segunda Guerra Mundial. A segunda, a revolução em curso: a demonstração científica de que a nutrição tem um impacto profundo em quase todas as grandes doenças das sociedades ocidentais. Os cardiologistas mal começaram a admiti-lo (mesmo continuando a não receitar óleo de peixe, apesar dos estudos neste domínio e, agora, das recomendações oficiais da American Heart Association[3]). Os psiquiatras estão ainda muito longe disso. No entanto, o cérebro é certamente tão sensível ao conteúdo da alimentação quotidiana quanto o coração. Quando nos intoxicamos com álcool ou com drogas ilegais, ele sofre. Quando não o alimentamos com os constituintes essenciais, ele sofre também. É verdadeiramente espantoso que

---

[1] Stoll, A. L. (2001), *The Omega-3 Connection: The Groundbreaking Omega-3 Antidepression Diet and Brain Program*, Nova Iorque, Simon & Schuster.

[2] Beillie, R. A., R. Takada *et al.* (1999), «Coordinate induction of peroxysomal acyl-CoA oxidase and UCP-3 by dietary fish oil: a mechanism for decreased body fat deposition», *Prostaglandins Leukotrienes & Essencial Fatty Acids*, vol. 60 (5-6), pp. 351-356.

[3] Kriss-Etherton, P. M., W. S. Harris *et al.* (2002), «AHA Scientific Statement: Fish consomption, fish oil, omega-3 fatty acids, and cardio-vascular disease», *Circulation*, vol. 106, pp. 2747-2757.

tenham sido precisos dois mil e quinhentos anos para que a ciência moderna chegasse a esta conclusão, que todas as medicinas tradicionais, sejam elas tibetana ou chinesa, aiurvédica ou greco-romana, punham em evidência desde os primeiros textos. Hipócrates dizia: «Deixa a tua alimentação ser o teu remédio e o teu remédio a tua alimentação.» Foi há dois mil e quatrocentos anos.

Mas há outra porta de entrada do cérebro emocional que passa inteiramente pelo corpo. Reconhecida, também ela, desde Hipócrates, esta é tão desprezada quanto a nutrição no Ocidente. Curiosamente, é-o ainda mais por aqueles que sofrem de *stress* ou de depressão, a pretexto de ou não terem tempo, ou então de não terem a energia necessária. Ora é uma das fontes de energia mais abundantes e melhor estabelecidas pela ciência. Trata-se do exercício físico. Mesmo, como iremos ver, em pequenas doses...

10. Prozac ou adidas?

O pânico de Bernard

Bernard é produtor de cinema; aos quarenta anos, tudo parece sorrir-lhe. É alto, elegante, e o sorriso irresistível deve tê-lo feito cair nas boas graças de toda a gente do seu meio: seria impossível não se ficar encantado com ele. Contudo, Bernard está completamente na fossa. Por causa dos ataques de ansiedade que lhe envenenam a vida há dois anos.

A primeira vez, foi num almoço de negócios num restaurante a abarrotar de gente. Estava tudo a correr bem quando subitamente se sentiu mal. Ficou agoniado, o coração parecia querer saltar-lhe do peito e tinha dificuldade em respirar. Pensou imediatamente num dos amigos de infância, fulminado no ano anterior por um enfarte. Ao lembrar-se disto, o coração pôs-se a bater ainda mais depressa e não conseguia pensar noutra coisa. A vista turvou-se-lhe e teve a impressão de que as pessoas e a sala à sua volta se tornavam estranhamente distantes, como se não fossem reais. Num instante, Bernard compreendeu que estava a morrer. Murmurou uma desculpa vaga e dirigiu-se a cambalear para a saída do restaurante. Fez sinal a um táxi e dirigiu-se às urgências do hospital mais próximo. Lá, disseram-lhe que não estava a morrer. Pelo contrário, explicaram-lhe que ele tinha acabado de ter o seu primeiro ataque de ansiedade, ou antes, de «pânico».

Uma em cada cinco pessoas vítima deste tipo de ataque é vista primeiro nas urgências de um hospital, não no psiquiatra (e quase metade delas chegam lá de ambulância!). Efectivamente, durante os dois anos seguintes Bernard passou muitas vezes pelas urgências, bem como pelo consultório de vários cardiologistas. Asseguraram-lhe reiteradamente que os seus sintomas não eram de origem cardíaca, e chegaram até a receitar-lhe Xanax, um tranquilizante, «para se descontrair», disseram-lhe.

A princípio, o medicamente ajudou-o muito. As crises cessaram, e ele começou a contar cada vez mais com a pilulazinha. Começou mesmo a tomá-la quatro vezes ao dia para evitar que a ansiedade lhe perturbasse o trabalho. Progressivamente, apercebeu-se de que, se se atrasasse na dose seguinte, a ansiedade era mais intensa. Um dia, no estrangeiro, roubaram-lhe as malas. Encontrou-se brutalmente sem Xanax. Ao fim de poucas horas, a ansiedade era tanta, o coração batia de tal maneira, que ainda se lembra desse dia como o pior dia da sua vida. Quando regressou da viagem, prometeu a si próprio libertar-se da dependência do Xanax e de não voltar a tomá-lo.

Alguns anos antes, Bernard notara que, quando nadava meia hora, se sentia melhor durante uma hora ou duas. Retomou a natação, mas a sensação de bem-estar não durava muito. A moda do *cycling*, a bicicleta interior intensiva praticada em grupo, estava no auge e Bernard deixou-se convencer por um amigo. Três vezes por semana, numa sala onde doze pessoas moviam as ancas numa bicicleta imóvel, ele obedeceu ao ritmo desenfreado imposto pelo instrutor, que não deixava ninguém baixar os braços. A pulsação da música *metal* e a emulação dos vizinhos encorajavam-no a aguentar firme a hora que o exercício durava. Saía daquelas sessões simultaneamente esgotado e de excelente humor. A sensação intensa de bem-estar durava umas horas. De facto, compreendeu rapidamente que não devia fazer *cycling* depois das sete ou oito horas da noite se queria dormir. Mas o resultado mais notável foi que começou a ter muito mais confiança na capacidade de enfrentar os ataques de pânico. Em poucas semanas, estes desapareceram completamente...

Hoje em dia, dois anos depois, Bernard continua a falar das vantagens espantosas do *cycling* a quem quiser ouvi-lo. Continua a praticar este desporto pelo menos três vezes por semana, sobretudo quando está *stressado*. Nunca mais teve nenhum ataque.

Bernard descreve-se como um «dependente do *cycling*», o que não é falso. Se parar de fazer desporto, sente-se mal ao fim de uns dias. Quando viaja, tem sempre a preocupação de levar consigo os ténis do *jogging* para «relaxar a tensão», como ele próprio diz. Porém, trata-se de uma toxicomania que só lhe faz bem: esta permite-lhe controlar o peso, aumentar a libido, melhorar o sono, reduzir a tensão arterial, reforçar o sistema imunitário, protegê-lo das doenças cardíacas e mesmo de certos tipos de cancro. Se é «dependente» do «pedal», a intoxicação de exercício dá-lhe a sensação de *melhor* controlar a sua vida; exactamente o inverso do que acontecia com o Xanax.

Um tratamento para a ansiedade...
e as células imunitárias

Bernard não está sozinho. O que ele descobriu por si próprio, já Platão o dissera, e, durante as duas últimas décadas, a ciência ocidental demonstrou-o: o exercício é um tratamento notável da ansiedade. Actualmente, os estudos sobre o assunto são tantos que há mesmo vários «estudos de estudos» – «meta-análises»[1]. Há mesmo um estudo que aborda precisamente os benefícios da bicicleta estacionária – bem menos intensa do que o *cycling* de que Bernard era adepto –, que mostra efectivamente que a maioria dos participantes fazem a experiência de uma recuperação de energia ao mesmo tempo que se sentem mais descontraídos[2]. Este estudo veri-

[1] McDonald, D. G. e J. A. Hogdon (1991), *The Psychological Effects of Aerobic Fitness Training: Research and Theory*, Nova Iorque, Springer-Verlag; Long, B. C. e R. van Stavel (1995), «Effects of exercise training on anxiety. A meta-analysis», *Journal of Applied Sport Psychology*, vol. 7, pp. 167-189.

[2] DiLorenzo, T. M., E. P. Bargman *et al.* (1999), «Long-term effects of aerobic exercise on psychological outcomes», *Preventive Medicine*, vol. 28 (1), pp. 75-85.

fica também que os efeitos positivos continuam presentes um ano depois, tendo a maior parte dos participantes decidido continuar o exercício de forma mais regular.

Diversos outros estudos sugerem que, quanto mais se está «descondicionado» – isto é, quanto mais uma pessoa se deixou ir ao sabor de refeições demasiado pesadas, de deslocações de automóvel, e a permanecer horas em frente da televisão –, mais o exercício físico, mesmo em pequenas doses, fará sentir rapidamente as suas vantagens[1].

Bernard teve razão em aumentar a dose de exercício durante os períodos de *stress* acrescido. Na Universidade de Miami, o Dr. LaPerrière debruçou-se sobre o efeito protector do exercício nas situações difíceis. Escolheu um dos momentos mais terríveis da existência: aquele em que é anunciado à pessoa que é seropositiva no que se refere ao vírus da sida. Na altura em que ele efectuou o estudo – muito antes da descoberta da triterapia –, esse diagnóstico equivalia a uma sentença de morte. Cada um que resolvesse sozinho o problema psicológico. O que LaPerrière constatou foi que os pacientes que faziam exercício regularmente pelo menos há cinco semanas pareciam «protegidos» do medo e do desespero. Além disso, o sistema imunitário, o qual se vai abaixo muitas vezes nos momentos de *stress*, resistia melhor, também ele, a essa terrível notícia. As células «natural *killer*» (NK, as «assassinas naturais») são a primeira linha de defesa do organismo, tanto contra as invasões exteriores – como o vírus da sida – como contra a proliferação de células cancerosas. São muito sensíveis às nossas emoções. Quanto mais nos sentimos bem mais elas efectuam o seu trabalho com energia. Em contrapartida, nos períodos de *stress* e de depressão elas têm tendência para se desactivarem ou para cessarem de se multiplicar. No caso dos doentes que não faziam exercício foi exactamente o que

[1] Kasch, F. (1976), «The effects of exercise on the aging process», *The Physician and Sports Medicine*, vol. 4, pp. 64-68; Palone, A. M., R. R. Lewis *et al.* (1976), «Results of two years of exercise training in middle-aged men», *The Physician and Sports Medicine*, vol. 4, pp. 72-77.

LaPerrière observou: a taxa de células NK caía brutalmente após o anúncio do diagnóstico, ao invés da dos doentes que praticavam exercício regularmente[1]!

A instrução de Xaviera

A depressão melhora também com um pouco de *jogging*. Num dos primeiros artigos modernos sobre o assunto, o Dr. Greist conta a história de Xaviera. Esta estudante de vinte e oito anos preparava uma segunda licenciatura na Universidade de Wisconsin. Vivia sozinha, saía raramente para além de ir às aulas e queixava-se o tempo todo de não encontrar um homem que lhe conviesse. A existência parecia-lhe vazia e já tinha perdido a esperança de ver as coisas mudarem. A única consolação eram os três maços de cigarros diários, observando as volutas de fumo a elevar-se no ar em vez de se concentrar nos apontamentos das aulas. Não ficou muito surpreendida quando o médico do dispensário da universidade lhe anunciou que o seu *score* numa escala de depressão era superior ao de 90% dos pacientes do centro. Há dois anos que a depressão durava, e nenhum tratamento lhe parecia aceitável. Não tinha vontade de falar da mãe e do pai nem dos seus problemas com um psicólogo, e recusava-se a tomar medicamentos porque, como ela dizia, «talvez esteja deprimida, mas não estou doente». Talvez por desafio, aceitou apesar de tudo fazer parte de um estudo que o médico ia realizar: ela devia correr três vezes por semana entre vinte e trinta minutos, sozinha ou em grupo, conforme preferisse.

No primeiro contacto com o professor de *jogging*, pensou se não seria uma piada de mau gosto: como é que ele podia imaginar que com três maços de cigarros por dia, total ausência de exercício desde os catorze anos e dez quilos a

---

[1] LaPerrière, A., M. H. Antoni *et al.* (1990), «Exercise intervention attenuates emotional distress and natural killer cell decrements following notification of positive serologic status of HIV-1», *Biofeedback and Self-regulation*, vol. 15, pp. 229-242.

mais, ela podia participar num estudo sobre os efeitos do *jogging*? A última vez que se tinha deixado convencer a andar de bicicleta, tinha aguentado dez minutos e julgou que morria. E jurara nunca mais recomeçar... E depois a ideia de que era preciso um *monitor* para aprender a correr parecia-lhe *ainda mais* ridícula. Que havia para aprender? A pôr um pé à frente do outro mais depressa do que a andar? Ouviu contudo os conselhos que lhe foram dados. Estes viriam a revelar-se essenciais ao seu futuro êxito: em primeiro lugar, era preciso dar passos pequenos, trotar mais do que correr, inclinando-se ligeiramente para a frente, e sem levantar demasiado os joelhos. Sobretudo, era preciso não ir muito depressa de forma a não impedir uma conversa («é preciso poder falar, mas não cantar», repetia-lhe o instrutor). Se ficasse sem fôlego, devia abrandar, ou até mesmo começar só a andar em passo rápido. Não devia sentir nunca nem dor nem cansaço. O objectivo à partida era simplesmente percorrer um quilómetro e meio, levando o tempo que fosse necessário mas tentando trotar o mais possível. O facto de ter alcançado, logo no primeiro dia, o objectivo que lhe haviam fixado foi já um motivo de satisfação. Ao fim de três semanas, à razão de três sessões semanais, ela tornara-se capaz de manter o ritmo de trote durante dois, depois três quilómetros, sem grande dificuldade. E foi obrigada a constatar que se sentia melhor. Dormia melhor, tinha mais energia e passava muito menos tempo a carpir mentalmente sobre si própria. Foi progredindo assim, sentindo-se cada dia melhor, durante cinco semanas.

E um dia forçou um bocado de mais no final do percurso e torceu um pé. Não o suficiente para ficar imobilizada, mas suficientemente para a proibirem de correr durante três semanas. Daí a uns dias, foi a primeira a surpreender-se por se sentir triste em virtude de não poder ir fazer *jogging*. Mais uma semana sem correr e percebeu que os sintomas da depressão recomeçavam a surgir: via tudo negro e era pessimista em relação a tudo. Todavia, quando pôde enfim retomar o que se tornara o «seu» exercício, os sintomas desapareceram de novo nalgumas semanas. Nunca se tinha sentido tão bem.

Mesmo a menstruação, habitualmente muito dolorosa, parecia passar mais depressa. Quando recomeçou a fazer *jogging* depois de três semanas de interrupção, anunciou ao monitor, depois de ter corrido: «Já não estou em forma, mas vou ficar, e senti-me melhor do que da primeira vez que corri.»

Segundo o Dr. Greist, o médico que conduzia o estudo, muito depois do fim deste ela continuava a ser vista a correr regularmente à beira de um lago, com um grande sorriso. A história não diz se ela deixou de fumar nem se encontrou o grande amor da vida dela[1]...

O êxtase do corredor

A depressão está sempre associada a ideias negras, pessimistas, desvalorizadoras para o próprio e para os outros, que se fazem girar incansavelmente dentro da cabeça: «Não vou ser capaz; de qualquer maneira, não vale a pena tentar. Não vai dar; sou feio(a); não sou inteligente; comigo, é sempre a mesma coisa, não tenho sorte; não tenho energia, força, coragem, vontade, ambição, etc.; estou verdadeiramente na fossa; as pessoas não gostam de mim; não tenho talento nenhum; não mereço que ninguém se interesse por mim; não mereço ser amado(a); estou doente, etc.»

Mesmo quando são terríveis e injustamente categóricas (como «sou sempre uma desilusão para toda a gente», o que é forçosamente falso), a maior parte das vezes essas ideias tornaram-se de tal maneira automáticas que a pessoa já nem vê até que ponto elas são anormais; a expressão de uma doença da alma e não uma verdade objectiva. Desde os anos 60 e dos trabalhos do notável psicanalista de Filadélfia Aaron Beck – o inventor da terapia cognitiva – que se sabe que o simples facto de repetir estas frases alimenta a depressão, e que o facto de parar com elas põe frequentemente os

---

[1] Greist, J. H., M. H. Klein *et al.* (1979), «Running as treatment for depression», *Comprehensive Psychiatry*, n.º 20 (1), pp. 41-54.

pacientes no caminho da cura[1]. Uma das características do esforço físico prolongado é que este permite justamente fazer cessar, pelo menos de forma temporária, essa onda incessante de ideias negras. É raro que estas surjam espontaneamente durante o exercício e, se for o caso, basta desviar a atenção para a respiração, ou para a sensação dos passos no chão, ou ainda para a consciência da coluna vertebral que se mantém direita, e elas desaparecem por si mesmas.

A maioria dos corredores explica que ao fim de quinze, trinta minutos de esforço aturado entram num estado onde os pensamentos são, precisamente, espontaneamente positivos, até mesmo criativos. Estão menos conscientes de si próprios e deixam-se guiar pelo ritmo do esforço que os mantém e os arrasta. É aquilo a que se chama correntemente o *high*, o êxtase do corredor, e que só é alcançado por aqueles que insistem durante várias semanas. Esse estado, mesmo que subtil, torna-se muitas vezes uma espécie de dependência. Muitos corredores deixam de poder prescindir um só dia, ao fim de um certo tempo, dos seus vinte minutos de corrida.

O principal erro que cometem os principiantes quando regressam, todos peneirentos, da loja de desporto com os sapatos novos é quererem correr muito depressa e durante muito tempo. Não existe nem velocidade nem distância mágica. Como mostrou brilhantemente Mikhail Csikszentmihalyi, o investigador dos «estados de fluxo», o que permite entrar num estado de «fluxo» é o facto de perseverar num esforço que nos mantém nos limites das nossas capacidades. No limite, e não para além deste. Para uma pessoa que começa a correr, será forçosamente uma distância curta e com passos curtos. Mais tarde, deverá correr mais depressa e mais tempo para ficar «em fluxo», mas só mais tarde.

[1] Beck, A. (1967), *Depression: Clinical, Experimental and Theoretical Aspects*, Nova Iorque, Harper & Row; Beck, A. (1976), *Cognitive Therapy and the Emotional Disorders*, Nova Iorque, International Universities Pres.

Adidas contra Zoloft

Alguns investigadores da Universidade Duke realizaram recentemente um estudo comparativo entre o tratamento da depressão por meio do *jogging* e o tratamento mediante um antidepressivo moderno muito eficaz: o Zoloft. Após quatro meses de tratamento, os pacientes dos dois grupos sentiam--se bem exactamente da mesma maneira. O medicamento não oferecia nenhuma vantagem especial em relação à prática regular da corrida a pé. Mesmo o facto de tomar o medicamento *além* do *jogging* não acrescentava nada. Em contrapartida, após um ano, havia uma diferença notável entre os dois tipos de tratamento: mais de um terço dos pacientes que tinham sido medicados com Zoloft tinham tido uma recaída, ao passo que 92% dos que se tratavam fazendo *jogging* continuavam a estar de boa saúde[1]. É verdade que tinham decidido por si próprios continuar a fazer exercício mesmo depois de o estudo ter chegado ao fim.

Outro estudo de Duke mostrou que não era preciso ser jovem nem estar de boa saúde para tirar partido do exercício físico. Para pacientes deprimidos, entre os cinquenta e os setenta e sete anos, o simples facto de efectuar trinta minutos de «marcha viva», sem correr, três vezes por semana, produzia ao fim de quatro meses exactamente o mesmo efeito que a ingestão de um antidepressivo. A única diferença era que o antidepressivo aliviava os sintomas um pouco mais depressa mas não em maior profundidade[2].

Não só o exercício físico regular permite curar um episódio de depressão, mas permite provavelmente também evitá-lo. Numa população de indivíduos normais, os que faziam exercício no princípio da experiência tinham nitida-

---

[1] Babyak, M., J. A. Blumenthal *et al.* (2000), «Exercise treatment for major depression: Maintenance and therapeutic benefit at 10 months», *Psychosomatic Medicine*, vol. 62 (5), pp. 633-638.

[2] Blumenthal, J., M. Babyak *et al.* (1999), «Effects of exercise training on older patients with depression», *Archives of Internal Medicine*, vol. 159, pp. 2349-2356.

mente menos hipóteses de ter um episódio depressivo durante os vinte e cinco anos seguintes[1].

Conheci perfeitamente estes dois aspectos do exercício, o tratamento dos sintomas bem como a prevenção, por ter eu próprio experienciado isto. Quando cheguei à América, aos vinte e dois anos, não conhecia quase ninguém. Os primeiros meses foram preenchidos com as actividades habituais dos imigrantes. Além das aulas, que ocupavam imenso tempo, foi preciso desencantar um apartamento, instalar--me. No princípio, era agradável recomeçar tudo do nada, e sem pais para me dizerem o que devia ou não devia fazer, o que estava bem e o que estava mal. Lembro-me do prazer dessa liberdade; da felicidade simples de comprar umas cortinas, ou uma frigideira, pela primeira vez. Mas ao fim de alguns meses, uma vez instalado e prisioneiro da rotina das aulas, a minha vida ficou singularmente destituída de prazeres. Sem a minha família, sem os meus amigos, sem a minha cultura, sem os meus «sítios», percebi de repente que a minha alma tinha secado imperceptivelmente. Lembro--me particularmente de uma noite em que nada parecia ter importância nem sentido; restava-me a música clássica, que ouvia incansavelmente em vez de mergulhar nos compêndios. Pensei até para comigo que a única profissão que podia ter sentido num mundo tão frio e indiferente era a de maestro. Como não tinha a menor hipótese de vir a sê-lo, aquilo só agravava o meu pessimismo de imigrante isolado. Depois de várias semanas assim, acabei por perceber que, se não reagisse, ia chumbar e que, aí, é que eu ia ter razões a sério para ficar deprimido. Ter deixado tudo para fracassar na América era demasiado idiota. Não sabia lá muito bem por onde começar, mas sabia que precisava de sacudir aquele torpor que me fazia passar horas sentado sem fazer nada a não ser ouvir sempre as mesmas *cassettes*. Tinha

---

[1] Paffenbarger, R. S., I.-M. Lee *et al.* (1994), «Physical activity and personal characteristics associated with depression and suicide in American college men», *Acta Psychiatrica Scandinavica (suppl.)*, vol. 377, pp. 16--22.

começado a praticar *squash* em Paris antes de partir e tinha levado comigo a raquete. Foi ela que me salvou.

Primeiro inscrevi-me num clube. Nas primeiras duas semanas, nada mudou, excepto o facto de haver agora na minha vida uma actividade que eu saboreava antecipadamente. Sabia que, pelo menos três vezes por semana, teria prazer em me cansar fisicamente tomando a seguir um grande duche bem merecido. Evidentemente, graças ao *squash*, conheci também pessoas que me convidaram a ir a casa delas e, a pouco e pouco, fui construindo uma vida social um pouco mais rica. Durante muito tempo, não soube se tinha sido o exercício a ajudar-me ou os meus novos amigos. Mas isso não era muito importante. Sentia-me infinitamente melhor e estava outra vez de pé. Mais tarde, vim a saber que, mesmo nos momentos mais difíceis, se eu fizesse vinte minutos de corrida a pé, pelo menos dia sim dia não, a maior parte das vezes sozinho, ficava mais bem preparado para enfrentar as preocupações e que podia, em todo o caso, evitar o desespero da depressão. E nada do que aprendi posteriormente fez mudar até hoje aquilo que considero a minha «primeira linha de defesa» contra as arbitrariedades da vida.

Estimular o prazer

Por que misteriosas vias o exercício tem um impacto no cérebro emocional? Há, em primeiro lugar, é claro, o efeito nas endorfinas. Trata-se de pequenas moléculas segregadas pelo cérebro e que se parecem muito com o ópio e os seus derivados, como a morfina e a heroína. O cérebro emocional contém múltiplos receptores de endorfinas[1], e essa é aliás a razão de ele ser tão sensível ao ópio, que produz imediatamente uma sensação difusa de bem-estar e de satisfação. O ópio é mesmo o antídoto mais forte que existe con-

---

[1] Wise, S. P. e M. Herkenham (1982), «Opiate receptor distribution in the cerebral cortex of the rhesus monkey», *Science*, vol. 218, pp. 387-389.

tra a dor da separação ou do luto[1]. Como um pirata, o ópio desvia um dos mecanismos intrínsecos do bem-estar e do prazer no cérebro.

Porém, quando se usa demasiado frequentemente, os derivados do ópio acarretam uma «habituação» por parte dos receptores do cérebro. Nessa altura, é preciso aumentar a dose para se obter o mesmo efeito. Além disso, os pequenos prazeres quotidianos perdem todo o significado; incluindo a sexualidade, que é a maior parte das vezes reduzida a nada nos toxicómanos.

É o inverso que se passa com a secreção de endorfinas induzida pelo exercício físico. Quanto mais o mecanismo do prazer é assim estimulado, suavemente, mais ele parece tornar-se sensível. E as pessoas que praticam regularmente exercício têm *mais* prazer com as pequenas coisas da vida: os amigos, o gato, as refeições, as leituras, o sorriso de alguém a passar na rua. É como se fosse mais fácil para elas estarem satisfeitas. Ora, ter prazer é precisamente o contrário da depressão, a qual se define antes de mais pela ausência de prazer, muito mais do que pela tristeza. É sem dúvida por esta razão que a libertação de endorfinas tem um efeito antidepressivo e ansiolítico tão pronunciado[2].

Quando se estimula desta forma, por vias naturais, o cérebro emocional, isso estimula igualmente a actividade do sistema imunitário, favorecendo a proliferação das células «natural *killer*», tornando-as mais agressivas contra as infecções e as células cancerosas[3]. É o inverso que se pro-

---

[1] Panksepp, J., M. Siviy *et al.* (1985), «Brain opiods and social emotions», *The Psychobiology of Attachment and Separation*, M. Reite e T. Field, Nova Iorque, Academic Press.

[2] Thoren, P., J. S. Floras *et al.* (1990), «Endorphins and exercise: Psysiological mechanisms and clinical implications», *Medicine & Science in Sports & Exercise*, vol. 222 (4), pp. 417-428; Sher, L. (1996), «Exercise, wellbeing, and endogenus molecules of mood», *The Lancet*, vol. 348 (9025), p. 477.

[3] Jonsdottir, I. H., P. Hoffmann *et al.* (1997), «Physical exercise, endogenous opiods and immune function», *Acta Physiologica Scandinavica*, supl., vol. 640, pp. 47-50.

duz nos heroinómanos, cujas defesas imunitárias se desmoronam...

O outro mecanismo possível é igualmente intrigante e prende-se com o que vimos a propósito do ritmo cardíaco: as pessoas que fazem exercício físico regularmente têm uma maior variabilidade do ritmo cardíaco e mais coerência do que os sedentários[1]. O que quer dizer que o seu sistema parassimpático, o «travão» fisiológico, que induz períodos de calma, é mais são e mais forte. Um bom equilíbrio dos dois ramos do sistema nervoso autónomo é um dos melhores antídotos que há contra a ansiedade e os ataques de pânico. Todos os sintomas de ansiedade têm a sua origem numa actividade excessiva do sistema simpático: boca seca, aceleração do coração, suores, tremores, aumento da tensão arterial, etc. Como os sistemas simpático e parassimpático estão sempre em oposição, quanto mais se estimula o parassimpático, mais este se reforça, como um músculo que se desenvolve, e bloqueia simplesmente as manifestações da ansiedade.

Há um tratamento muito recente da depressão que está ainda em estudo nos maiores centros de psiquiatria biológica experimental. Trata-se da estimulação do sistema parassimpático mediante um aparelho implantado sob a pele. Como aqueles aparelhos que são supostos tornar-nos musculosos enquanto estamos a ver televisão fazendo contrair os abdominais através de uma descarga eléctrica, este tratamento futurista pretende activar as propriedades benéficas do sistema parassimpático sem esforço da parte do paciente. Vários estudos preliminares nos doentes que não reagiram a qualquer tratamento parecem muito promissores[2]. Penso pelo meu lado que se possa provavelmente conseguir exactamente o mesmo resultado através do exercício físico e da prática da coerência cardíaca, mesmo que isto esteja reser-

---

[1] Furlan, R., D. Piazza et al. (1993), «Early and late effects of exercise and athletic training on neural mechanisms controlling heart rate», Cardiovasc Res., vol. 27, pp. 482-488.

[2] George, M. Z. Nahas et al. (2002), «Vagus nerve stimulation therapy: A research update», Neurology, vol. 59 (6 suppl. 4), pp. S56-61.

vado aos pacientes ainda capazes de se motivarem o suficiente para empreenderem tais actividades.

As chaves do sucesso

Mesmo quando se está convencido da importância de um exercício regular, nada é mais difícil do que integrá-lo no quotidiano. Ainda mais quando se está deprimido e *stressado*. No entanto, alguns segredos muito simples tornam mais fácil a passagem a uma vida fisicamente mais activa.

Em primeiro lugar, é preciso saber que não é preciso fazer muito exercício. O importante é que seja regular. Segundo os diversos estudos, a quantidade mínima a ter efeito no cérebro emocional é de vinte minutos de exercício três vezes por semana. A duração parece ter importância, mas não a distância percorrida nem a intensidade do esforço. Basta que o esforço se mantenha no limiar em que ainda se pode falar sem poder cantar. Como acontece com determinados medicamentos, os benefícios, em compensação, podem ser proporcionais à «dose» de exercício. Quanto mais os sintomas de depressão ou de ansiedade são agudos, tanto mais regular e intensa essa dose deve ser. Cinco sessões por semana são preferíveis a três, e uma hora de *cycling* tem mais hipóteses de ser eficaz do que vinte minutos de marcha controlada. Todavia, o pior é experimentar por exemplo o *cycling*, ficar sem fôlego, cansar-se, e nunca mais lá voltar. Nesse caso, os vinte minutos de marcha serão infinitamente mais eficazes!

É preciso começar devagar e deixar o corpo conduzir-nos. O objectivo é entrar no estado de fluxo sempre no limite das capacidades, e não mais. O limite das capacidades é a porta de entrada do estado de «fluxo». Quando as capacidades aumentarem, o que é uma consequência natural do treino, será sempre tempo de correr mais e mais depressa. Deste ponto de vista, os estudos disponíveis não estabelecem diferenças entre as formas de exercício ditas «aeróbicas», como a corrida, a natação, a bicicleta, o ténis, etc., que têm tendência para deixar a pessoa sem fôlego, e o exercício dito «anae-róbico», como a musculação. Um grande artigo no *British Medical Journal* sugere que ambos parecem ser igualmente eficazes[1].

Depois, a maior parte dos estudos sugere que o exercício colectivo é ainda mais eficaz do que o exercício individual. O apoio e encorajamento dos outros, ou simplesmente a emu-lação, num grupo que se dedica à mesma actividade, consti-tuem uma grande diferença. Quanto mais não seja porque isso nos motiva nos dias em que está a chover, ou estamos atrasados, em que há um filme bom na televisão, e por aí fora... As pessoas que praticam exercício em grupo são mais flexíveis ao imperativo de regularidade, tão crucial para o seu êxito.

Enfim, é preciso escolher uma forma de exercício que nos divirta. Quanto mais o exercício for lúdico, mais fácil ele é de fazer. Nos Estados Unidos, por exemplo, há em muitas empresas equipas informais de basquete que se reúnem três vezes por semana durante uma hora ao fim do dia. Mas tam-bém pode ser futebol, desde que tudo isso seja regular (e que não nos encontremos sistematicamente a fazer de guarda--redes). Se gostar de nadar e detestar correr, não teime em fazer *jogging*. Não vai aguentar.

Um conselho que se revelou muito útil para vários dos meus doentes foi tornar lúdica a prática de bicicleta fixa ou o tapete de *jogging* em casa graças ao gravador ou ao leitor de DVD. Basta fazer o exercício em frente de um filme de acção e ver este somente enquanto se está a praticá-lo. Este método tem várias vantagens: primeiro, os filmes de acção – como a música de dança – têm tendência para nos activar fisiologicamente, e dão-nos pois vontade de nos mexermos. Segundo, um bom filme tem um efeito hipnótico que nos faz esquecer o tempo que passa, e os vinte minutos regula-

---

[1] Lawlor, D. e S. Hopker (2001), «The effectiveness of exercise as an inter-vention in the management of sepression: Systematic review and meta-regres-sion analysis of randomised controlled trials», *BMJ*, vol. 322 (7289), pp. 763--767.

mentares esgotam-se muito antes de nos lembrarmos de olhar para o relógio. Por último, como é proibido continuar a ver o filme se pararmos, o *suspense* dá vontade de recomeçar no dia seguinte, quanto mais não seja para saber o resto... (Como as máquinas fazem barulho e o exercício perturba a concentração, é preferível evitar os filmes intimistas... Por outro lado, como o riso não é compatível com o esforço físico, é melhor evitar também as comédias...)

Virarmo-nos para os outros

Até aqui, considerámos apenas vias de acesso ao cérebro emocional centradas no indivíduo. Quer seja a coerência do ritmo cardíaco, o EMDR, a simulação da aurora, a acupunctura, a nutrição ou o exercício, todos estes métodos tomam o indivíduo como medida e como alvo. Porém, o cérebro emocional não tem apenas o papel de controlar a fisiologia interior do corpo. A sua outra função, não menos importante, é vigiar o equilíbrio das nossas relações afectivas e assegurar que temos sempre o nosso lugar na horda, no grupo, na tribo, ou na família. A ansiedade e a depressão são muitas vezes sinais de angústia que o cérebro emocional emite quando detecta uma ameaça ao nosso equilíbrio social. Para o acalmar e viver em harmonia com ele, é preciso gerir com maior elegância as nossas relações com outrem. De facto, basta utilizar alguns princípios de higiene afectiva. São tão simples e eficazes como geralmente ignorados.

11. O amor é uma necessidade biológica

O desafio emocional

A mãe de Marie entrega-lhe a caderneta escolar: «Não prestas para nada. Nunca hás-de chegar a lado nenhum. Ainda bem que há a tua irmã.» A mulher de Jacques quebra um prato na borda do lava-louças: «Quando é que ouves o que eu digo?! Já estou farta de gritar! Como é que podes ser tão egoísta?» Poucos dias depois de ter sido contratado, Edgar pede uma informação num departamento que não é o seu na sua nova empresa. Um colega desconhecido aproxima-se e diz-lhe: «Não sei quem você é, mas não tem nada que cheirar por estas bandas. Este território é meu, portanto, pire-se!» Pela terceira vez esta semana, os vizinhos da Sophia dão uma festa até às duas da manhã. No dia seguinte, ela arrasta os caixotes do lixo às sete da manhã fazendo o maior barulho possível. «É para ver se aprendem...», resmunga ela.

Nada faz ranger tanto os dentes do nosso cérebro como os pequenos conflitos com aqueles e aquelas que fazem parte das nossas relações próximas. Quer queiramos quer não, mesmo os conflitos com os vizinhos – que são, apesar de tudo, «estranhos» – podem afectar-nos tanto quanto uma arranhadela numa ardósia.

Em contrapartida, o nosso coração derrete-se diante do espectáculo de uma criança que sorri ao pegar na mão do pai para lhe dizer, olhos nos olhos: «Gosto de ti, pai.» Ou diante da mulher de idade no seu leito de morte que olha para o marido e lhe diz: «Fui muito feliz contigo. Não me arrependo de nada. Posso partir em paz. E quando sentires o vento na tua cara, lembra-te que sou eu que vim dar-te um beijo.» Ou ainda diante do refugiado que abraça o médico de uma organização humanitária e lhe declara: «Foi Deus quem o enviou. Tive muito medo, e o senhor salvou a minha filha!»

Tanto num caso como noutro, reagimos à relação afectiva entre os seres. Quando as pessoas se agridem emocional-mente, sofremos com isso, mesmo que sejamos apenas meros espectadores. Quando as pessoas dizem umas às outras o que sentem («gosto de ti», «fui feliz», «tive medo») e usam esse sentir para se aproximarem, para tocarem o coração umas das outras, comovemo-nos. Os realizadores de cinema e os publicitários têm uma intuição perfeita do que nos faz reagir neste domínio. Tentam levar-nos a comprar café, por exemplo, sugerindo-nos que o seu aroma aproxima os ami-gos, os casais, ou uma mãe e uma filha. Isto é a tal ponto ver-dade que os deprimidos declaram ficar muitas vezes com as lágrimas nos olhos durante os blocos publicitários na tele-visão. A maior parte das vezes, não percebem porquê. Sim-plesmente porque acabam de ser testemunhas de uma cena de afecto entre dois seres, e é precisamente desse sentimento de conexão, de intimidade, que eles sentem mais a falta.

Segundo estudos previamente citados, a França terá uma das taxas de depressão mais elevadas do planeta (a par do Líbano, que conheceu vinte e cinco anos de guerra civil). Os franceses são também os maiores consumidores de antide-pressivos do mundo. Estas estatísticas são dificilmente cre-díveis num país que vive em paz há quarenta anos, cuja maioria da população goza de condições materiais confortá-veis, onde o clima é ideal, as cidades e os campos belos, e a cultura profunda. É de tal forma inacreditável que preferi-mos geralmente não pensar nisso... tomando Prozac. E pen-samos que isto mais dia menos dia há-de acabar por se resol-ver. Só que: a coisa não se resolve. Há trinta anos que a taxa de depressão não pára de aumentar nas sociedades ociden-tais. No decurso dos últimos dez anos, o consumo de anti-depressivos duplicou em França. Se me perguntassem por onde começar para inverter esta tendência, eu responderia que é preciso abordar a violência das relações quotidianas, tanto no casal, com os nossos filhos ou vizinhos, como no local de trabalho[1].

Há trinta e cinco anos, o meu pai, jornalista, escreveu um livro intitulado *Le Défi américain*. Ele denunciava o atraso que a Europa tinha em certos aspectos essenciais do funcionamento da empresa em relação às empresas de ponta nos Estados Unidos, principalmente na automatização pela informática e nas técnicas modernas de *management*. Actualmente, após vinte anos passados na América, tendo escolhido regressar a França, fico espantado com a nova natureza do desafio. A verdadeira diferença na cultura de empresa das duas sociedades já não reside na informática ou na gestão, mas no facto de que as maiores empresas americanas, sejam elas universidades, centros de investigação, ou certas cadeias de grande distribuição, reiventaram a natureza das relações humanas no trabalho. Elas compreenderam a importância da inteligência emocional, do trabalho de equipa, do respeito pela integridade do outro, dos encorajamentos (do «*feedback* positivo»). Compreenderam que nada é mais pernicioso para a empresa do que a violência inútil das relações entre as pessoas, quando estas relações, todas as nossas relações, formam o próprio tecido do bem-estar. Tanto mais que algumas ideias, tão simples como fortes, permitem transformá-las totalmente para melhor.

A fisiologia do afecto

Há toda uma parte do cérebro emocional que distingue os mamíferos dos répteis. Do ponto de vista da evolução, a diferença essencial é que os mamíferos dão à luz uma des-

---

[1] O livro de Marie-France Hirigoyen sobre «Le Harcèlement moral» (o assédio moral) oferece um soberbo estudo deste problema nas relações humanas. *Le Harcèlement moral: La violence perverse au quotidien,* Paris, Syros, 1999.

cendência vulnerável e incapaz de sobreviver durante muitos dias, semanas ou anos sem a atenção constante dos pais. E o caso extremo é a espécie humana, em que os bebés são os mais imaturos e necessitam do investimento familiar durante mais tempo. No nosso caso, como no dos outros mamíferos, a evolução criou pois estruturas límbicas do cérebro que nos tornam particularmente sensíveis às necessidades das crianças[1]. A evolução introduziu no nosso cérebro o instinto, que nos faz responder às suas necessidades: alimentá-las, aquecê-las, fazer-lhes festas, protegê-las, mostrar-lhes como colher, como caçar, como defender-se. É esta aparelhagem, construída para assegurar uma relação indispensável à sobrevivência da espécie –, e por conseguinte particularmente robusta e eficaz –, que está na base da nossa capacidade profunda em formar os laços sociais, em nos relacionarmos com os outros: família, horda, tribo, etc.

Uma região específica do nosso cérebro emocional é até responsável pelos gritos de aflição que emitimos – bebés – logo que somos separados daqueles a quem estamos ligados[2]. Ela é também responsável pela nossa reacção instintiva a esses gritos. Desde o nascimento, o cérebro emocional do bebé chama: «Estás aí?» E, de todas as vezes, o da mãe responde-lhe: «Sim, estou aqui!» Estes gritos e a nossa resposta instintiva constituem o «arco reflexo» das relações entre os seres, sejam estes animais ou humanos, a base sobre a qual se construiu toda a comunicação vocal, todo o canto dos pássaros, todos os mugidos, rugidos, uivos, latidos, miados, cacarejes, e toda a poesia e as canções dos humanos. É sem dúvida aí que radica a notável capacidade da música em evocar emoções: ela age directamente no cére-

---

[1] Os pássaros partilham essas regiões límbicas com os mamíferos, mesmo sendo ovíparos, por causa da dependência extrema, também no caso deles, da progenitura quando nascem em relação ao investimento paterno.

[2] Trata-se do córtex cingular, que é a região mais «primitiva» e antiga do neocórtex e cujo tecido está mais próximo do tecido do cérebro emocional do que do do neocórtex. Mesulam, M. M. (1985), *Principies of Behavioral Neurology*, Filadélfia, F. A. Davies.

bro emocional – muito mais do que as palavras ou a matemática.

Nos répteis, esta comunicação límbica não existe. E tanto melhor para eles, num sentido: se os bebés lagartos, crocodilos ou serpentes dessem a conhecer aos pais onde estavam, seriam comidos vivos. *Idem* no caso dos tubarões, ao passo que as mães golfinhos ou baleias comunicam constantemente através dos sons com os filhotes, e estes mamíferos marinhos têm cantos que alguns cientistas não hesitam em comparar à linguagem. Com efeito, é possível ter relações afectivas com quase todos os mamíferos e um certo número de pássaros (os periquitos e os papagaios estão entre os animais domésticos mais afectuosos), mas nem uma serpente nem uma iguana responderão da mesma forma ao amor que lhes manifestarmos...

O cérebro emocional está pois construído de maneira a emitir e receber no canal do afecto. Verifica-se que este tipo de comunicação desempenha um papel essencial na sobrevivência do organismo, e não apenas no que se refere à alimentação e ao calor. O contacto emocional é, para os mamíferos, uma verdadeira *necessidade* biológica, tal como a comida e o oxigénio. O que a ciência descobriu sem saber.

O amor é uma necessidade biológica

Nos anos de 1980, os progressos da reanimação permitiram manter vivos recém-nascidos cada vez mais prematuros. Em incubadoras herméticas munidas de lâmpadas ultravioleta, as condições de vida artificiais podem ser reguladas com a precisão necessária à sobrevivência destas pequenas formas humanas, a que os internos chamam afectuosamente «os camarõezinhos». Mas, na altura, percebeu-se que o frágil sistema nervoso desses bebés suportava mal as manipulações exigidas pelos cuidados. Aprendeu-se então a tratá-los sem contacto físico. E foram instalados letreiros em cima das incubadoras: «NÃO MEXER».

Os gritos de aflição que se ouviam apesar da insonorização das incumbadoras partiam o coração das enfermeiras mais empedernidas, mas elas ignoravam-nos de forma disciplinada. Só que, apesar da temperatura ideal, das condições de oxigénio e de humidade perfeitamente estabelecidas, de uma alimentação medida em miligramas e dos UV..., os bebés não cresciam! Cientificamente, era um mistério, quase uma afronta. Como é que em condições tão perfeitas a natureza se recusava a cooperar?

Médicos e investigadores interrogavam-se e tranquilizavam-se o melhor que podiam ao constatar que, uma vez saídas da incubadora, as crianças – isto é, as que tinham sobrevivido – recuperavam rapidamente peso. Mas um dia, numa unidade de neonatalogia americana, notou-se que certos bebés, se bem que ainda na incubadora, pareciam crescer normalmente. Nada porém se alterara nos protocolos dos cuidados. Nada... ou quase.

Com efeito, um inquérito revelou, para grande espanto dos clínicos, que todas as crianças que cresciam eram assistidas pela mesma enfermeira da noite que tinha começado a trabalhar naquele serviço. Interrogada, a rapariga inicialmente hesitou e depois acabou por confessar: era incapaz de resistir às lágrimas das criancinhas. Primeiro inquieta, porque era proibido, depois com crescente segurança em função dos resultados, ela havia começado umas semanas antes a acariciar as costas dos bebés a fim de acalmar as suas lágrimas. Como nenhuma das reacções negativas contra as quais fora alertada se produzisse, tinha continuado.

Desde então, na Universidade de Duke, o professor Schonberg e a sua equipa confirmaram este resultado numa série de experiências realizadas em ratos-bebés isolados à nascença. Provaram que na ausência de contacto físico é cada uma das células do organismo que recusa literalmente desenvolver-se. Em todas as células, a parte do genoma responsável pela produção de enzimas necessárias ao crescimento cessa de exprimir-se, e o corpo no seu todo entra numa espécie de hibernação. Em contrapartida, se se fizer uma «festinha» nas costas de cada ratinho com um pincel húmido a imitar as lambedelas dadas por qualquer mamã-rata em resposta aos apelos da ninhada, a produção de enzimas recomeça imediatamente, bem como o crescimento. O contacto emocional é pois de facto um factor necessário ao crescimento, e mesmo à sobrevivência[1]!

Nos primeiros orfanatos modernos, em meados do século XX, ordenava-se também às enfermeiras, com medo das doenças contagiosas, que não se tocasse nas crianças nem se brincasse com elas. Apesar dos cuidados impecáveis que recebiam no plano físico e alimentar, 40% das que apanhavam sarampo morriam. Fora desses orfanatos tão «higiénicos», menos de *uma criança em cem* sucumbia a esta doença geralmente benigna[2].

Em 1981, David Hubel e Torsten Wiesel, dois investigadores de Harvard, receberam o Prémio Nobel da Medicina pelos seus trabalhos fundadores sobre o funcionamento do sistema visual. Entre outras coisas, estabeleceram que o córtex visual só se desenvolve normalmente se for suficientemente estimulado durante um período crítico, logo no princípio da vida[3]. Actualmente, descobrimos que o mesmo acontece com o cérebro emocional. Os horríveis orfanatos romenos, onde as crianças eram por vezes atadas à cama e alimentadas como animais, demonstraram nos últimos anos cabalmente o que acontece às crianças da nossa espécie quando não recebem alimento afectivo: a maioria morre. Desde então, investigadores de Detroit mostraram que, nos pequenos órfãos romenos que sobreviveram, o cérebro emocional está muitas vezes atrofiado, sem dúvida alguma de forma irreversível[4].

Foi por acaso que o doutor Hofer descobriu como a fisiologia dos mamíferos se desorganiza quando as relações afec-

---

[1] Schanberg, S. (1994), «Genetic basis for touch effects», *Touch in Early Development*, T. Field, Hillsdale, Erlbaum, pp. 67-80.

[2] Spitz, R. (1945), «Hospitalism: An inquiry into the genesis of psychiatric conditions in early childhood», *Psychoanalytic Study of the Child*, vol. I, pp. 53-74.

[3] Hubel, D. (1979), «The visual cortex of normal and deprived monkeys», *American Scientist*, vol. 67 (5), pp. 532-543.

[4] Chugani, H. T., M. E. Behen *et al.* (2001), «Local brain functional activity following early deprivation: a study of postinstitutionalized Romanian orphans», *Neuroimage*, vol. 14 (6), pp. 1290-1301.

tivas se degradam. Ele estudava a fisiologia dos ratos-bebés quando uma manhã verificou que uma das mães-ratas saíra da gaiola durante a noite. Os ratinhos entregues a si próprios apresentavam um ritmo cardíaco duas vezes inferior ao normal. Hofer pensou inicialmente que o facto se devia à falta de calor. A fim de verificar a sua hipótese, embrulhou um pequeno aparelho aquecedor numa peúga e pousou-o no meio dos ratos sem pêlo. Com grande surpresa, nada mudou. De experiência em experiência, Hofer conseguiu demonstrar que não era somente o ritmo cardíaco que estava ligado à presença reguladora da mãe (de facto, à expressão do seu amor maternal), mas mais de quinze funções fisiológicas, entre as quais os períodos de sono e de despertar nocturno, a tensão arterial, a temperatura do corpo, e até a actividade das células imunitárias, como os linfócitos B e T, defensores do organismo contra todas as infecções (ver figura 5)[1]. No fim, chegou a este resultado surpreendente: a fonte principal de regulação biológica para aqueles ratinhos era... o amor da mãe.

Nos humanos, estabeleceu-se que a qualidade da relação entre os pais e a criança, definida pelo grau de empatia dos pais e a respectiva resposta às suas necessidades emocionais, determina, muitos anos depois, a tonicidade do seu sistema parassimpático, isto é, o factor preciso que favorece a coerência do ritmo cardíaco e permite resistir melhor ao *stress* e à depressão[1]...

«A sua mulher diz-lhe que o ama?»

Está pois actualmente estabelecido que em todos os mamíferos, incluindo os humanos, o equilíbrio fisiológico dos bebés depende da afeição que lhes é dedicada. Será real-

---

[1] Hofer, M. A. (1987), «Early social relationships: a psichobiologists view», *Child Development*, vol. 58, pp. 633-647.

[2] Katz, L. F. e J. M. Gottman (1997), «Buffering children from marital conflict and dissolution», *J Clin Child Psychol*, vol. 26, pp. 157-171.

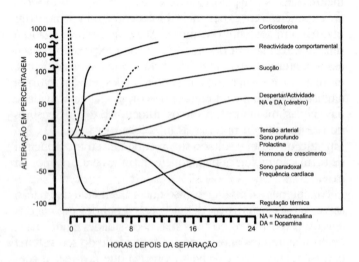

Figura 5: *O amor maternal e a fisiologia do recém-nascido.* – Ao longo das horas que se seguem à separação da mãe, a fisiologia do ratinho voa literalmente em estilhas. No estado «normal», as diferentes funções corporais do ratinho encontram-se alinhadas umas pelas outras. A seguir à separação, tudo se desregula, como se as malhas apertadas da fisiologia do recém-nascido se rompessem. (Esta ilustração é inspirada em Hofer, 1995.)

mente de admirar que isso seja verdade também no caso dos adultos?

Um estudo publicado no *British Medical Journal* veio mostrar que a sobrevivência média de homens de idade que perderam a mulher era de longe inferior à de homens da mesma idade cuja mulher estava ainda viva[1]. Segundo outro artigo, os homens com doenças cardiovasculares que responderam «sim» à pergunta «A sua mulher diz-lhe que o ama?» apresentavam duas vezes menos sintomas do que os outros. E quanto mais estes homens acumulavam factores de risco (colesterol, hipertensão, *stress*), mais o amor da mulher parecia ter um efeito protector[2]. Fenómeno inverso: oito mil e quinhentos homens de boa saúde foram seguidos durante cinco anos. Os que, no início do inquérito, se reconheciam na afirmação «A minha mulher não me ama» desenvolveram o triplo das úlceras em relação aos outros. Segundo este estudo, vale mais ser fumador, hipertenso ou *stressado* do que não ser amado pela mulher[3]. Nas mulheres, os benefícios do apoio emocional são igualmente importantes. Em mil mulheres a quem fora diagnosticado um cancro da mama, foram recenseados duas vezes mais óbitos ao fim de cinco anos entre as que diziam ter falta de afecto nas suas vidas[4]. Mesmo nas mulheres de boa saúde, as que se sentem muitas vezes «desprezadas» pelo marido têm mais frequentemente

[1] Murray Parkes, C., B. Benjamin, *et al.* (1969), «Broken heart: a statistical study of increased mortality among widowers», *British Medical Journal,* vol. 646, pp. 740-743.

[2] Medalie, J. H., e U. Goldbourt (1976), «Angina pectoris amonh 10 000 men. II. Psychosocial and other risk factors as evidenced by a multivariate analysis of a five year incidence study», *American Journal of Medicine,* vol. 60 (6), pp. 910-921.

[3] Medalie, J. H., K. C. Stange, *et al.* (1992), «The importance of biopsychosocial factors in the development of duodenal ulcer in a cohort of middle--aged men», *American Journal of Epidemiology,* vol. 136 (10), pp. 1280-1287.

[4] Reynolds, P., P. T. Boyd *et al.* (1994), «The relationship between social ties and survival among black and white cancer patients. National Câncer Institute Black/White Cancer Survival Study Group», *Cancer Epidemiology, Biomakers & Prevention,* vol. 3 (3), pp. 253-259.

constipações, cestites e perturbações intestinais do que aquelas cuja vida conjugal é harmoniosa[1]. As mulheres que vivem juntas, ou mesmo que partilham simplesmente um gabinete de escritório, vêem muitas vezes o seu ciclo menstrual sincronizar-se[2]. Mas o fenómeno é reforçado quando entre elas existe um verdadeiro elo afectivo, quando são amigas mais do que simples co-locatárias ou colegas.

A lição de todos estes estudos é simples: a fisiologia dos mamíferos sociais não é independente do resto. A cada instante, a regulação óptima depende das relação que temos com os outros, sobretudo com as pessoas que nos são próximas emocionalmente. Num magnífico livro sobre o cérebro emocional e as suas funções, poeticamente intitulado *Uma Teoria Geral ao Amor*, três psiquiatras da Universidade de São Francisco, Lewis, Amini e Lannon, deram um nome a este fenómeno: a regulação límbica. Nas suas palavras: «A relação [afectiva] é um conceito tão real e tão determinante como qualquer medicamento ou intervenção cirúrgica.»[3]

Mas é evidente que se trata de uma ideia que ainda tem dificuldade em abrir caminho. Apesar de estar perfeitamente estabelecida cientificamente, talvez por não ser propícia à venda de medicamentos.

Quando os animais nos tratam

No hospital, em Pittsburgh, pediam-me muitas vezes a opinião antes de dar alta a uma pessoa de idade deprimida com uma crise de lumbago ou uma fractura do colo do fémur. Em geral, eu era o último a ser consultado, e os cole-

---

[1] Levenson, R., L. L. Carstensen *et al.* (1993), «Long-term marriage: Age, gender, and satisfaction», *Psycology and Aging*, vol. 8 (2), pp. 301-313.

[2] Graham, C. A. e W. C. McGrew (1980), «Menstrual synchrony in female undergraduates living on a coeducacional campus», *Psychoneuroendocrinology*, vol. 5, pp. 245-252.

[3] Lewis, T., F. Amini *et al.* (2000), *A General Theory of Love*, Nova Iorque, Random House.

gas que me haviam precedido já tinham receitado uma longa lista de medicamentos: antiarrítmicos, anti-hipertensão, anti--inflamatórios, antiácidos, etc. Esperava-se que desempenhasse o meu papel acrescentando o meu próprio «anti»: um antidepressivo ou um ansiolítico (antiansiedade)...

A maior parte das vezes, todavia, a causa da depressão era clara: aquela senhora ou aquele senhor de idade vivia sozinho há anos, saía pouco por causa de uma saúde frágil, não via os filhos nem os netos, que tinham ido viver para a Califórnia, para Boston ou para Nova Iorque, já não jogava bingo com os amigos e vegetava em frente da televisão. Por que razão aquele doente havia de ter vontade de cuidar de si próprio? E mesmo que um antidepressivo lhe fizesse bem, tomá-lo-ia todos os dias? Provavelmente não mais do que os outros comprimidos, já tão difíceis de distinguir uns dos outros e a ingerir como prescrito... Não me apetecia nada acrescentar o meu grão de sal àquela confusão. Os medicamentos não são «reguladores límbicos». Então, enchendo--me de coragem, inscrevia a minha recomendação na ficha clínica: no que se refere à depressão, o mais benéfico para este doente seria arranjar um cão (um cão pequeno, é claro, para minimizar os riscos de queda). Se o paciente insistir em que isso dá muito trabalho, um gato será suficiente, já que este não precisa de sair. Se também isso lhe parecer de mais, um pássaro, ou então um peixe. Se o doente continuar a recusar, então uma planta bonita de interior.»

A princípio, recebia telefonemas um pouco irritados dos médicos do serviço de cirurgia ortopédica ou cardiovascular: «Pedimos a sua opinião para que receitasse um antidepressivo, não um jardim zoológico! Que quer que punhamos na receita? A farmácia não vende animais domésticos!» E apesar das minhas explicações, que não pareciam convencer ninguém a não ser a mim próprio, acabavam invariavelmente por receitar eles um antidepressivo. Deviam estar convencidos de ter dessa forma defendido a medicina moderna e científica contra o obscurantismo sempre ameaçador de uma medicina «de trazer por casa»... Depressa compreendi que a minha atitude não era eficaz e que iria acabar por ganhar má reputação. Recorri então a uma folha impressa onde resumi diferentes estudos científicos sobre o assunto, e que juntei às minhas conclusões na ficha clínica. Esperava assim dar a conhecer aos meus colegas alguns resultados notáveis que eles pareciam ignorar. Como os daquele artigo publicado no *American Journal of Cardiology*, segundo o qual homens e mulheres cujo enfarte fora acompanhado de perigosas arritmias haviam sido seguidos durante mais de um ano. Os que possuíam um animal doméstico tinham *seis vezes menos* hipóteses de morrer no ano seguinte do que os outros[1]. Ou ainda os daquele outro estudo, segundo o qual as pessoas de idade donas de um animal doméstico tinham bastante mais resistência psicológica às dificuldades da vida e iam bastante menos ao médico[2]. Sem esquecer o outro estudo de um grupo de Harvard segundo o qual o simples facto de tratar de uma planta reduzia para metade a mortalidade dos reformados em lares da terceira idade[3]. Nem o que se debruçava sobre os doentes de sida, que mostrava que os donos de um cão ou de um gato eram menos afectados pela depressão[4]. Enfim, fazia referência ao evangelho dos meus interlocutores: o sacrossanto *Journal of the American Medical Association*. Esta revista publicara em 1996 um estudo que mostrava que as pessoas deficientes a ponto de quase não se poderem deslocar – como os doentes de idade que me pediam para ver – eram mais felizes, tinham uma

---

[1] Friedman, E. e S. A. Thomas (1995), «Pet ownership, social support, and one-year survival after acute myocardial infarction in the Cardiac Arrhytmia Suppression Trial (CAST)», *American Journal of Cardiology*, vol. 76, pp. 1213-1217.

[2] Siegel, J. M. (1990), «Stressful life events and use of physician services among the eldery: The moderating influence of pet ownership», *J Pers Soc Psychol.*, vol. 58, pp. 101-1086.

[3] Rodin, J., Langer, E. J. (1977), «Long-term effects of a control-relevant intervention with the institutionalizes aged», *Journal of Personality and Social Psychology*, vol. 35, pp. 897-902.

[4] Siegel, J. M., F. J. Angulo *et al.* (1999), «AIDS diagnosis and depression in the multicenter AIDS cohort study: The ameliorating impact of pet ownership», *AIDS Care*, vol. 11, pp. 157-169.

maior autoestima e uma rede de relações nitidamente mais desenvolvida se possuíssem um cão[1]. De facto, está provado até que a simples presença ao nosso lado de um animal nos torna mais «atraentes» aos olhos dos outros[2].

Até os corretores da Bolsa se sentem melhor se tiverem um animal doméstico. É uma das profissões mais *stressantes* que há: constantemente vítimas das flutuações do mercado, no qual não têm qualquer domínio, têm, apesar de tudo, de cumprir as suas quotas de vendas. Não é de admirar que boa parte deles sofra precocemente de hipertensão arterial. O Dr. Allen, da Universidade de Buffalo, levou a cabo um estudo pouco convencional sobre um grupo de corretores da sua cidade. Os medicamentos contra a hipertensão que lhes eram receitados faziam de facto descer a tensão abaixo do nível alarmante de 16/10 a que podia subir. Todavia, isso não evitava as subidas de tensão nos momentos de *stress*. O Dr. Allen propôs a metade deles que tivessem em casa um cão ou um gato. (Eles podiam escolher o animal.) Passados seis meses, os resultados foram eloquentes: os que tinham um animal doméstico já não reagiam ao *stress* da mesma maneira: não só a tensão arterial tinha estabilizado mesmo em períodos de *stress*, como o desempenho de certas tarefas – cálculo mental rápido, intervenção em público – era nitidamente melhor: cometiam menos erros, como se controlassem melhor as emoções, e portanto a sua concentração[3]. Noutro estudo, o Dr. Allen conseguiu mostrar que as mulheres de idade (com mais de setenta anos) que vivem sozinhas mas com

[1] Allen, K. e J. Blascovich (1996), «The value of service dogs for people with severe ambulatory disabilities: A randomized controlled trial», *JAMA*, vol. 275, pp. 1001-1006.

[2] Lockwood, R. (1983), «The influence of animals on social perception», *New Perspectives on Our Lives with Companion Animals*, A. H. Katcher e A. M. Beck, Filadélfia, University of Pennsylvania Press, vol. 8, pp. 64-71.

[3] Allen, K., B. E. Shykoff *et al.* (2001), «Pet ownership, but not ACE inhibitor therapy, blunts blood pressure responses to mental stress», *Hypertension*, vol. 38, pp. 815-820.

um animal doméstico têm a mesma tensão arterial que as mulheres de vinte e cinco anos que têm uma vida social activa[1].

O meu «anexo» revelou-se muito eficaz: nunca mais me fizeram a mínima observação e deixei de ouvir os internos a gozar nas minhas costas quando eu fazia uma das minhas recomendações «zoológicas» na ficha de um dos doentes. Em contrapartida, infelizmente, não penso que um único paciente tenha alguma vez tido alta *sem* levar a receita de Prozac, ou saído com um gato... Cientificamente estabelecida ou não, a ideia de que a relação afectiva é *em si* uma intervenção fisiológica comparável a um medicamento ainda não foi pura e simplesmente implementada em medicina.

Os cães de Sarajevo

Os donos de um animal doméstico, esses, não precisam que lhes demonstrem o que sentem no seu dia-a-dia. Ou mesmo nas circunstâncias mais extraordinárias. Em 1993, Sarajevo vivia sob as bombas e a ameaça constante dos franco-atiradores. À excepção de algumas rações «humanitárias», não havia nada que comer há quase um ano. Todas as lojas tinham sido pilhadas, não havia uma única janela intacta, os parques da cidade eram grandes cemitérios onde os espaços livres eram raros. Não se podia sair à rua com medo de se ser atingido por uma bala perdida ou de se ser vítima de mais um *sniper.* No entanto, naquela cidade esgotada e agonizante, cujos únicos sobressaltos eram apenas os estrondos da guerra, via-se ainda um homem, uma mulher, uma criança a passear o cão. «Ele tem de sair, dizia um homem no meio da rua, e nestas alturas uma pessoa até se esquece da guerra; quando nos dedicamos a outra coisa, sempre se esquece um bocadinho.»

---

[1] Allen, K. e J. L. Izzo (in submission), «Social support and resting blood pressure among young and elderly women: The moderating role of pet ownership.»

Na única divisão intacta do apartamento, um casal de idade tinha uma cadela e um gato encontrados a morrer na rua no princípio do cerco. Pensavam que umas semanas depois, quando os bichos estivessem melhor, pudessem soltá-los. Passado um ano, eles continuavam lá em casa. Nadja e Thomaslov dividiam com os animais as magras rações que conseguiam arranjar de vez em quando. O gato preferia o leite em pó dos pacotes humanitários franceses – «é um marquês», diziam rindo –, mas quando tinha realmente fome, aceitava as rações americanas, que se conseguiam com maior facilidade. A cadela tivera sete cachorrinhos diante do prédio. Cinco tinham sobrevivido porque os moradores lhes traziam uns restos quando podiam. «Tomamos conta deles porque precisamos de sentir que há qualquer coisa viva à nossa volta. Também damos de comer aos pássaros quando podemos. Isso faz-nos lembrar a paz. Sabe? A paz normal, a paz de todos os dias, como dantes. É preciso uma pessoa agarrar-se a qualquer coisa e acreditar que vamos conseguir sobreviver.»[1] Isto passava-se em Sarajevo, em 1993. Em pleno pesadelo, quando já não resta nada, resta isto: a relação afectiva, mesmo com um cão. Poder dar ainda. Para nos sentirmos humanos. Sentirmos que ainda contamos para alguém. E isso é mais forte do que a fome, mais forte do que o medo.

Quando estas relações são perturbadas, a nossa fisiologia degrada-se, e sentimos isso como uma dor. É uma dor afectiva, mas mesmo assim uma dor, por vezes mais intensa, aliás, do que o sofrimento físico. Esta chave do nosso cérebro emocional não depende unicamente do amor do nosso companheiro ou companheira. Depende da qualidade de todas as nossas relações afectivas. Com os filhos, os pais, os nossos irmãos e irmãs, os nossos amigos, os nossos animais. Porque o importante é o sentimento de podermos ser nós próprios, completamente, com outra pessoa. Uma pessoa poder mostrar-se tão fraca e vulnerável quanto forte e radiosa. Poder

---

[1] Simon, S. (1993), «Sarajevo Pets», *Week End Edition Saturday*, S. Simon, Washington, National Public Radio – USA.

rir mas também chorar. Sentir-se compreendida nas suas emoções. Saber-se útil e importante para alguém. E ter um mínimo de contactos físicos calorosos. Ser amada, simplesmente. Como todas as plantas que se viram para a luz do sol, precisamos da luz do amor e da amizade. Sem ela, mergulhamos na ansiedade e na depressão. Infelizmente, na nossa sociedade, forças centrífugas estão constantemente a agir no sentido de nos separar uns dos outros. E quando não nos separam, incitam-nos muitas vezes a viver na violência das palavras e não no afecto. Para gerir da melhor maneira a nossa fisiologia, precisamos de aprender a gerir o melhor possível todas as nossas relações com os outros.

E isso é possível desde que nos demos ao trabalho de aprender a controlar os fundamentos daquilo a que poderíamos chamar a «comunicação emocional».

12. A comunicação emocional

[Aqueles que dominam a palavra exacta] não ofen-
dem ninguém. No entanto, dizem a verdade. As suas
palavras são claras mas nunca violentas... Jamais se
dedicam a humilhar, e jamais humilham alguém.

BUDA

A horrível tia Esther

Tive um amigo maravilhoso nos Estados Unidos cuja situação familiar era quase uma parábola. Eram cerca de trinta primos e primas, e um dos assuntos de conversa favoritos nas grandes reuniões de família era a tia Esther. Esta tinha oitenta e cinco anos e continuava a inspirar um certo terror – agora mesclado de pena – tanto nas irmãs dela como nos primos e nos filhos destes. Tinha sido sempre rabugenta e difícil, mas era muito inteligente e herdara vinte anos antes uma fortuna considerável por morte do marido. Graças a estas duas qualidades, conseguia impor-se em todos os assuntos da família. Telefonava a torto e a direito para toda a gente para saber notícias ou pedir um favor, insistia para que a levassem aqui ou acolá, queixava-se constantemente de que deviam visitá-la mais, e quando lhe dava na gana, fazia-se convidada para jantar, ou para passar o fim-de-semana. Era evidente que Esther tinha necessidade de afecto e de reconhecimento, mas o seu estilo agressivo afugentava toda a gente de quem ela queria aproximar-se.

Os trinta primos dividiam-se em três categorias muito distintas no que dizia respeito às relações com a tia Esther.

Os mais numerosos, de longe, eram aqueles que nunca diziam «não» directamente à tia Esther. Procuravam sempre uma desculpa para evitá-la e, quando se sentiam acossados com a sua insistência e os seus argumentos, acabavam por dizer «sim» contra vontade a fim de evitar as suas diatribes, os telefonemas intermináveis e as recriminações. Em contrapartida, nunca lhe telefonavam, nem sequer quando tinham prometido fazê-lo, faltavam a encontros aos quais tinham aceitado ir, ou então chegavam muito atrasados. Pelas costas, faziam troça dela e tentavam mesmo sacar-lhe algum dinheiro, por vezes desonestamente, como se a sua personalidade impossível e os esforços que eram obrigados a fazer por ela contra vontade lhes dessem esse direito. Chama-se a este tipo de comportamento, «passivo», ou «passivo-agressivo»: é a reacção humana mais corrente nas sociedades tradicionais face a uma pessoa numa posição de autoridade que desagrada, mas também, curiosamente, nas famílias e nas empresas[1]. É o comportamento que adoptamos quando queremos sobretudo evitar os conflitos. É o comportamento que encontramos frequentemente nas pessoas que se descrevem como «criaturas sensíveis», «respeitadoras do outros», que «não querem fazer ondas», que «preferem dar a receber», etc. Tal como nas sociedades tradicionais e nas empresas, as coisas também não corriam particularmente bem na família de Georges. Por um lado, os primos e primas sentiam-se «usados» por Esther e tinham todos uma espécie de ressentimento em relação a ela; por outro, Esther, que percebia muito bem a má vontade deles e suspeitava da sua desonestidade, desprezava-os. Como, ainda por cima, conhecia gente importante e bem colocada na cidade, isso ainda lhes dificultava mais a vida.

Os primos do segundo grupo eram menos numerosos. Um dia, Esther acordou um já passava da meia-noite. Larry, que não tinha medo dela, disse-lhe que já estava farto dela. E, a seguir, levado por anos de irritação inexprimida, chamou-lhe uma data de nomes. Esther ficou muito magoada,

---

[1] Hocker, J. L. e W. W. Wilmot (1991), *Interpersonal Conflict*, Dubuque, Wm. C. Brown.

mas, como também não tinha papas na língua, deu-lhe o troco dizendo umas duas ou três coisinhas que o feriram igualmente. Mesmo que Larry não lamentasse nunca ter dito o que pensava, sabia que doravante a tia Esther havia de estar contra ele a todo o momento. E, de facto, ela não deixou de lho fazer sentir nos anos seguintes, tal como a todos os outros membros da família que se tinham comportado com ela do mesmo modo. O consultório de advogados de Larry perdeu diversos contratos; todavia, é verdade que em compensação a tia Esther deixou de importuná-lo e fazia todos os possíveis por nem sequer o encontrar. Pelos menos, já não tinha de lidar com ela directamente e tinha tido a alegria de lhe dizer, alto e bom som, aquilo que durante anos pensara em voz baixa. O comportamento de Larry e dos outros primos e primas que se haviam comportado de forma idêntica era o que se chama um comportamento «agressivo». É menos frequente que o primeiro e tipicamente mais masculino. Mas também não contribui para a resolução dos problemas e salda-se a maior parte das vezes por perdas materiais (divórcio, despedimento, etc.). Além disso, está estabelecido que este tipo de comportamento é um factor de hipertensão e de doenças cardiovasculares[1].

Por último, havia o meu amigo Georges. Georges reconhecia perfeitamente os defeitos de Esther; ora, não só a via regularmente, como isso não parecia constituir nenhum frete. Tinha-lhe até verdadeiro afecto, e era recíproco. De facto, ela fazia-lhe muitas vezes favores, tomando conta dos filhos dele, levando-lhe o carro à oficina, e por aí fora. Tinha-lhe mesmo emprestado dinheiro para que ele pudesse fazer obras em casa e ajudara-o, com imenso gosto, a redecorar o escritório. Georges trabalhava no mesmo hospital que eu, e eu sempre me havia surpreendido com a forma controlada de que ele dava mostras no relacionamento com os colaboradores e colegas, bem como com o seu modo de gerir os

[1] Chang, P. P., D. E. Ford *et al.* (2002), «Anger in young men and subsequent premature cardiovascular disease: The percursors study», *Arch Intern Med*, vol. 162, pp. 901-906.

inevitáveis momentos de tensão que por vezes pautavam a nossa amizade ao longo daqueles últimos dez anos.

Levei imenso tempo a compreender o que o distinguia dos outros e lhe permitira indiscutivelmente manter relações de qualidade com uma pessoa tão difícil como a tia Esther. De facto, Georges era um mestre no terceiro modo de se comportar, esse que não é nem passivo nem agressivo. Ele tinha descoberto por si próprio a comunicação emocional não violenta, também chamada por vezes «comunicação assertiva», a única que permite dar e receber aquilo de que necessitamos, ao mesmo tempo que permanecemos respeitadores dos nosso próprios limites e das necessidades dos outros.

Um dia, em que me havia convidado para jantar em sua casa, pude assistir ao seu relacionamento com a tia. Esther devia acompanhá-lo numa viagem de estudo que ele ia fazer em nome da universidade a uma cidade onde ela conhecia gente muito importante. Naquela noite, era a terceira vez que ela lhe telefonava em dois dias a pedir-lhe que acrescentasse mais pessoas à agenda, já bastante sobrecarregada. Georges tivera um dia cansativo no hospital, era tarde, e eu sabia como ele gostava de jantar sossegado, especialmente quando tinha convidado um amigo. Perguntava a mim próprio como é que ele ia gerir aquela situação. Primeiro, respirou fundo e a seguir desferiu: «Esther, sabe perfeitamente como esta viagem é importante para mim e como lhe estou reconhecido por tudo quanto tem feito por mim.» Era verdade, e eu sentia que ele não estava a violentar-se para confessar aquilo. Não sei o que Esther lhe disse, mas percebi imediatamente que a tensão do outro lado do fio baixara. Continuou: «Mas quando me telefona três vezes seguidas para me dizer a mesma coisa, quando já falámos mais de uma hora sobre o assunto e combinámos tudo, sinto-me frustrado. Preciso de saber que constituímos uma equipa e que a tia respeita as minhas necessidades tal como eu respeito as suas. Será possível não voltar a decisões que já foram tomadas?» Em dois minutos a conversa estava concluída e ele podia novamente concentrar-se no nosso jantar. E estava perfeitamente calmo, como se o tivessem simplesmente informado da hora do avião... Lembrei-me de todos os doentes que, ao longo dos anos, me tinham telefonado para o *beeper*, a horas tardias. Se eu tivesse sabido falar-lhes assim! Foi muito mais tarde que descobri a lógica e a mecânica perfeitamente oleada que se escondiam por detrás da força tranquila do meu amigo Georges...

O *Love Lab* de Seattle

Na Universidade de Seattle, num lugar chamado o «Love Lab» (o laboratório do amor), pares casados aceitam passar pelo microscópio emocional do professor Gottman. Este analisa a natureza das suas interacções. Câmaras de vídeo filmam os casais e permitem detectar a menor careta nos seus rostos, mesmo que esta só dure uns décimos de segundo. Captadores controlam as variações do ritmo cardíaco e da tensão arterial. Desde que inventou o Love Lab, mais de cem casais aceitaram discutir ali os seus assuntos crónicos de conflito: a repartição das tarefas domésticas, as relações com os sogros, os conflitos por causa do tabaco, da bebida, etc. A primeira descoberta do professor Gottman é a de que não há casal feliz – de facto, não há uma relação afectiva duradoura – sem conflito crónico. É até o inverso: os casais que não têm motivo de discussão crónica deveriam preocupar--se. A ausência de conflitos é sinal de uma distância emocional de tal ordem que ela exclui uma verdadeira relação. A segunda descoberta – perplexizante – é que basta ao professor Gottman analisar cinco minutos – cinco minutos! – de uma discussão entre marido e mulher para predizer com uma precisão de mais de 90% quem é que vai permanecer casado e quem se vai divorciar nos próximos anos – mesmo tratando-se de um casal ainda em plena lua-de-mel[1]!

---

[1] Gottman, J. (1994), *Why Marriages Succeed or Fail*, Nova Iorque, Simon & Schuster; Gottman, J. e N. Silver (1999), *The Seven Principles for Making Marriage Work*, Nova Iorque, Random House.

Nada afecta tanto o nosso cérebro emocional e a nossa fisiologia como quando nos sentimos emocionalmente afastados daqueles a quem estamos mais ligados: o nosso cônjuge, os nossos filhos, os nossos pais. No Love Lab, uma palavra a mais, um minúsculo rito de desprezo ou de nojo – dificilmente visível para um observador – bastam para provocar uma aceleração do ritmo cardíaco naquele a quem são destinados. Uma alfinetada bem temperada com um pouco de desprezo, e a frequência cardíaca sobe brutalmente para mais de 110 pulsações por minuto[1]. O problema é que, uma vez o cérebro emocional posto em alerta desta forma, ele suprime completamente a capacidade de o cérebro cognitivo raciocinar de forma racional: como já vimos, o córtex pré-frontal está «desligado». Os homens, em particular, são muito sensíveis ao que Gottman chama «a inundação» afectiva: uma vez activada a sua fisiologia, são «afogados» pelas emoções e só pensam em termos de defesa e de ataque. Deixam de procurar encontrar uma solução ou uma resposta que acalme a situação. Muitas mulheres reagem também assim. Quando se ouvem frases destas, elas parecem-nos extremamente familiares:

Fred: Foste buscar a minha roupa à lavandaria?
Ingrid (com cara de troça): «Foste buscar a minha roupa?» Fosses tu buscá-la! Quem é que pensas que sou? Tua criada?
Fred: Nem pouco mais ou menos. Se fosses minha criada, pelo menos a casa estava arrumada[2]...

Durante esta troca de palavras, a fisiologia de Fred e de Ingrid desregula-se rapidamente e as consequências são

---

[1] O ritmo cardíaco de base no homem anda geralmente à volta de 70; e de cerca de 80 nas mulheres. Levenson, R., L. L. Carstensen *et al.* (1993), «Long--term marriage: Age, gender, and satisfaction», *Psychology and Aging*, vol. 8 (2), pp. 301-313.

[2] Gottman, J. (1994), *What Predicts Divorce*, Mahwaw, Lawrence Erlbaum Assoc., p. 84, citado *in* Goleman, D. (1995), *Emotional Intelligence*, Nova Iorque, Bantam Books, p. 135.

desastrosas. Gottman define aquilo a que ele chama «os quatro cavaleiros do Apocalipse» nos diálogos conflituosos. Trata-se de quatro atitudes que destroem todas as relações à sua passagem. Elas activam o cérebro emocional do outro a tal ponto que este se torna incapaz de responder de outra forma a não ser maldosamente ou retirando-se como um animal ferido. Graças aos quatro cavaleiros, estamos literalmente certos de não obter o que desejamos da relação; e no entanto é a eles que recorremos quase sempre em primeiro lugar nas nossas batalhas afectivas.

O apocalipse da comunicação

O primeiro cavaleiro é a *crítica*. Criticar o outro em vez de lhe apresentar simplesmente uma queixa ou um pedido. Exemplo de crítica: «Outra vez atrasado. És muito egoísta.» Queixa: «São nove horas. Tinhas dito que vinhas às oito. É a segunda vez esta semana. Sinto-me sozinha e é aborrecido ficar assim à tua espera.» Crítica: «Passo a vida a arrumar as tuas coisas. Estou farta do teu desmazelo!» Queixa: «As coisas espalhadas em cima da mesa, é uma maçada de manhã para o pequeno-almoço. Eu preciso das coisas arrumadas à minha volta para me sentir bem. Não podes tentar arrumar as coisas à noite antes de te deitares?»

Gottman dá uma receita imparável para transformar uma queixa legítima, que tem todas as hipóteses de ser ouvida, numa crítica que só irá desencadear ressentimento, má-vontade ou um contra-ataque virulento: basta acrescentar no fim: «E depois, qual é o problema?»

O que estas observações têm de prodigiosamente espantoso é o facto de parecerem o mais naturais possível! Sabemos todos perfeitamente como *não* gostamos de ser tratados. Em contrapartida, é-nos mais difícil especificar como *gostaríamos* de sê-lo, apesar de nos sentirmos instantaneamente reconhecidos quando alguém se dirige a nós de forma emocionalmente inteligente. Lembro-me de uma lição inesperada que recebi um dia ao telefone. Estava há mais de vinte minutos à espera que a funcionária de uma companhia de aviação me dissesse o que se passava com a minha reserva num avião que devia apanhar nessa mesma tarde. Impaciente e enervado, quando ela acabou por me confessar que não encontrava a respectiva reserva, irritei-me: «Parece impossível! É inacreditável! Para que serve a senhora se nem capaz é de encontrar a minha reserva?» Assim que disse isto, arrependi-me logo. Sabia com toda a pertinência que estava a hostilizar a pessoa de quem mais precisava para resolver o problema. Mas não sabia como lidar com ela. Pensei que era ridículo pedir desculpa (de facto, nunca é nem cedo nem tarde de mais, mas, na altura, eu ainda não tinha percebido isso). Para grande surpresa minha, foi ela quem me ajudou: «Quando o senhor levanta a voz, não consigo concentrar-me.» Estava cheio de sorte: ela acabava de me fornecer a ocasião de pedir desculpa sem perder a face. Fi-lo de imediato e, alguns segundos mais tarde, estávamos de novo a discutir como duas pessoas adultas que procuram resolver um problema. Quando lhe expliquei a importância da viagem, transformou-se até numa sólida aliada e infringiu uma regra para me atribuir um lugar num voo em princípio cheio. O psiquiatra era eu, mas foi ela quem dominou totalmente as emoções da conversa. Nesse dia, pensei que ela devia voltar para casa provavelmente mais descontraída do que eu. Foi esta experiência que me levou a iniciar-me na comunicação emocional não violenta. Ninguém, com efeito, havia considerado importante ou útil ensinar-ma...

O segundo cavaleiro de Gottman, o mais violento e o mais perigoso para o nosso equilíbrio límbico, é o *desprezo*. O desprezo manifesta-se evidentemente por meio de insultos, desde os mais suaves – alguns diriam sonsos – como «o seu comportamento é impróprio», aos mais clássicos e violentos, do género «minha filha, és mesmo uma parva», ou «coitado», ou o simplesmente mas não menos temível «não sejas ridículo». O sarcasmo também pode magoar imenso, como quando Fred diz a Ingrid: «Se fosses minha criada, pelo menos a casa estava arrumada.» O sarcasmo pode ser divertido no cinema (e ainda assim depende), mas não o é na vida corrente. Porém, são precisamente esses sarcasmos que procuramos muitas vezes, por vezes até com deleite. Conheço uma grande jornalista francesa que andou mais de quinze anos a fazer análise. Um dia em que falávamos da maneira de gerir os conflitos, ela confessou-me: «Eu, quando me sinto agredida, tento destruir o meu adversário! Se conseguir fazê-lo em bocadinhos, fico contentíssima...»

As expressões faciais bastam muitas vezes para comunicar o desprezo: os olhos que olham para cima em resposta a qualquer coisa acabada de dizer, os cantos da boca que se baixam com os olhos que se cerram em reacção ao outro... Quando se trata de alguém com quem vivemos ou trabalhamos que nos dirige estes sinais, eles vão-nos direitos ao coração como uma seta e tornam qualquer resolução pacífica da situação praticamente impossível: como raciocinar ou falar calmamente quando a mensagem que se recebe é a de que não provocamos senão desdém?

O terceiro e o quarto cavaleiros são o *contra-ataque* e o *recuo total*. Quando somos atacados, as duas soluções imediatamente avançadas pelo cérebro emocional são o combate e a fuga (a famosa reacção *fight or flight* descrita pelo grande fisiologista americano Walter B. Cannon nos anos de 1930). Elas foram gravadas nos nossos genes por milhões de anos de evolução. E são efectivamente as duas escolhas mais eficazes para um insecto ou um réptil... Ora, qualquer que seja o conflito, o problema do contra-ataque é que este só conhece duas saídas: no pior dos casos, leva direitinho a uma escalada da violência: ferido pelo meu contra-ataque, o outro vai mais longe. Acontece no Médio Oriente, é claro, mas também em todos os lares do mundo onde os casais se digladiam. O ciclo perpetua-se até que se recorra à separação física e permanente dos beligerantes: a destruição da relação; quer seja através de um despedimento, de um divórcio... ou de um homicídio. No melhor dos casos, o contra-ataque «resulta» e o outro é vencido pela nossa verve ou – como acontece muitas vezes com os pais em relação aos filhos, e com os homens em relação às mulheres – com uma bofetada! Falou a lei do mais forte, e o réptil em nós ficou satisfeito. Mas esta vitória deixa forçosamente o vencido ferido ou magoado. E esta ferida só serve para aumentar o abismo emocional e agravar a dificuldade em viver com outra pessoa. Um contra-ataque violento jamais deu vontade ao outro de se desfazer em desculpas sinceras e de nos abraçar...

A outra opção, o recuo total, é uma especialidade masculina que tem o condão de irritar particularmente as mulheres. Ela prefigura muitas vezes a fase derradeira de desintegração de uma relação, quer se trate de um casamento ou de uma colaboração profissional. Após semanas ou meses de críticas, de ataques e de contra-ataques, um dos protagonistas acaba por abandonar o campo de batalha, pelo menos emocionalmente. Enquanto o outro tenta contactar com ele, procura falar-lhe, ele fecha-se, olha para os pés ou esconde-se por detrás do jornal «à espera que passe». O outro, exasperado com esta atitude que pretende ignorá-lo por completo, levanta cada vez mais a voz e acaba por desatar aos gritos. É a fase do prato a voar ou, quando é a mulher a transformar-se «numa parede», das bofetadas que ela se arrisca a apanhar. A violência física é uma tentativa desesperada de reatar os laços com o outro, de proceder de forma que ele compreenda o que sentimos emocionalmente, que ele sinta a nossa dor. Como é óbvio, é tempo perdido. Victor Hugo ilustrou magnificamente essa perseguição inútil da pessoa que nos ignora: o abade Frollo, para se sentir reconhecido por Esmeralda, que não faz outra coisa senão ignorá-lo e recusar os avanços dele, acaba por torturá-la, e depois por condená-la à morte! O retraimento afectivo não é um modo eficaz de gerir os conflitos. Como demonstrou Gottman, e Victor Hugo antes dele, dessa forma as coisas acabam muitas vezes mal.

Dizer tudo mas sem violência

Graças ao Love Lab de Seattle, conseguiu-se compreender com um grau de pormenor sem precedentes o que se passa na cabeça e no coração das pessoas que estão em conflito. E como elas vão frequentemente de encontro a uma parede. Naturalmente, tudo leva a crer que se trata dos mesmos reflexos, dos mesmos erros que minam a gestão dos conflitos não conjugais, quer se trate dos nossos filhos, dos nossos pais, dos nossos sogros, e especialmente dos nossos superiores e dos nossos colegas de trabalho. Mas quais são então os princípios da comunicação eficaz, da comunicação que faz passar a mensagem sem alienar o destinatário, daquela que, pelo contrário, lhe inspira respeito e lhe dá vontade de nos ajudar?

Um dos mestres da comunicação não violenta é o psicólogo Marshall Rosenberg. Nascido em Detroit num bairro pobre e particularmente violento, desde muito cedo se interessou pelas formas inteligentes de resolver os diferendos sem passar pela violência. Ensinou e praticou em todas as circunstâncias e em todas as regiões do mundo onde a gestão dos conflitos é indispensável, quer se trate de escolas de bairros desfavorecidos, de grandes empresas em restruturação, do Médio Oriente ou da África do Sul[1]. O primeiro princípio da comunicação não violenta é substituir todo e qualquer juízo – isto é, toda e qualquer crítica – por uma observação objectiva. Em vez de dizer «o senhor deu mostras de incompetência», ou até «este relatório não presta» – o que põe imediatamente a pessoa com quem estamos a falar na defensiva –, mais vale simplesmente ser objectivo e preciso: «Neste relatório, há três ideias que me parecem faltar para comunicar a nossa mensagem.» Quanto mais se é preciso e objectivo, mais aquilo que se diz é interpretado pelo outro como uma tentativa legítima de comunicação e não como uma crítica potencial. Rosenberg cita um

---

[1] Rosenberg. M. D. (1999), *Les mots sont des fenêtres ou des murs: initiation à la communication non violente*, Ed. La Découverte.

estudo que se debruçou sobre as relações entre a literatura de um país e a violência dos seus habitantes: segundo este, quanto mais as obras contêm termos que classificam as pessoas – que as consideram «boas» ou «más» – mais a violência é expressa livremente nas ruas do país[1]...

O segundo princípio é evitar qualquer juízo sobre o outro a fim de nos concentrarmos inteiramente naquilo que sentimos. É a chave mestra da comunicação emocional. Se eu falar do que sinto, ninguém pode discutir comigo. Se eu disser: «Estás atrasado, mas que egoísta...», o outro só pode responder torto à minha afirmação. Em contrapartida, se eu disser: «Tínhamos ficado de nos encontrar às oito e são oito e meia. É a segunda vez este mês; quando isto acontece, sinto-me frustrada e às vezes até um bocado humilhada», ele não poderá pôr em causa os meus sentimentos. Estes pertencem-me totalmente! O esforço consiste em descrever a situação com frases que comecem por «eu» em vez de «tu» ou em vez de «o senhor ou a senhora». Ao falar de mim, e só de mim, já não estou a criticar o meu interlocutor, não o ataco, estou no campo da emoção e por conseguinte no campo da autenticidade e da abertura. Se souber fazer as coisas e se for verdadeiramente honesto comigo próprio, serei até capaz de me tornar vulnerável indicando-lhe como ele me magoou. Vulnerável porque lhe terei desvendado uma das minhas fraquezas. Mas, a maior parte das vezes, é justamente esta candura que vai desarmar o adversário e dar-lhe vontade de cooperar – na medida em que também ele deseja preservar a nossa relação. Era exactamente o que fazia Georges com a tia Esther («Quando me telefona... sinto-me frustrado...») ou ainda a funcionária da companhia de aviação («quando o senhor levanta a voz, não consigo concentrar-me...»). Eles falavam apenas de duas coisas: do que acabava de acontecer – objectivamente e que não se prestava a qualquer discussão – e do que sentiam. Nem uma

---

[1] Harvey, O. J. (1961), *Conceptual Systems and Personality Organization*, Nova Iorque, Harper & Row, citado em Rosenberg, M. D., *op. cit.*

palavra era dita acerca do que pensavam do outro porque isso não teria servido para nada.

Segundo Rosenberg, é ainda mais eficaz não só dizer o que se sente, mas também dar a conhecer ao outro a esperança partilhada que foi desiludida. «Quando chegas atrasado, quando tínhamos combinado ir ao cinema, sinto-me frustrada porque gosto de ver o princípio do filme. Para mim é importante ver o filme todo.» Ou ainda: «Quando não telefonas durante uma semana, tenho medo de que te tenha acontecido alguma coisa. Preciso saber se está tudo bem.» Ou no contexto do trabalho: «Quando põe a circular um documento com erros de ortografia, fico um bocado embaraçado porque é a minha imagem que está em causa e é toda a equipa que é afectada. A questão da imagem e da reputação é muito importante para mim, sobretudo depois do trabalho que tivemos para que nos respeitassem.»

Quando ensino esta abordagem da comunicação aos jovens médicos que dela necessitam para gerirem as suas relações com os doentes difíceis, costumo dar-lhes um «algoritmo», uma espécie de receita por etapas. Eles tomam nota dele muitas vezes numa ficha que consultam sempre que se preparam para uma consulta conflituosa. Rosenberg relata que um dos participantes do seu *atelier* lhe contou um dia a seguinte história: ele começara a servir-se de uma ficha desse tipo para treinar com os filhos o que ia aprendendo. A princípio, era evidentemente um pouco embaraçoso, às vezes mesmo francamente ridículo, e os filhos não tinham perdido a oportunidade de lho dizer. Ele tinha consultado a ficha, como qualquer principiante conscencioso, e tinha-lhes dito: «Quando vocês me dizem que estou a ser ridículo, e eu a fazer um esforço para tentar melhorar as nossas relações e desempenhar melhor o meu papel de pai para convosco, tenho muita pena. Preciso sentir que também é importante para vocês que possamos falar de forma diferente daquela como andamos a falar há uma data de meses...» A coisa tinha funcionado e ele tinha continuado assim durante várias semanas. Até que deixou de precisar de usar a ficha. Mas um dia em que estava a discutir com os filhos por causa da televisão, o seu temperamento levou a melhor em relação às resoluções não violentas. O filho de quatro anos disse-lhe então, num tom algo imperioso: «Pai, vá buscar a ficha!»

A ficha dos seis pontos

A ficha de que me sirvo e que costumo dar aos jovens médicos tem a seguinte sigla: «OLA-CEE» Estas iniciais resumem os seis pontos-chave de uma abordagem não violenta que vos dá mais hipóteses de obterem o que desejam, quer seja em vossa casa, no emprego, com a polícia, e até com o mecânico da garagem. Vejamos o que significam estas iniciais:

O para *Origem*. Em primeiro lugar, é preciso ter a certeza de que estamos de facto a dirigir-nos à pessoa que constitui a origem do problema e de que ela dispõe dos meios para resolvê-lo. Por mais que isto pareça evidente, em geral não costuma ser este o nosso primeiro reflexo. Se um colega meu me diz uma coisa desagradável diante de toda a equipa a propósito do meu trabalho (ou a minha companheira diante dos meus amigos a propósito do salmão que deixei cozer de mais), não serve de nada queixar-me depois aos meus colegas ou à minha mãe pelo telefone – apesar de ser aquilo que mais me apetece fazer. Na melhor das hipóteses, a pessoa que me ofendeu nunca ouvirá falar do assunto; na pior, contar-lhe-ão o que eu disse (com as deformações e os exageros do costume) e eu vou acabar por fazer figura de cobarde. Para ganhar o seu respeito e alterar o seu comportamento, é com o meu colega, com a minha companheira, que devo falar. E eu sou a única pessoa a poder fazê-lo. É claro que é muito mais difícil e não me apetece; mas é a única maneira de ser eficaz. É preciso a pessoa dirigir-se à fonte do problema.

L para *LUGAR* e *MOMENTO*. É preciso que a discussão decorra num sítio (num «lugar») protegido e privado, num momento propício. Geralmente, não é boa ideia enfrentar o agressor, mesmo que a nossa queixa seja não violenta, nem em público nem no corredor. Também não se deve entabular essa conversa imediatamente, «a quente», nem quando ele se encontra numa situação de *stress*. É sempre preferível escolher um local onde se possa falar calmamente e certificar-se da disponibilidade daquele ou daquela a quem dirige a palavra.

A para ABORDAGEM AMIGÁVEL. Para sermos ouvidos, precisamos primeiro de ter a certeza de que vamos ser ouvidos. Haverá melhor maneira de falhar a nossa tentativa do que arvorar uma atitude agressiva ou um tom de voz demasiado peremptório? Como provou Gottman graças ao seu Love Lab, se um dos protagonistas se sente agredido, tem tendência para se deixar «afogar» nas suas emoções antes mesmo que a conversa tenha tido início. O que fará com que tudo quanto venha a seguir seja completamente inútil. Pelo contrário, é preciso tentar pôr o interlocutor à vontade logo nas primeiras palavras; abrir-lhe os ouvidos em vez de lhos fechar. Ora sabem qual é a palavra mais agradável para começar uma conversa? É o nome da pessoa a quem nos dirigimos! Os psicólogos chamam a isso o «fenómeno do *cocktail*»: você está num *cocktail*, toda a gente a falar à sua volta, e está contudo terrivelmente concentrado na conversa que entabulou com o seu interlocutor. Não ouve nada dos diálogos que se desenrolam à sua volta: estes são filtrados e eliminados pela sua atenção. E eis que, de súbito, noutro grupo, alguém pronuncia o seu nome. Ouve-o imediatamente e volta a cabeça. O seu nome: essa palavra, mais do que qualquer outra, parece feita de propósito para atrair a sua atenção. Do mesmo modo, o seu nome saltar-lhe-á aos olhos no meio de um texto denso. Somos mais receptivos ao nosso nome do que a qualquer outra palavra. Portanto, seja o que for que tenha a dizer a quem o ofendeu, comece por tratá-lo pelo nome, e a seguir diga qualquer coisa simpática, desde que seja verdade. Nem sempre vai ser fácil, mas é importante. Se, por exemplo, se tratar de se queixar de ter sido criticado em público pelo seu patrão, pode dizer: «Bertrand, aprecio todas as oportunidades de receber *feedback* da sua parte. Isso permite-me ir em frente, avançar no meu trabalho.»

Lembre-se também do que Georges começou por dizer a Esther: «Esther, sabe como esta viagem que vamos fazer juntos é importante para mim, e como lhe estou reconhecido...» Nem sempre é fácil. Das primeiras vezes, a coisa até nos arranha um bocado a garganta. Porém, vale a pena. A porta da comunicação está agora aberta.

C para COMPORTAMENTO OBJECTIVO. A seguir, é preciso entrar no cerne da questão: referir o comportamento que motiva o nosso descontentamento, limitando-nos a uma descrição do que se passou e mais nada, sem a mínima alusão a um juízo moral que poderíamos fazer. É preciso dizer. «Quando fez isto», e mais nada. Não se deve dizer: «Quando se comportou como um tarado sexual», mas sim «Quando aludiu às minhas cuequinhas».

E para EMOÇÃO. A descrição dos factos deve ser imediatamente seguida da emoção sentida. Nesse momento, é preciso não cair na ratoeira de falar da nossa fúria, que é muitas vezes a emoção mais manifesta: «Quando disse diante de toda a gente que o meu vestido era ridículo (comportamento objectivo), conseguiu irritar-me», porque a cólera é já uma emoção virada para o outro, e não a expressão de um ferimento íntimo. É muito mais forte e eficaz falar de si próprio: «Senti-me magoada», ou «Considerei isso uma humilhação».

E para ESPERANÇA DESILUDIDA. Poderíamos ficar pela expressão de uma emoção, mas é ainda mais vantajoso prosseguir mencionando a esperança desiludida, ou a necessidade que sentimos e que não foi satisfeita. «Preciso de me sentir segura no emprego, de saber que não serei humilhada nem ferida com comentários cáusticos, especialmente vindos de alguém tão importante como o senhor.» Ou, se se tratar do nosso cônjuge que nos ignorou sobremaneira durante um jantar em casa de amigos: «Preciso de me sentir ligada a ti, de sentir que sou importante para ti, mesmo quando estamos com amigos.»

Eu sei perfeitamente que esta atitude tem qualquer coisa de surrealista, sobretudo quando há tão poucos modelos à nossa volta em que nos possamos inspirar. A pessoa pensa: «Pois, era bestial se eu conseguisse falar assim, se eu tivesse a coragem de falar assim. Mas é impossível. Com o meu chefe, não» (ou «com o meu marido, não»; «não com as crianças»; «com a minha sogra é que não», etc.). O problema é contudo simples: só existem três maneiras de reagir numa situação de conflito: a passividade (ou a passividade-agressividade), a reacção mais corrente e menos satisfatória; a agressividade, que também não é verdadeiramente mais eficaz e é muitíssimo mais perigosa; ou então a «assertividade», isto é, a comunicação emocional não violenta.

Há todavia circunstâncias em que é melhor ser-se passivo ou agressivo a enveredar pelo processo complexo da comunicação assertiva. Quando o desafio é completamente menor, por exemplo, a ponto de nem sequer merecer tempo nem atenção, é perfeitamente legítimo ser-se «passivo» e aceitar um insulto, ou deixarmo-nos manipular sem reagir. É frequentemente mais económico. Ao invés, nas situações urgentes ou de perigo, é normal uma pessoa ser «agressiva» e dar ordens sem explicação. É a maneira como funciona o exército, justamente porque a sua razão de ser é enfrentar o perigo. Mas, seja qual for a situação, existem apenas três maneiras de reagir. E é a nós que compete, de todas as vezes, escolher. É a nós que compete aceitar, ou não, o desafio emocional.

Felizmente, as relações não são todas conflituosas. O outro aspecto geralmente menosprezado da comunicação, quando ele é quase tão importante, é saber aproveitar as ocasiões de aprofundar a nossa relação com outrem. Uma das maneiras mais simples de se conseguir isto é saber estar totalmente presente quando ele (ou ela) sofre e precisa de nós. Mais uma vez, o importante é conhecer as palavras que permitem fazer passar a corrente emocional de um cérebro para o outro, eficazmente, sem que isso leve muito tempo. Para tal, há uma técnica. Esta é mais fácil de utilizar; provavelmente porque comporta menos riscos para nós.

13. Escutar com o coração

No primeiro ano em que me pediram para ensinar aos médicos do meu hospital a ouvir com mais atenção os doentes, lembro-me de ter pensado que tinha muito pouco a oferecer-lhes. Sabia qual era um dos principais problemas: o doente (ou, mais frequentmente, a doente) que desata a chorar a meio de uma consulta. Quando uma pobre senhora, mãe de cinco filhos, que ali tinha ido porque sofria de «dores de cabeça» revelava de repente no meio das lágrimas que o marido a deixara, era para eles uma catástrofe... A única coisa em que eram capazes de pensar, era no tempo que aquilo ia levar, na sala de espera a abarrotar, ao mesmo tempo que pensavam: «Pronto, a tarde já está lixada!» Para mim, evidentemente, era o contrário. Quando um doente desatava a chorar, eu pensava que estava no bom caminho. Uma vez que estávamos na emoção, eu estava na pista da verdade; restava puxar os fios. Mas, na qualidade de psiquiatra, eu não estava de forma alguma na situação dos meus colegas. As consultas deles duravam dez ou qinze minutos, as minhas nunca menos de meia hora e em geral uma hora, às vezes mais. Os métodos de comunicação que me haviam ensinado – a escuta passiva e atenta pontuada por «mmm...mmm...», ou por «fale-me mais da sua mãe...» – desembocavam em grandes confidências que me convinham mas que se enquadravam mal no tempo estritamente medido de um cardiologista ou de um cirurgião. Mas eu era obrigado a dar a aula de «Gerir os pacientes difíceis» no âmbito do meu horário de professor, e portanto precisava de encontrar alguma coisa mais eficaz do que aconselhar aos meus estudantes que fizessem «mmm...mmm...» abanando a cabeça, e mais humana do que mandá-los embora o mais depressa possível com uma receita de Prozac no bolso. E isso não levava mais de dez minutos.

Nunca se aprende tanto sobre um assunto como quando se tem que ensiná-lo a alunos. Fiz então pesquisas sobre o assunto, e descobri que Marian Stuart e Joseph Lieberman, uma psicoterapeuta e um psiquiatra, haviam feito uma série de estudos notáveis sobre o que distingue os médicos que têm o dom da comunicação e os que o não têm. Depois de terem filmado dezenas de consultas curtas com médicos muito apreciados pelos doentes, bem como outros com médicos que o eram bastante menos, eles destilaram a quinta-essência desse «dom» numa técnica muito fácil de ensinar[1]. Como muitos outros, ensinei esse método durante anos. Mas a minha maior surpresa foi descobrir que ela se aplicava a toda a gente com os mesmos bons resultados: à minha família, aos meus amigos, e mesmo aos meus colegas quando estes atravessavam uma fase difícil. Estas pessoas não vinham falar comigo enquanto psiquiatra. Também não tinha necessariamente a possibilidade de – e às vezes nem sequer me apetecia – passar uma hora a debruçar-me sobre os pormenores mais ínfimos da sua existência. Também eles precisavam de encontrar a forma mais eficaz e mais humana de «entrar em contacto» e de os ajudar a sentirem-se melhor... em dez minutos. O método de Stuart e de Lieberman permite melhorar consideravelmente a nossa capacidade de escutar – e portanto a nossa relação com os outros – sem precisar de um psiquiatra. Ele permite que nos aproximemos das pessoas para nós mais importantes, dos nossos cônjuges, pais, filhos, de um modo nunca antes aprendido. Ora, ao proceder desse modo, ao aprofundar as nossas relações, também nos estamos a tratar a nós próprios.

---

[1] Stuart, M. R. e J. A. Lieberman (1993), *The Fifteen Minute Hour: Applied Psychotherapy for the Primary Care Physician*, Westport, CT, Prager.

As Perguntas QEOFE

A técnica resume-se a cinco perguntas sucessivas e rápidas. Um bom meio mnemotécnico para nos lembrarmos é fazer as «Perguntas QEOFE».

Q para «*Que aconteceu?*» Para se estabelecer uma relação com uma pessoa que sofre, é evidentemente preciso que ela relate em primeiro lugar o que lhe aconteceu na vida e a magoou. E o que ela fará respondendo à pergunta: «Que aconteceu?» A descoberta de Stuart e Lieberman sobre este ponto é a de que não é necessário entrar em detalhes, muito pelo contrário. O que importa é ouvir interrompendo a pessoa o menos possível durante três minutos, mas não mais. Se isso lhe parecer pouco, ficará sem dúvida surpreendido por saber que, em média, um médico interrompe o doente ao fim de dezoito segundos[1]. Passados três minutos, se deixar o interlocutor perder-se em pormenores, arrisca-se a nunca alcançar o essencial. E o essencial, no fundo, nunca são os factos, mas as emoções. É preciso passar rapidamente à segunda pergunta, bem mais importante.

E para *Emoção*. Rapidamente, a pergunta que deve fazer é: «E que *emoção* sentiste?» Isto pode parecer-lhe muitas vezes supérfluo. Ensinei este método a médicos de clínica geral no Kosovo após os horrores da guerra de 1999. Um dia, um dos meus «alunos» encontrou-se diante de uma mulher que se queixava de ter permanentemente dores de cabeça, dores nas costas, nas mãos, de não conseguir dormir, de emagrecer. O desgraçado do médico fazia desfilar mentalmente todos os diagnósticos possíveis da enciclopédia de medicina, desde a sífilis à esclerose em placas... Segredei-lhe que perguntasse simplesmente: «Que lhe aconteceu?» Em poucos segundos, a mulher desabafou que não tinha notícias do marido, que este fora raptado por milícias sérvias quinze dias antes. Achava que devia estar morto. Provavelmente, não tivera mais ninguém a quem contar aquilo, de tal forma

---

[1] *Ibid.*

histórias daquelas eram banais na altura. Era fácil imaginar o que ela devia ter sentido, e o médico hesitava imenso em passar à segunda etapa. Era demasiado óbvio; fazer a pergunta tinha qualquer coisa de insultuoso. Encorajei-o, apesar de tudo. Conseguiu articular, timidamente: «... E que sentiu quando isso aconteceu?» Nesse momento, a mulher conseguiu, enfim, desatar a chorar. «Fiquei apavorada, senhor doutor, aterrada...» Ele pegou-lhe no braço e deixou-a chorar durante algum tempo. Há tanto tempo que ela precisava disso. E, a seguir, fez a pergunta mais importante de todas.

O para O *mais difícil*. A melhor maneira de não nos deixarmos submergir pela emoção é mergulhar até ao fundo, no mais profundo, no cerne da dor. Só aí podemos dar o impulso que nos fará vir à superfície. Trata-se de novo de uma pergunta que parece inconveniente, ou «indecente», tendo em conta o que quer dizer viver uma situação dessas. É contudo a mais eficaz das perguntas: «O que foi *mais difícil* para si?» «Não saber o que dizer aos meus filhos», respondeu a mulher sem hesitação. «Eu, há muito tempo que sabia que aquilo havia de acontecer, e o meu marido e eu tínhamos falado muitas vezes sobre o assunto. Mas as crianças... O que é que posso fazer pelos meus filhos?...» E começou a soluçar mais violentamente do que antes. O que ela tinha acabado de dizer não era minimamente aquilo de que eu estava à espera quando ela havia referido o seu terror por ter perdido o marido... Era evidente que, para ela, era em torno dos filhos que todas as emoções tinham cristalizado. Se não tivéssemos feito as perguntas, nunca teríamos podido adivinhar...

A pergunta «O» é mágica porque serve para focalizar o espírito de quem sofre. Permite-lhe começar a reagrupar as ideias em torno do ponto fulcral, aquele que mais faz doer, ao passo que, entregue a si próprio, o espírito – o nosso – tem tendência a dispersar-se. Eu próprio experimentei o forte efeito desta intervenção. Atravessava um período difícil na sequência de uma ruptura afectiva. Todas as noites, sozinho, sentia a tristeza no meu corpo todo, mas não chorava. Nunca chorava. Como muitos homens aprenderam a fazê-lo, cerrava os dentes e seguia em frente. A vida não parava porque o meu coração estava despedaçado. Continuava a ter muito que fazer... Um dia, uma amiga telefonou a saber de mim. Não gostava de falar do assunto, que não tinha evidentemente qualquer solução, mas ela era professora de pediatria e, também ela, conhecia muito bem o QEOFE. Quando me perguntou o que me era mais difícil, surgiu-me repentinamente uma imagem diante dos olhos: a do meu filho, que viera ajudar-me a arrumar o meu novo quarto. Revia-o triste e frágil, mas também ele cerrando os dentes. E eu não estava lá para o ajudar. Literalmente, desatei a chorar. Toda aquela tristeza difusa se tinha focalizado de súbito onde devia ter-se focalizado desde o início, nas lágrimas e nos soluços que se apoderavam de mim. Tinha rebentado o abcesso. Minutos depois, sentia-me infinitamente melhor. Nada estava resolvido, mas sabia agora de onde me vinha a dor. E, nesse aspecto – no do meu filho –, tudo estava ainda à minha frente.

F para *Fazer face*. Após ter permitido à emoção exprimir-se, é preciso aproveitar em seguida o facto de a energia estar concentrada na origem principal do problema: «O que o ajuda mais a *fazer face*?» Com esta pergunta, desvia-se a atenção da pessoa com quem estamos a falar para os recursos já existentes à sua volta e que a podem ajudar a enfrentar o problema, a recuperar. É preciso não subestimar a capacidade das pessoas para resolverem as situações mais difíceis. Aquilo de que mais necessitam frequentemente é que as ajudem a pôr-se de pé; não que lhes resolvam os problemas em seu lugar. Todos nós temos dificuldade em compreender e em admitir que os homens e as mulheres que nos rodeiam são mais fortes, mais resistentes, do que geralmente se imagina. Que *nós próprios somos* mais fortes e mais resistentes do que julgamos. O que tive de ensinar – com dificuldade – aos meus alunos médicos, temos de aprendê-lo também nas nossas relações afectivas. Em vez de pensarmos «Não fiques assim! Reage!» quando alguém exprime a sua emoção e a sua dor, devemos pensar «Não faças nada! Continua assim!» Porque é de facto o papel mais benéfico que podemos desempenhar: continuar simplesmente ali e acompanhar, em vez de propor soluções umas atrás das outras ou passar a acarretar aos ombros problemas que não nos pertencem. A mulher albanesa do Kosovo começou por reflectir um instante. «A minha irmã e os meus vizinhos», respondeu, «estamos todos um pouco na mesma situação e estamos sempre todos juntos. É verdade que eles são formidáveis com as crianças.» O que não resolvia nada, evidentemente, mas via agora um pouco melhor para onde se devia virar em relação ao que mais precisava no imediato. E o simples facto de o saber fazia com que se sentisse menos perdida. No meu caso, o que me ajudou foi perceber que podia recomeçar uma nova relação com o meu filho e voltar a controlar a situação. Além disso, tinha um amigo com quem podia falar de tudo, apesar de ele morar longe. Comecei então a telefonar-lhe várias vezes por semana. À noite, precisamente. Quando a solidão mais me pesava.

E para *Empatia.* Enfim, para concluir a interacção, é sempre útil exprimir com palavras sinceras o que sentimos ao ouvir o outro. Para lhe comunicar simplesmente que, durante alguns minutos, partilhámos o seu fardo. No final da conversa, ele ir-se-á embora com a sua pesada bagagem, mas durante aqueles breves instantes tê-la-emos carregado juntos e compreendemos melhor a sua dor. Esta lembrança permitir-lhe--á sentir-se menos só no caminho pelo qual enveredou. A maior parte das vezes, algumas palavras muito simples bastam, por exemplo: «Deve ser duro para si», ou «Lamento imenso o que lhe aconteceu; também eu me senti desolado ao ouvi-lo(a)». As crianças que correm para a mãe quando fizeram um «dói-dói» percebem isso muito bem; por vezes, melhor do que os adultos. É evidente que a mãe não pode fazer grande coisa em relação à dor. Não é nem médica nem enfermeira. Mas não é só a dor que deve ser aliviada, é sobretudo a solidão! As pessoas crescidas também precisam de se sentir menos sós quando sofrem[1].

---

[1] Agradeço à Dra. Rachel Naomi Remen por me ter ensinado a fazer esta distinção no seu belo livro *Kitchen Table Wisdom*, Riverside Books, 1997.

A nossa doente no Kosovo não saiu curada da consulta de um quarto de hora. Mas saiu mais forte e menos sozinha. O médico, esse, teve a impressão de ter sido mais eficaz do que se tivesse receitado uma bateria de exames inúteis ou de medicamentos que não teriam servido para nada. Também ele, como todos os kosovars que ali encontrei – tanto albaneses como sérvios –, haviam sofrido muito e as suas emoções eram quase tão frágeis como as daquela senhora que saía agora da consulta. E, olhando para ele, tive a sensação de que também ele se sentia melhor. Parecia mais descontraído, mais seguro. Como se aquela breve conversa os tivesse tornado a ambos mais adultos. Como se cada um deles tivesse conseguido um pouco mais de dignidade. Ao estabelecer uma conexão com ela, dando-lhe um pouco de humanidade, ele tinha-se tratado a si próprio. É assim, nos intercâmbios bem-sucedidos, mesmo quando estes não nos «curam» instantaneamente, que o nosso cérebro emocional se desenvolve; que ele se torna mais confiante na nossa capacidade em entrar em relação com os outros, e portanto em ser «acertado» por eles, como necessita. E é esta confiança que nos protege da ansiedade e da depressão.

Susmita fala com a mãe

As técnicas de comunicação de que acabámos de falar são frequentemente ignoradas pelos psiquiatras e os psicanalistas, que consideram tratar-se de «simples questões de bom senso». De facto, assim é. Mas como demonstram os estudos efectuados em médicos em exercício – muitas vezes desde há muitos anos – e contrariamente ao que afirmava Descartes, o bom senso não é a qualidade mais partilhada... Se os pais se dirigissem sempre desta forma aos filhos, se os casais soubessem criticar-se sem violência e ouvir-se um ao outro com o coração, se os patrões soubessem respeitar tanto os colegas como os empregados, se efectivamente o bom senso fosse mais bem partilhado, não seria necessário ensiná-lo. Mesmo em psicoterapia, é muitas vezes importante completar o tratamento com instruções muito precisas sobre o modo como o doente deve proceder a fim de melhorar as suas relações afectivas com as pessoas que mais contam para ele. Tenho dificuldade em compreender por que razão não nos ensinam isto sistematicamente.

Longe do Kosovo, numa cidade americana, uma das minhas doentes teve de aprender com grande rapidez as bases da comunicação emocional eficaz para fazer face a uma relação afectiva, que é muitas vezes a mais difícil de todas: a relação com a mãe.

Susmita tinha cinquenta e cinco anos. À primeira vista, tinha tudo para ser feliz: um marido que a adorava desde os trinta anos, dois filhos bonitos, inteligentes e particularmente meigos, e uma bela casa no bairro mais chique da cidade. Vinda de Taiwan para os Estados Unidos aos catorze anos, ela tinha mesmo sido bem-sucedida financeiramente ao criar uma empresa de trabalho temporário que vendera posteriormente, muitos anos antes. Jogava ténis uma ou duas vezes por semana num clube privado, e gostava ainda de sentir o olhar dos homens deter-se no seu corpo elegante. Mas, sob esta superfície sem asperezas, o mundo interior de Susmita era um caos. Era atreita a ataques de ansiedade e acordava várias vezes durante a noite. Durante o dia, acontecia-lhe esconder-se para poder chorar à vontade. Tinha permanentemente a sensação de estar à beira de um ataque de falta de ar. O médico acabara por receitar-lhe um ansiolítico e um antidepressivo. Susmita nunca tinha tomado comprimidos na vida, e a ideia de começar a tomar medicamentos psiquiátricos parecia-lhe inconcebível. Queria experimentar outra coisa. Eu confiava em que com a sua inteligência e força de vontade poderíamos rapidamente ajudá-la a controlar aqueles sintomas. Após algumas sessões de *biofeedback* a fim de controlar a coerência cardíaca, várias sessões de EMDR que lhe permitiram limpar uma boa pane da pesada bagagem emocional deixada por uma infância muitas vezes difícil, e esforços para melhorar a alimentação, nalgumas semanas ela fez progressos consideráveis. Todavia, continuava a ter de tempos a tempos crises de ansiedade durante a noite e não se havia desembaraçado por completo da sensação de falta de ar que se apoderava dela de vez em quando ao acordar. Passando novamente em revista a situação, apercebi-me de que ela minimizara muitíssimo a violência da sua relação afectiva com a mãe, Sun Li, que havia deixado Taiwan para ir viver com ela depois da morte do seu terceiro marido. Não se pode fazer de conta que as relações afectivas dolorosas não existem. Não é possível evitá-las à força de Prozac, nem com tratamentos naturais por mais eficazes que estes sejam. A situação dela exigia que fosse encarada bem de frente.

Sun Li recusara-se a aprender inglês e a tirar a carta de condução. Evidentemente, aborrecia-se, e a sua principal actividade parecia ser meter-se na vida da filha. Com uma inteligência notável, sabia precisamente como agir de forma que esta se sentisse culpabilizada ao mesmo tempo que dizia que para si própria não pretendia coisa alguma. E fizesse Susmita o que fizesse – ou seja, praticamente tudo o que a mãe lhe pedia –, nunca era suficiente, ou nunca o que era preciso. Como estava fora de questão mandá-la de novo para Taiwan ou metê-la num lar para a terceira idade onde não teria ninguém com quem falar, Sun Li gozava de uma excelente posição de força em casa: era preciso ocupar-se dela, se não ela tornava toda a gente infeliz, pura e simplesmente amuando. Mesmo sendo Susmita capaz agora de dominar as acelerações do seu coração quando a mãe lhe lançava as provocações habituais, e mesmo que, graças ao EMDR, as discussões actuais tivessem deixado de fazer eco aos castigos corporais da infância, Susmita continuava submetida a uma violência verbal e emocional constante na sua própria casa. Além disso, a sua cultura asiática não a tinha claramente preparado para fazer face a uma mãe idosa tão difícil como a sua. Só começou a sentir-se verdadeiramente melhor quando aceitou gerir de forma sistemática a relação emocionalmente carregada com a mãe.

Decidimos estabelecer uma lista de concessões que ela estava disposta a fazer, e de limites que ela queria impor. Concordava, por exemplo, em levar Sun Li a almoçar fora e a fazer compras três vezes por semana. Parecia-me um bocado de mais, mas cabia-lhe a ela decidir o que considerava aceitável. Em compensação, Susmita fazia questão de ter uma hora de sossego em casa pela manhã, depois de o marido ter saído para o emprego, e de dispor de uma hora com ele quando este voltava para casa ao fim da tarde. Não acreditava que a mãe deixasse de lhe dizer coisas desagradáveis. Sun Li sempre tinha sido assim, e, aos oitenta e cinco anos, era demasiado tarde para mudar. Em contrapartida, não continuaria a suportar as ameaças de violência física que a mãe – por mais inacreditável que isto possa parecer – continuava por vezes a fazer-lhe.

Com o seu cartão «OLA-CEE» na mão, ensaiámos o modo como ela abordaria a mãe a fim de lhe comunicar aquilo de que necessitava. Escolheu com a minha ajuda o local e o momento onde a conversa teria lugar, e a maneira de abordá-la: «Querida mãe, sabe perfeitamente como desejo que se sinta bem na minha casa e como o meu papel de filha é importante para mim. Para que reine a harmonia lá em casa, há determinadas coisas sobre as quais devemos conversar.» Após algumas hesitações, encontrou a maneira de prosseguir com a descrição dos comportamentos que a incomodavam, das suas emoções e das suas necessidade: «Há três coisas que me perturbam na sua atitude e que me impedem de me sentir à vontade consigo como eu desejaria: em primeiro lugar, quando de manhã me interrompe nas minhas andanças a seguir ao Han ter saído. Não sou capaz de fazer tudo ao mesmo tempo, exactamente na altura em que estou a tentar organizar as coisas que tenho para fazer. Preciso de estar sozinha durante uma hora; segundo, quando se junta a nós assim que o Han regressa a casa à tarde. Sinto-me frustrada por não ter um momento para estar com ele antes do resto da noite com a família toda. Preciso de estar sozinha com ele quando ele regressa do emprego; por último, quando a mãe diz coisas do estilo "vou dar-te uma lição"; apesar de saber que não é verdade, isso ainda me mete medo e é muito desagradável para mim. Preciso de me sentir em segurança na minha casa e de saber que nunca há-de haver cenas violentas cá em casa.»

O primeiro dia foi delicado. Susmita nunca na vida havia enfrentado a mãe daquela maneira! A discussão desenrolou-se menos bem do que os nossos ensaios no meu consultório. Todavia, Susmita conseguiu dizer-lhe o que tencionava fazer com ela – as saídas programadas – e aquilo de que ela própria necessitava. E pediu-lhe que colaborasse com ela e disse-lhe igualmente que a partir daquele momento, se se voltasse a sentir ameaçada, se recusava a sair com ela durante dois dias.

As duas primeiras semanas foram as mais difíceis. Naturalmente, Sun Li testava os limites à mínima oportunidade. Arranjava mil motivos imperiosos para ir à Baixa fora das três ocasiões em relação às quais havia concordado em princípio. Tinha também, naturalmente, testado a decisão da filha fazendo ameaças logo ao terceiro dia. Susmita telefonava-me praticamente dia sim dia não, mas lá se ia aguentando. Apesar dos sintomas terem piorado, ela compreendia isso perfeitamente, e, por conseguinte, preocupava-se menos. Ao fim de um mês, a atmosfera lá em casa era bastante mais respirável e os sintomas de Susmita mais atenuados. Só então se sentiu capaz de uma maior disponibilidade emocional para com a mãe, que, afinal, também ela havia tido uma vida difícil. Aprendeu a falar-lhe escutando sistematicamente a emoção que se escondia por detrás das suas palavras e ajudando-a a identifcar o que mais a perturbava. Começaram assim a evocar a longa e tumultuosa vida da mãe, que, desde a infância na China imperial ao êxodo com Tchang Kai-Chek, era digna de um romance. Estas conversas com a mãe tinham um tom fora do habitual para elas. Contudo, o carácter de Sun Li não se havia modificado por isso, e não se modificaria provavelmente nunca. A diferença é que Susmita tinha agora a sensação de controlar de novo a sua vida. Tinha um novo auto-respeito por si própria, e via perfeitamente que a mãe também olhava para ela com outros olhos.

O último *dan*

O domínio da comunicação emocional não se obtém de um dia para o outro, nem num mês. Nem sequer num ano. Nas artes marciais, começa-se por um cinturão branco e acaba-se num cinturão negro. A seguir, vêm os requintes intermináveis chamados *dans*. Mas não há um «último *dan*». É sempre possível uma pessoa melhorar.

Para mim, a arte da comunicação emocional assemelha-se um pouco a isso. Ela requer um controlo da energia que exige sem dúvida a vida inteira para que se obtenha o seu perfeito domínio. Tenho a impressão, ao fim de tantos anos de interesse meu pelo assunto – é verdade, sem qualquer treino sistemático –, de não passar de um «cinturão castanho». Todavia, adquiri experiência bastante para estar intimamente persuadido de que é trágico atravessar a vida sem nos entregarmos a esta tarefa fundamental: melhorar, cada vez mais, a comunicação emocional. Mesmo que isso possa ser aperfeiçoado infinitamente, mais uma razão para deitarmos mãos à obra. Gosto daquela anedota sobre Colbert. A França tinha uma falta enorme de barcos que lhe permitissem fazer frente ao poderio crescente da Inglaterra. Não existiam carvalhos em número suficiente para fabricar mastros. Colbert reuniu os guardas-florestais do rei e pediu-lhes que plantassem uma floresta. «Mas, Monsenhor», responderam eles, «são precisos cem anos para ter carvalhos suficientemente grandes para fazer mastros...» «Ah», disse Colbert, «nesse caso... é preciso começar imediatamente!» Felizmente, os benefícios da comunicação emocional fazem-se sentir muito mais rapidamente. Os jovens médicos a quem a ensinei notavam uma diferença quase imediata nas suas relações com os doentes, e, ao mesmo tempo, na economia da sua energia durante os seus dias de trabalho longos e difíceis. É ainda mais fácil desenvolver esse domínio quando se combina essa aprendizagem com a da coerência do ritmo cardíaco. Estabilizando o cérebro emocional e tornando-o mais receptivo à nossa forma de sentir ao mesmo tempo do que à dos outros, a coerência cardíaca permite-nos encontrar as palavras mais facilmente e ficar centrados na nossa integridade.

Alonguei-me bastante sobre o impacto da regulação emocional, sobre a melhor maneira de gerir a influência que exercemos mutuamente uns em relação aos outros. A seguir ao domínio da fisiologia graças aos diferentes métodos centrados no corpo descritos na primeira parte deste livro, a gestão da comunicação é certamente a estapa essencial para curar o nosso cérebro emocional. Todavia, existe uma outra bastante negligenciada há mais de cinquenta anos no Ocidente. Trata-se da importância do que podemos fazer não em relação a nós próprios, mas em relação aos outros. Do nosso papel na comunidade em que vivemos, para além da nossa pessoa e até mesmo das pessoas que nos são próximas. O homem é um animal profundamente social. Não podemos viver felizes, não conseguimos curar-nos no mais íntimo de nós, sem encontrar um sentido na nossa relação com o mundo que nos rodeia, isto é, naquilo que damos aos outros.

14. A relação com os outros

Se eu não tratar de mim, então quem é que trata?
E se eu só tratar de mim, então sou o quê? E se eu não
me preocupar com isso agora, preocupo-me quando?
Hillel, *O Tratado dos Pais.*

A vida é uma luta. E é uma luta que não vale a pena ser travada apenas para si próprio. O nosso espírito procura sempre um sentido para além dos confins do «cansaço de si mesmo», para citar a expressão do sociólogo Alain Ehrenberg[1]. Ele tem de ter outra razão para além da simples sobrevivência para perseverar no esforço de viver. Em *Terra aos Homens*, Saint-Exupéry conta como o piloto Henri Guillaumet se perdera na cordilheira dos Andes. Durante três dias, ele havia caminhado sempre a direito no meio de um frio glacial. Por fim, caiu, de bruços, com a cara na neve. Aproveitando o momento de repouso inesperado, compreendeu que, se não se levantasse imediatamente, nunca mais se conseguiria pôr de pé. Mas, esgotado até à alma, já não lhe apetecia fazê-lo. Preferia agora uma morte suave, indolor, calma. Mentalmente, disse adeus à mulher, aos filhos. No seu coração, sentiu uma última vez o seu amor por eles. Depois, uma ideia apoderou-se dele bruscamente: se não encontrassem o seu corpo, a mulher ia ter de esperar quatro anos para receber o seguro de vida dele. Abrindo os olhos, viu então uma rocha que emergia da neve cem metros adiante. Se se arras-

---

[1] *La Fatigue d'être soi*, Paris, Odile Jacob, 1999.

tasse até lá, o seu corpo seria um pouco mais visível. Talvez o encontrassem mais depressa. Por amor pelos seus, erguera--se e recomeçara a andar. Mas agora era levado pelo seu amor. E não parou mais, percorrendo ainda mais de cem quilómetros na neve antes de chegar a uma aldeia. Mais tarde, diria: «O que eu fiz, nenhum animal do mundo teria sido capaz de fazer.» Quando a sua sobrevivência deixou de ser motivação suficiente, foi a consciência dos outros, o seu amor, que lhe forneceram a força para continuar.

Hoje em dia, estamos no centro de um movimento planetário para o individualismo «psi», ou o «desenvolvimento pessoal». Os grandes valores são a autonomia, a independência, a liberdade, a expressão do eu. Estes valores tornaram-se de tal modo centrais que até os publicitários os usam para nos obrigar a comprar a mesma coisa que o nosso vizinho, ao mesmo tempo que nos fazem acreditar que aquele produto nos torna únicos. «Seja você mesmo», apregoam os anúncios de roupa e de perfumes. «Exprima o seu eu», sugere o reclame de uma marca de café. «Pense diferente», manda o anúncio de um fabricante de computadores. Nos Estados Unidos, até o exército – que, como se sabe, não é símbolo de valores individuais – afina pelo mesmo diapasão a fim de atrair jovens recrutas. «Seja tudo o que você pode ser», prometem os cartazes, com tanques a manobrar no deserto em pano de fundo. É claro que estes valores em ascensão irreprimível desde as revoluções americana e francesa do final do século XVIII nos fizeram muito bem. Estão no cerne da própria noção de «liberdade» que tão importante para nós é. Mas quanto mais avançamos nessa direcção mais constatamos que existe um preço a pagar pela independência. Esse preço é o isolamento, o sofrimento e a perda de sentido. Nunca tivemos tanta liberdade de nos separarmos de cônjuges que não nos convêm já plenamente: a taxa de divórcio ronda actualmente os 50% nas nossas sociedades[1]. Nunca mudámos tanto de casa: nos Estados

---

[1] Cherlin, A. (1992), *Marriage, Divorce and Remarriage*, Cambridge, Mass., Harvard University Press.

Unidos, calcula-se que uma família se muda em média de cinco em cinco anos. Libertos dos laços, dos deveres, das obrigações para com os outros, nunca estivemos tão livres para encontrar o nosso próprio caminho e, portanto, de nos arriscarmos a encontrarmo-nos sós e perdidos. É com certeza mais uma das razões pelas quais as taxas de depressão parecem ter aumentado regularmente no Ocidente nos últimos cinquenta anos[1].

Um amigo meu tinha trinta e sete anos. Era médico, emigrara do seu país de origem e tinha vivido sozinho até há pouco tempo. Durante muito tempo, procurara o sentido que faltava à sua vida na psicanálise, em múltiplos *ateliers* de desenvolvimento pessoal, depois em antidepressivos, os quais experimentou quase todos. Por fim, um dia, disse-me: «No fundo, o único momento em que não tenho problemas existenciais é quando o meu filho com dois anos me pega na mão e vamos os dois de mão dada quanto mais não seja comprar o jornal!» Como no caso de Guillaumet, o amor do nosso cônjuge e dos nossos filhos – o amor que lhes temos – é provavelmente a origem de sentido mais evidente para a nossa existência. Mas a importância dos outros para o nosso próprio equilíbrio não se fica apenas pela família nuclear[2]. Na realidade, quanto mais estamos integrados numa comunidade que nos interessa, mais temos a sensação de que temos um papel, um lugar, que conta para os outros – alguns outros –, mais fácil nos é sair das nossas sensações de ansiedade, de desespero, de falta de sentido.

Lembro-me de uma senhora de idade a casa de quem eu ia como médico porque ela tinha medo de sair de casa. Tinha um enfisema e tinha de estar constantemente ligada à garrafa do oxigénio. Mas o principal problema dela era a depressão. Aos setenta e cinco anos, já nada lhe interessava: sentia-se vazia e ansiosa, e estava à espera da morte. Naturalmente, dormia mal, tinha falta de apetite e passava muito

---

[1] Klerman, G. L., e M. M. Weissman (1989), «Increasing rates of depression», *JAMA*, vol. 261 (15), pp. 2229-2235.

[2] Termo sociológico que designa o casal e os filhos.

tempo a lamentar-se. Contudo, eu surpreendia-me com a sua inteligência e evidente competência. Durante muito tempo fora secretária de direcção e emanava dela um ar de precisão e uma autoridade natural que persistiam apesar da depressão. Um dia, perguntei-lhe: «Sei que se sente muito mal e que precisa de ajuda, mas também sei que a senhora é alguém cujas qualidades poderiam ser extremamente úteis a outras pessoas carenciadas. O que faz a senhora na vida para ajudar os outros?» Ficou muito surpreendida por um psiquiatra – suposto ajudá-la a ela – lhe fazer uma pergunta destas; todavia, ela engrenou imediatamente e percebi que um brilho de interesse cintilara nos olhos dela. Acabou por dedicar algum tempo a ajudar crianças desfavorecidas a aprender a ler. Não foi fácil, tanto mais que sair de casa era efectivamente complicado. Além disso, nem todas as crianças eram gratas, longe disso, e algumas era mesmo difícil lidar com elas. Mas esta tarefa tornou-se parte importante da sua vida. Deu-lhe um objectivo, a sensação de ser útil, e ancorou-a de novo na comunidade da qual se vira separada pela idade e pela invalidez.

Camus compreendeu perfeitamente este aspecto da alma humana, apesar de ter falado pouco disso nos ensaios filosóficos. No *Mito de Sísifo*, a descrição da condição humana é cristalina: a nossa vida consiste em empurrar um rochedo desde o sopé de uma montanha até ao seu cume e a fazê-lo rolar por ali abaixo, para logo a seguir recomeçar. É ilusório procurar outra fonte de sentido para a nossa existência senão o facto de se tratar do nosso rochedo, de este ser único e de sermos responsáveis por ele. Seria preciso, diz ele, apesar de tudo imaginar Sísifo feliz. Mas esta filosofia do *absurdo* não impediu Camus de se alistar na Resistência. Foi lá que lutou e foi feliz. Ele descobriu, como muitos homens e mulheres, uma verdadeira alegria no facto de arriscar a vida por uma causa que ultrapassava muito os limites da sua própria existência: uma alegria de oferecer a sua em troca da vida dos outros. Este sentido que encontramos na relação com os outros não é um ditame da cultura ou da moral social. É uma necessidade do próprio cérebro: nos últimos trinta anos, a sociobiologia demonstrou que são os nossos próprios genes que são altruístas. A orientação para os outros e a paz interior que dela tiramos fazem parte da nossa fábrica genética[1]. Por isso, não surpreende que esse altruísmo esteja no centro de todas as grandes tradições espirituais[2]. É em primeiro lugar uma *experiência* no corpo, uma emoção, que foi vivida tanto pelos sábios taoístas e hindus como por pensadores judaicos, cristãos ou muçulmanos – tanto quanto por milhões de seres humanos anónimos e frequentemente ateus.

Nos estudos sobre pessoas que são mais felizes na vida do que outras, são sistematicamente detectáveis dois factores: elas têm relações afectivas estáveis com seres próximos, *e* sentem-se enraizadas na sua comunidade[3]. Já falámos longamente das relações afectivas, mas que acontece com os laços sociais mais amplos?

A implicação na comunidade é o facto de uma pessoa dar uma parte de si e do seu tempo por uma causa da qual não retiramos qualquer benefício material em troca. É uma das actividades mais eficazes quando se trata de colmatar o sentimento de vazio que acompanha muitas vezes os estados depressivos. E não é preciso arriscar a vida nem ingressar na Resistência.

Animar um pouco a vida de pessoas idosas numa instituição, trabalhar num local de protecção aos animais, desempenhar uma actividade na escola do bairro, participar no conselho municipal ou no sindicato da empresa, permite que uma pessoa se sinta menos isolada e, no fim, menos ansiosa e menos deprimida. Foi o francês Emile Durkheim, amigo íntimo de Jean Jaurès, quem, primeiro, o demonstrou. No livro *O Suicídio*, obra fundadora da sociologia moderna, ele mostrou que são as pessoas menos bem «integradas» na

---

[1] Wilson, E. O. (2000), *Socobiology: The New Synthesis, Twenty-Fifth Anniversary Edition*, Cambridge, Harvard, University Press.

[2] Walsh, R. (2001), *Les Chemins de l'éveil*, Montreal, Le Jour, 2001.

[3] Myers, D. G. e E. Diener (1996), «The pursuit of happiness», *Scientific American*, vol. 274, pp. 70-72; Argyle, M. (2001), *The Psychology of Happiness* (2.ª ed.), Nova Iorque, Routledge.

comunidade que mais se suicidam[1]. Desde aí, os sociólogos americanos estabeleceram não só que as pessoas que participam em actividades comunitárias são mais felizes, mas também que elas gozam de melhor saúde e vivem mais tempo do que as outras. Um estudo publicado no *American Journal of Cardiology* sublinha que, em condições de saúde iguais, a mortalidade de pessoas idosas e pobres que participam em actividades benévolas viradas para os outros é inferior em 60% à das pessos que o não fazem[2]. Uma análise dos efeitos da benevolência na saúde publicada na *Science* – a principal revista científica do mundo – conclui que aquela é uma das melhores garantias de uma vida mais longa, talvez ainda melhor do que uma tensão arterial controlada, que um baixo nível de colesterol, ou até mesmo do que deixar de fumar[3]. O prazer nos laços com os outros, a sensacão de estar implicado no grupo social, é um remédio notável para o cérebro emocional, e por consequência também para o corpo.

O psiquiatra austríaco Victor Frankl sobreviveu aos campos de concentração nazis. No livro muitas vezes perturbante que ele extraiu da sua experiência, evoca o que permitia a alguns deportados conseguir aguentar[4]. Apesar de as suas observações não terem valor de factos científicos, as suas conclusões são as mesmas que as dos seus estudos: para sobreviver num universo frio e indiferente, é preciso encontrar um sentido para a existência, a pessoa ligar-se a qualquer coisa. O seu conselho nas situações de desespero era que não se perguntasse à vida o que podia ela fazer por nós, mas que se perguntasse sempre o que podemos fazer por ela. Pode simplesmente tratar-se de fazer o nosso trabalho

---

[1] Durkheim, E. (1897), *Le Suicide. Une étude sociologique.* Paris, Alcan.

[2] Zuckerman, D. M., S. V. Kasl *et al.* (1984), «Psychosocial predictors of mortality among the elderly poor», *Am J Cardiol*, vol. 119, pp. 410-423.

[3] House, J. S., K. R. Landis, *et al.* (1988), «Social relationships and health», *Science*, vol. 241, pp. 540-545.

[4] Frankl, V. E. (1976), *Man's Search for meaning: An Introduction to Logotherapy,* Nova Iorque, Mass Market Paper Back.

com maior generosidade, tendo em mente em que é que este contribui alguma coisa para os outros. Pode também tratar-se de dedicar um pouco do nosso tempo, uma vez por semana, a uma causa, a um grupo, ou simplesmente, a uma pessoa, ou a um animal, de quem gostamos. A Madre Teresa, sem dúvida a campeã incontestável da compaixão em acção no século XX, dizia: «Não procurem acções espectaculares. O que importa, é o que a pessoa dá de si própria. O que conta é o grau de compaixão que a pessoa põe nos seus gestos.»[1] Também não é necessário estar perfeitamente bem consigo próprio para se poder fazer dom de si mesmo. O psicólogo humanista Abraham Maslow está na origem do grande movimento de «desenvolvimento pessoal». No final do seu estudo sobre as pessoas felizes e psicologicamente equilibradas, concluía que o estádio último do desenvolvimento pessoal é aquele em que o ser humano «actualizado» pode começar a voltar-se para os outros. Ele falava mesmo de a pessoa se tornar um «servidor» ao mesmo tempo que insistia na importância da realização pessoal: «A melhor maneira de nos tornarmos melhores servidores dos outros é tornarmo-nos nós próprios pessoas melhores. Mas para sermos pessoas melhores é necessário servir os outros. É pois possível, necessário até, fazer as duas coisas simultaneamente.»[2]

Um século depois de Durkheim, trinta anos depois de Frankl e de Maslow, os estudos psicológicos modernos vieram confirmar as suas intuições e as suas observações: quando se mede a coerência cardíaca por meio do computador, verifica-se que a maneira mais simples e mais rápida para que o corpo entre em coerência é fazer a experiência de sentimentos de gratidão e de ternura para com outrem[3]. Quando nos sentimos visceralmente, emocionalmente, em relação com aqueles que nos rodeiam, a nossa fisiologia entra esponta-

---

[1] Madre Teresa citada por Walsh, R. (2001), *Les Chemins de l'éveil, op. cit.*

[2] Abraham Maslow citado por Walsh, R., *Les Chemins de l'éveil, op. cit.*

[3] McCraty, R., M. Atkinson *et al.* (1995), «The effects of emotions on short-term power spectrum analysis and heart rate variability», *The American Journal of Cardiology,* vol. 76 (14), pp. 1089-1093.

neamente em coerência. Simultaneamente, quando ajudamos a nossa fisiologia a entrar em coerência, abrimos a porta a novas maneiras de apreender o mundo à nossa volta. É o círculo virtuoso que Maslow evocava. A porta para a realização do eu.

15. Por onde começar?

De pé no Pont-Neuf, vejo o Sena correr por entre as pedras brancas. Na margem, em pleno centro de Paris, um homem está a pescar com o filho. O rapaz acaba de apanhar um peixe e os olhos dele brilham de felicidade. Lembro-me de uma longa caminhada à beira do mesmo rio, com o meu pai, quando eu era da idade daquele garoto. O meu pai dizia-me que, quando era novo, o pai dele de vez em quando tomava banho no Sena, mesmo de Inverno. E acrescentava que o nosso rio estava agora tão poluído que não só não se podia tomar banho como os próprios peixes tinham desaparecido. Trinta anos depois, os peixes voltaram. Talvez até seja possível tomar lá banho de novo. Bastou que deixassem de poluí-lo para que o Sena se purificasse por si mesmo. Os rios e ribeiros são seres vivos. Eles tendem, tal como nós, para o equilíbrio, a «homeostasia», cara a Claude Bernard, de facto, a autocura. Deixados em paz, quando deixam de envená-los, eles limpam-se, purificam-se.

Como todos os seres vivos, eles mantêm permanentemente trocas com o meio circundante: o ar, a chuva, a terra, as árvores, as algas, os peixes e os homens. E esta troca viva cria uma ordem maior, uma organização maior e, no fim de contas, uma pureza maior. Só as extensões de água que já não efectuam trocas, as que estagnam, se tornam salobras. Elas correm para o caos. A morte é de facto o oposto da vida: deixa de haver troca com o exterior, e a reconstrução permanente da ordem, do equilíbrio, que caracteriza a vida dá lugar à decomposição. Mas enquanto as forças naturais operam, elas tendem para o equilíbrio, para a coerência e até, de certo modo, para a pureza. Aristóteles pensava que toda a forma de vida continha em si uma força a que ele chamava *entelequia* – ou autocompleiçao[1]. A semente ou o ovo contêm em si a força que os fará transformarem-se num organismo de uma complexidade infinitamente superior, quer se trate de uma flor, de uma árvore, de uma galinha ou de um ser humano. Este processo de autocompleiçao não é apenas físico, ele prolonga-se, no ser humano, com o desenvolvimento da razão. Cari Jung e Abraham Maslow efectuaram a mesma observação. Jung estava fascinado com o «processo de individuação» que empurra o ser humano sempre para uma maior maturidade e serenidade. Maslow chamava a isso a «actualização do eu». Para eles, os mecanismos de autocura e de autocompleição eram a base da própria vida[2].

Os métodos de tratamento que expus ao longo das páginas precedentes visam todos reforçar esses mecanismos de autocompleição que caracterizam todos os organismos vivos – da célula do ecossistema até ao ser humano. É justamente porque exploram as forças naturais do corpo, porque eles contribuem para a harmonia, o equilíbrio e a coerência das forças do organismo, que esses métodos são eficazes ao mesmo tempo que são praticamente desprovidos de efeitos secundários. Como defendem, cada uma à sua maneira, o esforço do corpo e do cérebro para encontrar a harmonia, estas diferentes abordagens possuem uma forte sinergia: não é necessário escolher uma excluindo as outras. Elas reforçam-se todas umas às outras. Na realidade, elas têm todas em comum a capacidade de aumentar a actividade do sis-

---

[1] Aristóteles, *Ética a Nicómaco*.

[2] Agradeço ao Dr. Scott Shannon, da Associação Americana de Medicina Holística, ter chamado a minha atenção para esta relação entre Aristóteles, Jung e Maslow, através dos dois mil e quinhentos anos que os separam, na sua introdução ao livro sobre os métodos naturais em saúde mental. Shannon, S. (2001), *Integration and Holism. Handbook of Complementary and Alternative Therapies in Mental Health*, S. Shannon (Ed.), San Diego, Academic Press, pp. 21-42.

tema parassimpático, que acalma e trata em profundidade o corpo e o espírito[1].

Nos anos de 1940, a medicina foi transformada com a utilização dos antibióticos. Pela primeira vez, doenças até aí mortais puderam ser debeladas mediante um tratamento específico. A pneumonia, a sífilis, a gangrena, recuaram perante simples medicamentos. A sua eficácia foi tal que tudo o que havia sido essencial para a prática da medicina – a relação médico-doente, a nutrição, a atitude do paciente – se viu posto em causa: por pouco que o doente tomasse os comprimidos, estes curavam-no mesmo que o médico não falasse com ele, mesmo que o doente se alimentasse mal e mesmo que permanecesse completamente passivo e indiferente ao tratamento. Foi deste fantástico sucesso que nasceu no Ocidente uma nova maneira de praticar a medicina, desconhecida anteriormente: uma abordagem do doente que deixa de ter em conta a sua história, o seu contexto, a sua força vital interior e a sua capacidade de autocura. Esta abordagem puramente mecânica do doente e da doença generalizou-se a toda a medicina, muito para além das doenças infecciosas. Hoje em dia, quase todo o ensino médico

[1] McCraty, R., M. Atkinson *et al.* (1995), «The effects of emotions on short--term power spectrum analysis and heart rate variability», *The American journal of Cardiology*, vol. 76 (14), pp. 1089-1093; Wilson, D., S. M. Silver *et al.* (1996), «Eye-movement desensitization and reprocessing: Effectiveness and autonomic correlates», *Journal of Behavior Therapy and Experimental Psychiatry*, vol. 27, pp. 219-229; Rechlin, T., M. Weis *et al.* (1995), «Does bright-light therapy influence autonomic heart-rate parameters?», *Journal of Affective Disorders,* vol. 34 (2), pp. 131-137; Haker, E., H. Egekvist *et al.* (2000), «Effect of sensory stimulation (acupuncture) on sympathetic and parasympathetic activities in healthy subjects», *Journal of the Autonomic Nervous System,* vol. 79 (1), pp. 52-59; Christensen J. H., M. S. Christensen, *et al.* (1999), «Heart-rate variability and fatty acid content of blood cell membranes: a dose-response study with n-3 fatty acids», *American Journal of Clinical Nutrition,* vol. 70, pp. 331-337; Furlan, R., D. Piazza *et al.* (1993), «Early and late effects of exercise and athletic training on neural mechanisms controlling heart rate», *Cardiovasc Res.,* vol. 27, pp. 482-488; Porges, S. W., J. A. Doussard-Roosevelt *et al.* (1994), «Vagal tone and the physiological regulation of emotion», *Monographs of the Society for Research in Child Development,* Chicago, University of Chicago Press, vol. 59 (2-3), pp. 167-186, 250-283.

consiste em aprender a diagnosticar uma doença específica e a associar-lhe um tratamento específico. É uma abordagem que funciona muitíssimo bem nas doenças agudas: uma operação ao apêndice em caso de apendicite, penicilina para uma pneumonia, cortisona em caso de alergia... Mas revela imediatamente os seus limites assim que se trata de doenças crónicas curando-lhes apenas as crises e os sintomas. Sabemos muito bem tratar um enfarte do miocárdio e salvar a vida do doente com oxigénio, trinitrina e morfina, mas também sabemos que este tratamento não fez recuar *de forma alguma* a doença subjacente que entupiu as artérias coronárias do coração. Até hoje, são sobretudo modificações profundas do modo de vida do doente que são susceptíveis de fazer recuar esta doença crónica das artérias: gestão do *stress*, controlo da alimentação, exercício, e assim por diante.

O mesmo acontece com a ansiedade e a depressão, que são doenças crónicas por excelência. É ilusório acreditar que uma única intervenção ou mesmo uma única modalidade de intervenção possa sistematicamente reequilibrar as interacções complexas que, juntas, provocam um estado de doença crónica desde há anos, ou há décadas. Sobre este aspecto, todos os médicos e teóricos das doenças crónicas concordam. Mesmo os psicanalistas mais obstinados de um lado e os psiquiatras biológicos de outro são obrigados a reconhecer uma coisa: o melhor tratamento que a medicina convencional tem para oferecer no caso de uma depressão crónica combina a psicoterapia e o tratamento com um medicamento. É o que confirma uma análise impressionante efectuada simultaneamente por várias universidades e publicada no *New England Journal of Medicine*[1].

Como quando se trata de permitir que um rio readquira a sua pureza o mais rapidamente possível, para tratar uma doença crónica, é preciso pôr em acção um programa que

---

[1] Keller, M., J. McCullough *et al.* (2000), «A Comparison of Nefazodone, the cognitive behavioral-analysis system of psychotherapy, and their combination for the treatmente of chronic depression», *New England Journal of Medicine*, vol. 342, pp. 1462-1470.

ataque simultaneamente o problema sob vários ângulos e reforce os mecanismos distintos da autocura. É preciso criar entre as diferentes intervenções uma sinergia mais forte do que a força da própria doença. É neste espírito de sinergia que descrevi os diversos métodos deste livro. Apesar de cada um ter prestado as suas provas individualmente, é a sua combinação adaptada ao caso de cada um que terá maior hipóteses de transformar a dor psíquica e de voltar a dar à vida a sua energia.

Passámos em revista numerosos utensílios para aceder ao mais profundo do ser emocional e lhe restaurar a coerência. Então, concretamente, por onde começar? A experiência acumulada no Centro de Medicina Complementar de Pittsburgh permitiu-nos estabelecer regras bastante simples para escolher uma combinação apropriada a cada pessoa. Os princípios são os seguintes:

A primeira coisa a fazer é aprender a controlar o ser interior. Cada pessoa desenvolve ao longo da vida métodos de autoconsolação para gerir as passagens difíceis. Infelizmente, a maior parte das vezes trata-se do cigarro, do chocolate, dos gelados, da cerveja ou do *whisky*, e até da anestesia da televisão. São, de longe, as maneiras mais correntes de uma pessoa se consolar das arbitrariedades da vida. Se tivermos estado em contacto com a medicina convencional, estas toxinas de todos os dias foram facilmente arrumadas com um calmante (do estilo Valium, Ativan ou Xanax), ou com um antidepressivo. Nos anos de 1960, quase todos os jornais médicos americanos estavam cheios de publicidade ao Librium – o antecessor do Valium. Os anúncios fartavam-se de gabar: «Librium. Seja qual for o problema!» Parece ter sido em França que mais se adoptou este mote: os franceses são ainda hoje os maiores consumidores de calmantes do mundo... Se, em vez de um médico, for um grupo de alunos do liceu, de estudantes ou de amigos um bocado perdidos a dar-nos conselhos, os próprios calmantes serão geralmente substituídos por métodos de autoconsolação mais drásticos ainda como o haxixe, a cocaína ou a heroína.

É evidentemente essencial substituir estes métodos pouco eficazes – e a maior parte das vezes tóxicos – por técnicas que utilizem as capacidades de autocura do cérebro emocional e que permitam restabelecer a harmonia entre a cognição, as emoções e um sentimento de confiança na existência. Em Pittsburgh, encorajávamos as pessoas a descobrir a sua capacidade de coerência cardíaca e a aprender a entrar nesse estado de coerência ao mínimo *stress* (ou quando surgia a tentação de repousar num método menos saudável – e menos eficaz – para gerir a tensão do momento).

A seguir, é preciso identificar, se possível, acontecimentos dolorosos do passado que continuam a evocar emoções difíceis no presente. A maior parte das vezes, os pacientes são os primeiros a subestimar a importância dos abcessos emocionais que ainda trazem consigo e que condicionam a sua abordagem da vida, reavivando a cada instante a dor ou limitando o prazer. A maior parte dos médicos tradicionais têm tendência para não lhes prestar atenção ou então não sabem como ajudar os pacientes a libertarem-se deles. Ora geralmente bastam algumas sessões de EMDR para limpar as consequências desse fardo passado e fazer desse modo nascer uma perspectiva nova e mais harmoniosa da vida.

É sempre necessário proceder ao inventário dos conflitos crónicos nas relações afectivas mais importantes: tanto na vida pessoal – pais, filhos, cônjuges, irmãos e irmãs – como no trabalho – patrão, colegas, empregados. Estas relações condicionam o nosso ecossistema emocional. Tornadas saudáveis, elas permitem-nos recuperar o nosso equilíbrio interior. Se poluem continuamente o fluxo do nosso cérebro emocional, acabam por bloquear os seus mecanismos de autocura. Por vezes, o simples facto de resolver as consequências dos traumatismos do passado permite às relações afectivas ganhar um novo ímpeto. Liberto de espectros que nada têm a fazer no presente, cada um pode então inventar uma forma inteiramente nova de entrar em relação com os outros. Aprender a controlar a coerência cardíaca permite também gerir melhor as relações afectivas. A comunicação emocional não violenta é também um método directo e notavelmente eficaz para harmonizar as relações afectivas e encontrar o equilíbrio do eu. Todos nós nos devíamos treinar no sentido de uma melhor comunicação emocional. Se a formação nestes métodos, fornecida por um terapeuta, não bastar, é preciso iniciar o processo mais complexo da terapia de casal ou da terapia familiar (quando os conflitos mais importantes pertencem ao domínio da vida pessoal).

Quase toda a gente beneficiará com uma modificação da alimentação que permita reencontrar o equilíbrio adequado entre os ácidos gordos ómega-3 e os ácidos gordos ómega-6, fornecendo assim ao corpo e ao cérebro a matéria-prima ideal para se reconstituir. Sabemos hoje em dia que este regime dito «cretense» permite não só combater o *stress* e a depressão, mas também aumentar a variabilidade cardíaca. Cada pessoa deveria pois, no mínimo, encarar reequilibrar o seu regime de todos os dias a favor do peixe – ou ingerir ómega-3 como suplemento alimentar e diminuir a ingestão de ómega-6 na alimentação. Iniciar um programa de exercício físico é também uma opção aberta a todos e que quase não precisa de investimento a não ser os vinte minutos necessários três vezes por semana. Do mesmo modo, deveríamos todos interrogar-nos se podemos sem demasiado esforço mudar a nossa maneira de acordar pela manhã. Uma vez que basta, para começar a reacertar o relógio biológico, substituir o despertador por uma lâmpada programada para simular o aparecimento da alvorada, o esforço é mínimo e os benefícios importantes. A acupunctura, em contrapartida, representa um investimento em tempo e em dinheiro bastante mais consequente. Recomendo-a especialmente a quem sofre de problemas físicos – principalmente de dor – além do sofrimento emocional. Nessa situação, as agulhas chinesas permitem habitualmente tratar os dois problemas ao mesmo tempo (e é difícil aliviar a depressão de alguém que sofre constantemente no corpo...).

E finalmente, para alcançar a verdadeira paz interior, é muitas vezes essencial encontrar um sentido mais profundo ao papel que desempenhamos na nossa comunidade, fora da nossa família imediata. Aqueles que têm a sorte de descobrir essa fonte de sentido são em geral propulsados mais longe do que um simples regresso ao bem-estar: têm a sensação de retirar a energia daquilo que dá sentido à própria vida.

Como todos os alunos do liceu, aos dezasseis anos li *O Estrangeiro*, de Camus. Lembro-me perfeitamente da minha perturbação. Sim, Camus tinha razão, era tudo absurdo. Flutuamos ao sabor da existência, tropeçamos em desconhecidos que estão tão desorientados como nós, enveredamos por escolhas arbitrárias que determinam o curso da nossa vida, e acabamos por morrer sem ter tido tempo de compreender o que deveríamos ter feito de outro modo... Se tivermos tido sorte, podemos manter uma certa integridade estando, no mínimo, plenamente conscientes de todo esse absurdo. Esta consciência do absurdo existencial da nossa situação é a nossa única superioridade em relação aos animais. Camus tinha razão. Nada mais havia a esperar.

Hoje em dia, aos quarenta e um anos, ao fim de anos passados à cabeceira de homens e mulheres de todas as origens, confusos e doentes, volto a pensar no *Estrangeiro* em termos bem diferentes. Parece-me claro que o herói existencial de Camus não estava ligado ao cérebro emocional. Não tinha vida interior ou jamais se referia a ela: não sentia nem tristeza nem dor no enterro da mãe, nem alegria nem afecto na presença da companheira; e mal sentia a cólera no momento de cometer um assassínio. E, evidentemente, não estava de modo algum ligado a uma comunidade importante para ele (daí o título do livro).

Ora o nosso cérebro emocional, fruto de milhões de anos de evolução, tem precisamente fome destes três aspectos da vida aos quais *O Estrangeiro* não tinha acesso: os movimentos do nosso corpo que são as emoções, as relações afectivas harmoniosas com aqueles que nos são queridos, e o sentimento de estarmos no nosso lugar numa comunidade. Separados disso, procuramos em vão uma razão de ser fora de nós próprios, num mundo onde nos tornámos... estrangeiros. Como Damásio explicou brilhantemente, o que dá uma direcção, um sentido à nossa existência, são precisamente as vagas de sensações vividas que afluem dessas fontes de vida para animar o nosso corpo e os nossos neurónios emocionais. E é cultivando-as, cada uma delas, que podemos curar-nos.

Agradecimentos

Quando me perguntam quanto tempo levei a escrever este livro, respondo a verdade: alguns meses, e antes disso, toda a minha vida. Porque um livro é obra de todos quantos contribuíram para o desenvolvimento das ideias do seu autor, incluindo os professores primários e os do liceu em quem ainda pensa com frequência – bem como daqueles que contribuíram para o seu equilíbrio afectivo. Entre todos, posso apenas agradecer aqui a um pequeno número deles.

Devo começar por Beverly Spiro e Lewis-Madrona, dois clínicos surpreendentes da nova medicina, cuja humanidade, resultados e encorajamentos incessantes me forçaram a abrir o espírito a diversas maneiras novas de exercer a minha profissão. Foi com o seu apoio que criámos o Centro de Medicina Complementar do Hospital de Shadyside. Patrícia Bartone, amiga fiel e colega de todos os instantes nesse centro, ajudou-me igualmente a soltar as amarras quando chegou o momento de eu regressar ao meu país. Os amigos capazes de nos ajudar a deixá-los são raros. E há também a equipa toda do centro: Denise Mianzo, Denise DiTommaso, Gayle Dentino, J. A. Brennan, bem como o pessoal especializado com quem aprendi tantas coisas e que não parou de me encorajar e de me ajudar muito tempo após a minha partida. A todos eles, os meus agradecimentos.

A bibliotecária do hospital, Michèle Klein-Fedyshin, é uma mulher incrivelmente criativa e eficaz. Foi graças às suas mensagens de correio electrónico, quase diárias, mesmo enquanto trabalhava no meu livro rodeado de pastagens e de vacas, que consegui juntar a documentação que me permitiu redigir tudo o que estas páginas contêm. Através dela, desejo também agradecer a todos os meus antigos colegas do Hospital de Shadyside que nunca deixaram de me encorajar, e especialmente Randy Kolb, o meu médico de família, e David Blandino, o chefe do serviço de medicina familiar e comunitária. Por razões diversas, eles foram para mim modelos.

Enfim, faço questão de saudar a abertura de espírito do deão da Faculdade de Medicina da Universidade de Pittsburgh, Arthur Levine. Talvez fosse a nossa admiração comum pela literatura russa do século XIX que o levou a tolerar esse Centro de Medicina Complementar no interior da universidade, ortodoxa como esta é. Em França, é a Jean Cottraux, director da unidade de tratamento da ansiedade do hospital neurológico de Lyon e fonte inesgotável de sabedoria sobre a psiquiatria, que gostaria de enviar os meus agradecimentos pelo acolhimento, apoio e conselhos, apesar de ele não concordar necessariamente com tudo quanto aqui escrevo.

No que se refere à minha família, o meu irmão Édouard é um companheiro de todos os instantes e o seu olhar sobre estas páginas foi dos mais seguros e úteis. A mãozinha do meu filho Sacha, pousada na minha, deu-me a melhor razão que podia existir para escrever. A minha mãe, Sabine, esteve sempre atenta, nos períodos de altos e baixos, como é seu hábito. O meu tio Jaen-Louis orquestrou o meu regresso a França com amor, solicitude e por vezes muito úteis exortações. Foi ele quem me ensinou a escrever para o público, e foi ele, também, quem encontrou o título definitivo deste livro. A minha tia Bernadette e o filho Diego deram provas de grande engenho e lealdade em relação à ideia de família numa situação alarmante que poderia ter-me impedido de concluir este livro a tempo e horas. Foi graças à fiel Liliane, que adivinha tudo, que pensa em tudo, há já quarenta anos, que consegui concentrar-me no que tinha a fazer. Enfim, a doce Annick, há quarenta anos também ela, me preparou sem descanso para esta tarefa.

O parto deste livro, a escrita propriamente dita, deu-se entre as mãos da «parteira» Madeleine Chaosal, nas suas tranquilas e propícias casas «La Sauterie» e «La Maison de Ré». Madeleine sempre insistiu para que escrevesse desde os meus quinze anos, e ainda hoje me lembro dos seus comentários sobre o meu exame de Filosofia, cujo tema era Merleau-Ponty, no final do liceu. Foi finalmente no quarto de Merleau-Ponty na Sauterie que escrevi as primeiras linhas deste livro. Fartámo-nos de rir e de comer peixe. A alegre e sensata Émilie Aleisha, fada da Maison de Ré, contribuiu para criar um ambiente extremamente agradável durante essas semanas de isolamento forçado.

Os amigos Benoit Mulsant, Jonathan Cohen, Maurice Balick, Heidi Feldman, Patrick e Guenola Perez, Robert e Séverine Balick, Édouard e Penélope Pontet, Pascaline e Florence Servan-Schreiber, Vincent e Frédérique Ferniot, Denis Lazat, Nicolas de Pomereau, Bruno Levy, Gaelle Riout, Michelle Gaillard, Catherine Muller, Dan e Danielle Stern, Christophe e Irene Wise, Nikos Pediaditakis, Lotti Gaffney, cada um a seu modo, permitiram-me testar as ideias evocadas nestas páginas e dar-lhes forma. A sua paciência e lealdade apesar da minha amizade inconstante e distraída são uma bênção dos céus. Olga Tereshko, com a sua alma russa, a sua força, a sua paixão e inteligência incisiva, marcou a minha vida e influenciou profundamente as minhas ideias sobre a natureza humana. Diane Mordacq, sobretudo a sua recordação, acompanhou-me ao longo de toda esta escrita.

Os meus amigos do *tarot* do domingo à noite, instituição essencial à minha vida, tanto em Pittsburgh como agora em Paris, são uma das razões pelas quais é bom estar vivo. Obrigado a Christine Gonze, a Madjid, a Youssef, a Isabelle, a Benoit, a Géraldine e a Nicolas. Reencontrei o húmus da minha terra natal após quinze anos de exílio voluntário quando nos reunimos pela primeira vez em Pittsburgh para não fazermos mais nada senão rir e brincar. Isso permitiu-me compreender o que faltava à vida americana, e o que era essencial para a cura da alma, especialmente da minha.

Nos momentos mais importantes da sua elaboração, Roy e Susie Dorrance, e através deles o espírito da filha Émilie, morta aos vinte e quatro anos, acreditaram neste trabalho.

Nunca ninguém que eu conhecesse tão pouco foi tão generoso comigo. Os seus gestos permanecerão para sempre gravados no meu coração; espero apenas ser digno da confiança que depositaram em mim. Obrigado a Sonny Richards, um dos derradeiros xamãs *lakotus*, filho espiritual do grande Fool's Crow, que continua a encarnar a medicina ameríndia tradicional através da exploração das emoções, da integração na comunidade e dos rituais sagrados.

Obrigado igualmente a Michael Lerner, sem dúvida um dos intelectuais americanos mais fascinantes da nossa época, empenhado na acção até à raiz dos cabelos, e sempre em combates tão importantes como difíceis. Obrigado, Michael, por teres olhado para mim bem de frente e me teres dito: «Tens de escrever esse livro.»

Enfim, é claro, quero agradecer a Nicole Lattès e Abel Gerschenfeld, que acreditaram nas minhas ideias a ponto de se baterem por elas, profissionalmente, até ao fim. Foi a minha primeira conversa com Abel, no seu gabinete muito exíguo para a envergadura do seu pensamento, que criou o enquadramento no qual este livro se veio depois a desenvolver. O seu raciocínio muito claro e o seu incrível domínio da escrita permitiram posteriormente às minhas frases adquirirem a forma de livro. Quando encontrei Nicole, com o seu encanto, a sua calma e o seu olhar brilhante de inteligência, senti imediatamente que era com ela que era preciso viver esta aventura. Mais tarde, pude verificar que ambos exerciam a sua profissão não só com talento, mas também com amor. Não sabia que as relações com o seu editor podiam desenrolar-se sob um céu tão sereno. O meu muito obrigado também a Sylvie Angel. Foi graças ao seu acolhimento e a todas as suas actividades que esse encontro se deu. E não posso deixar de mencionar Henri Trubert, que foi o primeiro editor em Paris a interessar-se por este projecto. Quanto a Délphine Pécoul, minha assistente, sem a sua paciência e o seu sentido da organização em todas as coisas não teria conseguido concentrar-me no essencial.

A terminar, quero saudar o espírito de meu pai, Jean-Jacques, que sopra através de todas estas páginas. Foi no seu escritório da nossa casa da Normandia há três gerações, em Vaulettes-sur-Mer, onde me lembro de vê-lo redigir durante um Verão inteiro *Le Défi américain*, que se escreveu sozinho o primeiro plano deste *Curar.* Não fui obrigado a voltar atrás uma única vez depois disso.

Diversas pessoas aceitaram ser «pré-leitoras» de *Curar* e dar a sua opinião muito antes da impressão do livro. Obrigado a Jacques Roques, Cordélia de Mello Mourão, Véronique Le Goaziou, Rose-Anne Hua-Dong, Brigitte Rodrigue, Dominique Mestdag, Brigitte Wittouck, Francis Lambert, e a muitos leitores de *Psychologies Magazine*.

Paris, Janeiro de 2003.

Bibliografia

ADAMS, R. B., S. LAWSON *et al.* (1996), «Arachidonic acid to eicosapentanoic acid ratio in blood correlates positively with clinical symptoms of depression», *Lipids*, 31 (Supl.), pp. S157-S161.

AKSELROD, S., D. GORDON *et al.* (1981), «Power spectrum analysis of heart rate fluctuation: a quantitative probe of beat-to-beat cardiovascular control», *Science*, 213, pp. 220-222.

AL, M., A. C. VAN HOUWELINGEN *et al.* (2000), «Long-chain polyunsaturated fatty acids, pregnancy, and pregnancy outcome», *American Journal of Clinical Nutrition*, 71 (Sup. I), pp. 285S-291S.

ALLEN, K., e J. BLASCOVICH (1996), «The value of service dogs for people with severe ambulatory disabilities: a randomized controlled trial», *JAMA*, 275, pp. 1001-1006.

ALLEN, K., e J. L. IZZO (in submission), «Social support and resting blood pressure among young and elderly women: The moderating role of pet ownership.»

ALLEN, K., B. E. SHYKOFF *et al.* (2001), «Pet ownership, but not ACE inhibitor therapy, blunts home blood pressure responses to mental stress», *Hypertension*, 38, pp. 815-820.

ANÓNIMO (1996), «Centella asiática (Gotu kola). Botanical Monograph», *Am J Nat Med*, 3(6), p. 22.

ARGYLE, M. (2001), *The Psychology of Happiness (2nd ed.)*, Nova Iorque, Routledge.

ARISTÓTELES, *Ética a Nicómaco.*

ARMONY, L., D. SERVAN-SCHREIBER *et al.* (1997), «Computational modeling of emotion: explorations through the anatomy and physiology of fear conditioning», *Trends in Cognitive Sciences*, 1(1), pp. 28-34.

ARMOUR, J. A. (ed.) (1991), *Anatomy and function of the intrathoracic neurons regulating the mammalian heart. Reflex Control of the Circulation,* Boca Raton, CRC Press.

ARMOUR, J. A., e J. ARDELL (1994), *Neurocardiology*, Nova Iorque, Oxford University Press.

ARNSTEN, A. E, e P. S. GOLDMAN-RAKIC (1998), «Noise stress impairs prefrontal cortical cognitive function in monkeys: evidence for a hyperdopaminergic mechanism», *Archives of General Psychiatry*, 55(4), pp. 362-368.

AVERY, D. H., D. N. EDER *et al.* (2001), «Dawn simulation and bright light in the treatment of SAD: a controlled study», *Biological Psychiatry*, 50 (3 Ago. 1), pp. 205-216.

BABYAK, M., J. A. BLUMENTHAL *et al.* (2000), «Exercise treatment for major depression: Maintenance and therapeutic benefit at 10 months», *Psychosomatic Medicine*, 62(5), pp. 633-638.

BAILLIE, R. A., R. TAKADA *et al.* (1999), «Coordinate induction of peroxisomal acyl-CoA oxidase and UCP-3 by dietary fish oil: a mechanism for decreased body fat deposition», *Prostaglandins Leukotrienes & Essential Fatty Acids*, 60(5-6), pp. 351-356.

BANG, H. O., J. DYERBERG *et al.* (1976), «The composition of foods consumed by Greenland Eskimos», *Acta Med Scand*, 200, pp. 69-73.

BARRIOS-CHOPLIN, B., R. MCCRATY *et al.* (1997), «An inner quality approach to reducing stress and improving physical and emotional wellbeing at work», *Stress Medicine*, 13(3), pp. 193-201.

BARTON, P. G., e E D. GUNSTONE (1975), «Hydrocarbon chain packing and molecular motion in phospholipid bilayers formed from unsaturated lecithins», *J Biol Chem*, 250, pp. 4470-4476.

BAULIEU, E., G. THOMAS *et al.* (2000), «Dehydroepiandrosterone (DHEA), DHEA sulfate, and aging: contribution of the DHEAge Study to a sociobiomedical issue», *Proc Natl Acad Sci USA*, 97(8), pp. 4279-4284.

BECK, A. (1967), *Depression: Clinical, Experimental and Theoretical Aspects,* Nova Iorque, Harper & Row.

–, (1976), *Cognitive Therapy and the Emotional Disorders,* Nova Iorque, International Universities Press.

BENSON, K., e V. P. ZARCONE (1979), «Phasic events of REM sleep: phenomenology of middle ear muscle activity and periorbital integrated potentials in the same normal population», *Sleep*, 2(2), pp. 199-213.

BLANCHARD, S. (2002), «Les Français dépensent toujours plus pour lês médicaments», *Le Monde* (16 de Julho de 2002).

BLUMENTHAL, J., M. BABYAK *et al.* (1999), «Effects of exercise training on older patients with major depression», *Archives of Internal Medicine*, 159, pp. 2349-2356.

BOURRE, J. M., M. BONNEM *et al.* (1993), «Function of dietary polyunsaturated fatty acids in the nervous system», *Prostaglandins Leukotrienes & Essential Fatty Acids*, 48(1), pp. 5-15.

BREMNER, J. D. (1999), «Does stress damage the brain?», *Society of Biological Psychiatry*, 45, pp. 797-805.

BRESLAU, N., R. C. KESSLER *et al.* (1998), «Trauma and posttraumatic stress disorder in the community: The 1996 Detroit Area Survey of Trauma», *Archives of General Psychiatry*, 55, pp. 626-632.

British-Medical-Association, B. o. S. (2000), *Acupuncture: Efficacy, safety and. Practice*, Londres, Harwood Academic.

BROADHURST, C., S. CUNNANE, *et al.* (1998), «Rift Valley lake fish and shellfish provided brain-specific nutrition for early Homo», *British Journal of Nutrition*, 79(1), pp. 3-21.

BROCA, P. (1878), «Anatomie comparée des circonvolutions cérébrales. Le grand lobe limbique et la scissure limbique dans le série des mammifères», *Revue anthropologique, 2*, pp. 385-498.

BROUWER, I. A., P. L. ZOCK *et al.* (2002), «Association between n-3 fatty acid status in blood and electrocardiographic predictors of arrhythmia risk in healthy volunteers», *American Journal of Cardiology*, 89(5), pp. 629-631.

CANTIN, M., e J. GENEST (1986), «The heart as an endocrine gland», *Clinical and Investigative Medicine*, 9(4), pp. 319-327.

CARDINI, F. W., HUANG (1998), «Moxibustion for correction of breech presentation», *JAMA*, 280(18), pp. 1580-1584.

CARNEY, R., K. FREEDLAND *et al.* (2000), «Change in heart rate variability during treatment for depression in patients with coronary heart disease», *American Psychosomatic Society*, 62(5), pp. 639-647.

CARNEY, R. M., M. W. RICH *et al.* (1988), «The relationship between heart rate, heart rate variability, and depression in patients with coronary artery disease», *J Psychosom Res*, 32, pp. 159-164.

CARTER, C. S. (1998), «Neuroendocrine perspectives on social attachment and love», *Psychoneuroendocrinology*, 23, pp. 779-818.

CHALON, S., S. DELION-VANCASSEL *et al.* (1998), «Dietary fish oil affects monoaminergic: neurotransmission and behavior in rats», *J Nutr*, 128, pp. 2512-2519.

CHAMBERLAIN, J. (1996), «The possible role of long-chain, omega-3 fatty acids in human brain phylogeny», *Perspectives in Biology and Medicine*, 39(3), pp. 436-445.

CHAMBLESS, D., M. BAKER *et al.* (1998), «Update on empirically validated therapies, II», *The Clinical Psychologist*, 51(1), pp. 3-16.

CHANG, P. R, D. E. FORD *et al.* (2002), «Anger in young men and subsequent premature cardiovascular disease: The precursors study», *Arch Intern Med*, 162, pp. 901-906.

CHEMTOB, C. M., J. NAKASHIMA *et al.* (2002), «Brief treatment for elementary school children with disaster-related Posttraumatic Stress Disorder: A field study», *Journal of Clinical Psychology*, 58, pp. 99--112.

CHEMTOB, C. M., D. TOLIN *et al.* (2000), «Eye-Movement Desensitization and Reprocessing (EMDR)», *Effective treatments for PTSD: Practice Guidelines from the International Society for Traumatic Stress Studies*, E. A. FOA, T. M. KEANE e M. J. FRIEDMAN, Nova Iorque, Guilford Press, pp. 139-155, 155, 333-335.

CHEN, L., J. TANG *et al.* (1998), «The effect of location of transcutaneous electrical nerve stimulation on postoperative opiod analgesic requirement: acupoint versus nonacupoint stimulation», *Anesth Analg*, 87, pp. 1129-1134.

CHERLIN, A. (1992), *Marriage, Divorce and Remarriage,* Cambridge, Mass., Harvard University Press.

CHO, Z. H., S. C. CHUNG *et al.* (1998), «New findings of the correlation between acupoints and corresponding brain cortices using functional MRI», *Proc Natl Acad Sci USA*, 95, pp. 2670-2673.

CHOI, S. W, B. W. SON *et al.* (2001), «The wound-healing effect of a glycoprotein fraction isolated from aloe vera», *British Journal of Dermatology*, 145(4), pp. 535-545.

CHRISTENSEN, J. H., M. S. CHRISTENSEN *et al.* (1999), «Heart rate variability and fatty acid content of blood cell membranes: a dose-response study with n-3 fatty acids», *American Journal of Clinical Nutrition*, 70, pp. 331-337.

CHRISTENSEN, J. H., e E. B. SCHMIDT (2001), «n-3 fatty acids and the risk of sudden cardiac death», *Lipids*, 36 (Supl.), pp. S115-118.

CHUGANI, H. T, M. E. BEHEN *et al.* (2001), «Local brain functional activity following early deprivation: a study of postinstitutionalized Romanian orphans», *Neuroimage*, 14(6), pp. 1290-1301.

COHEN, J. D., S. D. FORMAN *et al.* (1994), «Activation of prefrontal cortex in a nonspatial working memory task with functionnal MRI», *Human Brain Mapping*, vol. 1, pp. 293-304.

COHEN, S., D. A. TYRREL *et al.* (1991), «Psychological stress and susceptibility to the common cold», *New England Journal of Medicine*, 325(9), pp. 606-612.

COOK, F. A. (1894), «Medical observations among the Esquimaux», *New York Journal of Gynaecology and Obstetrics*, 4, pp. 282-296.

COPLAN, J. D., L. A. PAPP *et al.* (1992), «Amelioration of mitral valve prolapse after treatment for panic disorder», *American Journal of Psychiatry*, 149(11), pp. 1587-1588.

CRAWFORD, M. A. (1968), «Fatty-acid ratios in free-living and domestic animals», *The Lancet*, pp. 1329-1333.

CRAWFORD, M. A., M. M. GALE *et al.* (1969), «Linoleic acid and linolenic acid elongation products in the muscle tissue of Sycerus caffer and other ruminant species», *Biochem J*, 115, pp. 25-27.

–, (1969), «The polyenoic acids and their elongation products in the muscle tissue of Phacochoerus aethiopicus: a re-evaluation of "animal fat"», *Biochem J*, 114, p. 68R.

CSIKSZENTMIHAM, M. (1990), *Flow: The Psychology of Optimal Experience*, Nova Iorque, Harper & Row.

CUMMINGS, N. A., e N. VAN DEN BOS (1981), «The twenty year kaiser permanente experience with psychotherapy and medical utilization: Implications for national health policy and national health insurance», *Health Policy Quarterly*, 1(2), pp. 159-175.

CYRULNIK, B. (2001), *Les Vilains Petits Canards*, Paris, Éditions Odile Jacob.

DAMÁSIO, A. (1999), *The Feeling of What Happens,* San Diego, Harcourt, Inc. Trad. francesa, *Le Sentiment même de soi*, 1991, Odile Jacob.

DAMÁSIO, H., T. BRABOWSKI *et al.* (1994), «The return of Phineas Gage: Clues about the brain from the skull of a famous patient», *Science*, 264, pp. 1102-1105.

DEKKER, J., E. SCHOUTEN *et al.* (1997), «Heart rate variability from short term electrocardiographic recordings predicts mortality from ali causes in middle-aged and elderly men. The Zutphen Study», *American Journal of Epidemiology*, 145(10), pp. 899-908.

De Lorgeril, M., S. Renaud *et al.* (1994), «Mediterranean alpha-linolenic acid rich diet in secondary prevention of coronary heart disease», *The Lancet*, 343, pp. 1454-1459.

DiLorenzo, T. M., E. P. Bargman *et al.* (1999), «Long-term effects of aerobic exercise on psychological outcomes», *Preventive Medicine*, 28(1), pp. 75-85.

Drevets, W. C., e M. E. Raichle (1998), «Reciprocal suppression of regional cerebral blood flow during emotional versus higher cognitive processes: implications for interactions between emotion and cognition», *Cognition and Emotion*, 12, pp. 353-385.

Durkheim, E. (1897), *Le Suicide. Une étude sociologique*, Paris, Alcan.

Edelman, G. N. (1987), *Neural Darwinism: The theory of neuronalgroup selection*, Nova Iorque, Perseus Publishing.

Edwards, R., M. Peet *et al.* (1998), «Omega-3 polyunsaturated fatty acid levels in the diet and in red blood cell membranes of depressed patients», *Journal of Affective Disorders*, 48(2-3), pp. 149-155.

Endres, S., R. Ghorbani *et al.* (1989), «The effect of dietary supplementation with n-3 polyunsaturated fatty acids on the synthesis of interleukin-1 and tumor necrosis factor by mononuclear cells», *New England Journal of Medicine*, 320(5), pp. 265-271.

Eslinger, P. J., e A. R. Damásio (1985), «Severe disturbance of higher cognition after bilateral frontal lobe ablation: Patient EVR», *Neurology*, 35, pp. 1731-1741.

Fairfield, K. M., e R. H. Fletcher (2002), «Vitamins for chronic disease prevention in adults: scientific review», *JAMA*, 287(23), pp. 3116-3126.

Felsman, J. K., e G. Vaillant (1987), «Resilient children as adults: a 40 year study», *The Invulnerable Child*, E. J. Anthony e B. J. Coffier, Nova Iorque, Guilford Press.

Fine, M., R. Stone *et al.* (1999), «Processes and outcomes of care for patients with community-acquired pneumonia», *Archives of Internal Medicine,* 159, pp. 970-980.

Fletcher, R. H., e K. M. Fairfield (2002), «Vitamins for chronic disease prevention in adults: clinical applications», *JAMA,* 287(23), pp. 3127-3129.

Frances, H., P. Drai *et al.* (2000), «Nutritional (n-3) polyunsaturated fatty acids influence the behavioral responses to positive events in mice», *Neuroscience Letters*, 285(3), pp. 223-227.

FRANKL, V. E. (1976), *Man's Search for Meaning: An Introduction to Logotherapy,* Nova Iorque, Mass Market Paper Back.

FRASURE-SMITH, N., F. LESPERANCE *et al.* (1995), «Depression and 18-month prognosis after myocardial infarction», *Circulation*, 91(4), pp. 999-1005.

FRIEDMAN, E., e S. A. THOMAS (1995), «Pet ownership, social support, and one-year survival after acute myocardial infarction in the Cardiac Arrhythmia Suppression Trial (CAST)», *American Journal of Cardiology*, 76, pp. 1213-1217.

FURLAN, R., D. PIAZZA *et al.* (1993), «Early and late effects of exercise and athletic training on neural mechanisms controlling heart rate», *Cardiovasc Res*, 27, pp. 482-488.

GABBARD, G. O., J. G. GUNDERSON *et al.* (2002), «The place of psychoanalytic treatments within psychiatry», *Archives of General Psychiatry*, 59, pp. 505-510.

GAHERY, Y., e D. VIGIER (1974), «Inhibitory effects in the cuneate nucleus produced by vago-aortic afferent fibers», *Brain Research*, 75, pp. 241-246.

GEORGE, M., Z. NAHAS *et al.* (2002), «Vagus nerve stimulation therapy: a research update», *Neurology*, 59(6-Supl. 4), pp. S56-61.

GERSHON, M. D. (1999), «The enteric nervous system: a second brain», *Hospital Practice (Office Edition)*, 34(7), pp. 31-32, 35-38, 41-42 *passim.*

GLASSMAN, A., e R. SHAPIRO (1998), «Depression and the course of coronary artery disease», *American Journal of Psychiatry*, 155, pp. 4-10.

GOLEMAN, D. (1995), *Emotional Intelligence,* Nova Iorque, Bantam Books.

–, (1997), *L'intelligence émotionnelle*, Paris, Robert Laffont.

GOTTMAN, J. (1994), *What Predicts Divorce*, Mahwaw, Lawrence Erlbaum Assoe.

–, (1994), *Why Marriages Succeed or FaiL*, Nova Iorque, Simon & Schuster.

GOTTMAN , J., e N. SILVER (1999), *The Seven Principles for Making Marriage Work*, Nova Iorque, Random House.

GRAMAM, C. A., e W. C. MCGREW (1980), «Menstrual synchrony in female undergraduates living on a coeducational campus», *Psychoneuroendocrinology*, 5, pp. 245-252.

GREIST, J. H., M. H. KLEIN *et al.* (1979), «Running as treatment for depression», *Comprehensive Psychiatry*, 20(1), pp. 41-54.

GROSSARTH-MATICEK, R., e H. J. EYSENCK (1995), «Self-regulation and mortality from cancer, coronary heart disease and other causes: A prospective study», *Personality and individual differences*, 19(6), pp. 781-795.

HAKER, E., H. EGEKVIST *et al.* (2000), «Effect of sensory stimulation (acupuncture) on sympathetic and parasympathetic activities in healthy subjects», *Journal of the Autonomic Nervous System*, 79(1), pp. 52-59.

HAN, L-S. (1986), «Electroacupuncture: An alternative to antidepressants for treating affective diseases?», *J Neurosci*, 29, pp. 79-92.

HARRER, G., e H. HARRER (1977), «Music, emotion and autonomic function», *Music and the Brain*, M. Critchley e R. A. Hanson, Londres, William Heinemann Medical, pp. 202-215.

HARVEY, O. J. (1961), *Conceptual Systems and Personality Organization*, Nova Iorque, Harper & Row.

HE, D., J. BERG *et al.* (1997), «Effects of acupuncture on smoking cessation or reduction for motivated smokers», *Preventive Medicine, 26,* pp. 208-214.

HECHUN, L., J. YUNKUI *et al.* (1985), «Electro-acupuncture vs. amitriptyline in the treatment of depressive states», *Journal of Traditional Chinese Medicine*, pp. 3-8.

HERBERT, J., S. LILIENFELD *et al.* (2000), «Science and pseudoscience in the development of eye-movement desensitization and reprocessing implications for clinical psychology», *Clin Psychol Rev*, 20, pp. 945--971.

HIBBELN, J. (1998), «Fish consumption and major depression», *Lancet,* 351, p. 1213.

–, (1999), «Long-chain, polyunsaturated fatty acids in depression and related conditions», *Phospholipidspectrum disorder*, M. Peet, I. Glen e D. Horrobin, Lancashire, RU, Marius Press, pp. 195-210.

HIRIGOYEN, M.-F. (1999), *Le Harcèlement moral: La violence perverse au quotidien*, Paris, Syros.

HOCKER, J. L., e W. W. WILMOT (1991), *Interpersonal Conflict*, Dubuque, C. Brown.

HOFER, M. A. (1987), «Early social relationships: a psychobiologist's view», *Child Development*, 58, pp. 633-647.

HORNSTRA, G., M. AL *et al.* (1995), «Essential fatty acids in pregnancy and early human development», *European Journal of Obstetrics, Gynecology, and Reproductive Biology*, 61(1), pp. 57-62.

HOUSE, J. S., K. R. LANDIS *et al.* (1988), «Social relationships and health», *Science*, 241, pp. 540-545.

HUBEL, D. (1979), «The visual cortex of normal and deprived monkeys», *American Scientist,* 67(5), pp. 532-543.

HUI, K., J. Liu *et al.* (2000), «Acupuncture modulates the limbic system and subcortical gray structures of the human brain: evidence from fMRI studies in normal subjects», *Human Brain Mapping,* 9, pp. 13-25.

JANET, P. (1889), *L'Automatisme psychologique,* Paris, Alcan.

JIN, H., L. ZHOU *et al.* (1992), «The inhibition by electrical acupuncture on gastric acid secretion is mediated via endorphin and somatostating in dogs», *Clin Res,* 40, p. 167A.

JONSDTTIR, I. H., P. HOFFMAN *et al.* (1997), «Physical exercise, endogenous opioids and immune function», *Acta Physiologica Scandinavica* (Supl.), 640, pp. 47-50.

KASCH, F. (1976), «The effects of exercise on the aging process», *The Physician and Sports Medicine,* 4, pp. 64-68.

KATZ, L. F., e J. M. GOTTMAN (1997), «Buffering children from marital conflict and dissolution», J *Clin Child Psychol,* 26, pp. 157-171.

KELLER, M., J. McCULLOUGH *et al.* (2000), «A comparison of Nefazodone, the cognitive behavioral-analysis system of psychotherapy, and their combination for the treatment of chronic depression», *New England Journal of Medicine,* 342, pp. 1462-1470.

KESSLER, L. G., P. D. CLEARY *et al.* (1985), «Psychiatric disorders in primary care», *Archives of General Psychiatry,* 42, pp. 583-590.

KESSLER , R., J. SOUKUP *et al.* (2001), «The use of complementary and alternative therapies to treat anxiety and depression in the United States», *American Journal of Psychiatry,* 158(2-Fevereiro), pp. 289--294.

KHAN, A., R. LEVENTHAL *et al.* (2002), «Severity of depression and response to antidepressants and placebo: an analysis of the Food and Drug Administration data-base», *Journal of Clinical Psychopharmacology,* 22(1), pp. 50-54.

KIRSCHAUM, C., O. WOLF *et al.* (1996), «Stress and treatment-induced elevation of cortisol levels associated with impaired declarative memory in healthy adults», *Life Sciences,* 58(17), pp. 1475-1483.

KLERMAN, G. L., e M. M. WEISSMAN (1989), «Increasing rates of depression», *JAMA,* 261(15), pp. 2229-2235.

KRAMER, P. (1993), *Listening to Prozac,* Nova Iorque, Viking.

KRISS-ETHERTON, P. M., W. S. HARRIS *et al.* (2002), «AHA Scientific Statement: Fish consumption, fish oil, omega-3 fatty acids, and cardiovascular disease», *Circulation,* 10, pp. 2747-2757.

KRITTAYAPHONG, R., W. CASCIO, *et al.* (1997), «Heart rate variability in patients with coronary artery disease: differences in patients with higher and lower depression scores», *Psychosomatic Medicine*, 59(3), pp. 231-235.

KÜBLER-ROSS, E. (1969), *On Death and Dying,* Nova Iorque, Touchstone.

LAM, R. W., E. M. GOLDNER *et al.* (1994), «A controlled study of light therapy for bulimia nervosa», *American Journal of Psychiatry*, 151(5), pp. 744-750.

LAO, L., S. BERGMAN *et al.* (1999), «Evaluation of acupuncture for pain control after oral surgery: a placebo-controlled trial», *Arch Otolaryngol Head Neck Surg*, 125, pp. 567-572.

LAPERRIÈRE, A., M. H. ANTONI *et al.* (1990), «Exercise intervention attenuates emotional distress and natural killer cell decrements following notification of positive serologic status of HIV-1», *Biofeedback and Self-Regulation*, 15, pp. 229-242.

LA ROVERE, M., J. T. BIGGER *et al.* (1998), «Baroreflex sensitivity and heart-rate variability in prediction of total cardiac mortality after myocardial infraction», *Lancet*, 351, pp. 478-484.

LAWLOR, D., e S. HOPKER (2001), «The effectiveness of exercise as an intervention in the management of depression: systematic review and meta-regression analysis of randomised controlled trials», *BMJ*, 322(7289), pp. 763-767.

LEAF, A. (2001), «Electrophysiologic basis for the antiarrhythmic and anticonvulsant effects of omega-3 polyunsaturated fatty acids», *World Review of Nutrition & Dietetics*, 88, pp. 72-78.

LEDOUX, J. E. (1992), «Brain mechanisms of emotions and emotional learning», *Current Opinion in Neurobiology, 2,* pp. 191-197.

–, (1996). *The Emotional Brain: The Mysterious Underpinnings of Emotional Life*, Nova Iorque, Simon & Schuster.

LEDOUX, J. E., L. ROMANSKI *et al.* (1989), «Indelibility of subcortical emotional memories», *Journal of Cognitive Neuroscience*, 1, pp. 238-243.

LEVENSON, R., L. L. CARSTENSEN *et al.* (1994), «The influence of age and gender on affect, physiology, and their interrelations: A study of long-term marriages», *Journal of Personality and Social Psychology,* p. 67.

–, (1993), «Long-term marriage: age, gender, and satisfaction», *Psychology and Aging*, 8(2), pp. 301-313.

LEVITT, A., R. JOFFE *et al.* (1991), «Bright light augmentation in antidepressant nonresponders», *Journal of Clinical Psychiatry*, 52(8), pp. 336--337.

LEWIS, T., F. AMINI *et al.* (2000), *A General Theory of Love*, Nova Iorque, Random House.

LI, Y, G. TOUGAS *et al.* (1992), «The effect of acupuncture on gastrointestinal function and disorders», *Am J Gastroenterol*, 87, pp. 1372-1381.

LINDEN, W., C. STOSSEL *et al.* (1996), «Psychosocial interventions for patients with coronary artery disease: a meta-analysis», *Archives of Internal Medicine*, 156(7), pp. 745-752.

LIU, K., J. STAMLER *et al.* (1982), «Dietary lipids, sugar, fiber, and mortality from coronary heart disease-bivariate analysis of international data», *Atherosclerosis*, 2, pp. 221-227.

LOCKWOOD, R. (1983), «The influence of animals on social perception», *New Perspectives on Our Lives with Companion Animals,* A. H. Katcher e A. M. Beck, Filadélfia, University of Pennsylvania Press, 8, pp. 64-71.

LONG, B. C., e R. VAN STAVEL (1995), «Effects of exercise training on anxiety. A meta-analysis», *Journal of Applied Sport Psychology*, 7, pp. 167-189.

LOU, H. C., Y. C. SHEN *et al.* (1990), «A comparative study of the treatment of depression by electro-acupuncture», *Acupunct Sei Int J*, 1, pp. 20-26.

LUO, H. C., Y. K. JIA *et al.* (1985), «Electroacupuncture vs. amitriptyline in the treatment of depressive states», *Journal of Traditional Chinese Medicine*, 5, pp. 3-8.

LUO, H. C., Y. C. SHEN *et al.* (1990), «A comparative study of the treatment of depression by electroacupuncture and amitriptyline», *Acupunture (Huntington, NY),* 1, pp. 20-26.

LUSW, F., M. REITZ *et al.* (2002), «A controlled pilot study of stress management training in elderly patients with congestive heart failure», *Preventive Cardiology (Fall Issue)*, 5, pp. 168-172.

MACFARLAND, B. H., D. K. FREEBORN *et al.* (1985), «Utilization patterns among long-term enrollees, in a prepaid group practice health maintenance organization», *Medical Care*, 23, pp. 1121-1233.

MACMILLAN, M. B. (1986), «A wonderful journey through skull and brains: The travels of Mr. Gage's tamping iron», *Brain and Cognition*, 5, pp. 67-107.

MAES, M., R. SMITH et al. (1996), «Fatty acid composition in major depression: decreased w3 fractions in cholesteryl esters and increased C20: 4 omega 61C20: 5 omega-3 ratio in cholesteryl esters and phospholipids», *Journal of Affective Disorders*, 38, pp. 35-46.

–, (1998), «Fatty acids, cytokines, and major depression», *Biological Psychiatry*, 43, pp. 313-314.

MANJI, H. K., W Z. POTTER et al. (1995), «Signal transduction pathways: molecular targets for lithium's actions», *Archives of General Psychiatry*, 52, pp. 531-543.

MARSHALL, B. (1988), «The Campylobacter pylori story», *Scand J Gastroenterol*, 146 (Supl.), pp. 58-66.

MAXFIELD, L., e L. A. HYER (2002), «The relationship between efficacy and methodology in studies investigating EMDR treatment of PTSD», *Journal of Clinical Psychology*, 58, pp. 23-41.

MAYER, J. D., P. SALOVEY et al. (2000), «Models of emotional intelligence», *Handbook of Intelligence*, R. J. Steinberg, Cambridge, RU, Cambridge University Press, pp. 396-420.

McCRATY, R. (ed.) (2001), *Science of the Heart: Exploring the role of the heart in human performance*, Boulder Creek, Institute of Heartmath.

McCRATY, R., M. ATKINSON et al. (1995), «The effects of emotions on short-term power spectrum analysis and heart rate variability», *The American Journal of Cardiology*, 76(14), pp. 1089-1093.

McCRATY, R., B. BARRIOS-CHOPLIN et al. (1998), «The impact of a new emotional self-management program on stress, emotions, heart rate variability, DHEA and cortisol», *Integrative Physiological and Behavioral Science*, 33(2), pp. 151-170.

McDONALD, D. G., e J. A. HOGDON (1991), *The Psychological Effects of Aerobic Fitness Training: Research and Theory*, Nova Iorque, Springer-Verlag.

MEDALIE, J. H., e U. GOLDBOURT (1976), «Angina pectoris among 10,000 men. II. Psychosocial and other risk factors as evidenced by a multivariate analysis of a five year incidence study», *American Journal of Medicine*, 60(6), pp. 910-921.

MEDALIE, J. H., K. C. STANGE et al. (1992), «The importance of biopsychosocial factors in the development of duodenal ulcer in a cohort of middleaged men», *American Journal of Epidemiology*, 136(10), pp. 1280-1287.

MEHLER, L, G. LAMBERTZ *et al.* (1986), «Discrimination de la langue maternelle par le nouveau-né», *Comptes rendus de l'Académie des sciences*, 303, pp. 637-640.

MESULAM, M. M. (1985), *Principles of Behavioral Neurology*, Filadélfia, F. A. Davis.

MILAD, M., e G. I. QUIRK (2002), «Neurons in medial prefrontal cortex signal memory for fear extinction», *Nature*, 420, pp. 70-74.

MONTAKAB, H. (1999), «Akupunktur und Schlaflosigkeit [Acupunctura e insónias]», *Forschende Komplementarmedizin*, 6 (Supl. 1), pp. 29-31.

MORGAN, M. A., L. M. ROMANSKI *et al.* (1993), «Extinction of emotional learning: contribution of medial prefrontal cortex», *Neuroscience Letters*, 163(1), pp. 109-113.

MORTENSEN, E. L., K. F. MICHAELSEN *et al.* (2002), «The association between duration of breastfeeding and adult intelligence», *JAMA*, 287, pp. 2365-2371.

MURRAY PARKES, C., B. BENJAMIN *et al.* (1969), «Broken heart: a statistical study of increased mortality among widowers», *British Medical Journal*, 646, pp. 740-743.

MYERS, D. G., e E. DIENER (1996), «The pursuit of happiness», *Scientific American*, 274, pp. 70-72.

NEMETS, B., Z. STAHL *et al.* (2002), «Addition of Omega-3 fatty acid to maintenance medication treatment for recurrent unipolar depressive disorder», *American Journal of Psychiatry*, 159, pp. 477-479.

Observatoire national des prescriptions et consommations des médicaments (1998). Étude de la prescription et de la consommation des antidépresseurs en ambulatoire, Paris, Agence du médicament – Directions des études et de l'information pharmaco-économiques.

OCHSNER, K. N., S. A. BUNGE *et al.* (2002), «An fMRI study of the cognitive regulation of emotion», *Journal of Cognitive Neuroscience.*

OLSEN, S. F, e N. J. SECHER (2002), «Low consumption of seafood in early pregnancy as a risk factor for preterm delivery: prospective cohort study», *British Medical Journal*, 324, pp. 447-451.

ORNISFI, D., L. SCHERWITZ *et al.* (1998), «Intensive lifestyle changes for reversal of coronary heart disease», *JAMA*, 280(23), pp. 2001-2007.

PAFFENBARGER, R. S., I.-M. LEE *et al.* (1994), «Physical activity and personal characteristics associated with depression and suicide in American college men», *Acta Psychiatrica Scandinavica (Supl.)*, 377, pp. 16-22.

PALONE, A. M., R. R. LEWIS *et al.* (1976). «Results of two years of exercise training in middle-aged men», *The Physician and Sports Medicine*, 4, pp. 72-77.

PANKSEPP, L., M. SIVIY *et al.* (1985), «Brain opioids and social emotions», *The Psychobiology of Attachment and Separation*, M. Reite e T. Field, Nova Iorque, Academic Press.

PARRY, B., S. BERGA *et al.* (1990), «Melatonin and phototherapy in premenstrual depression», *Progress in Clinical & Biological Research*, 341B, pp. 35-43.

PAULUS, W. E., M. ZHANG *et al.* (2002), «Influence of acupuncture on the pregnancy rate in patients who undergo assisted reproduction therapy», *Fertil Steril*, 77(4), pp. 721-724.

PAVLOV, I. P. (1927), *Conditioned Reflexes*, Londres, Oxford University Press.

PEET, M., e D. HORROBIN (2002), «A dose-ranging exploratory study of the effects of ethyl-eicosapentaenoate in patients with persistent schizophrenic symptoms», *Journal of Psychiatric Research*, 36(1), pp. 7-18.

–, (2002). «A dose-ranging study of the effects of ethyleicopentaenoate in patients with ongoing depression despite apparently adequate treatment with standard drugs», *Archives of General Psychiatry*, 59, pp. 913-919.

PEET, M., B. MURPHY *et al.* (1998), «Depletion of omega-3 fatty acid levels in red blood cell membranes of depressive patients», *Biological Psychiatry*, 43(5), pp. 315-319.

PERKINS, B. R., e C. C. ROUANZOIN (2002), «A critical evaluation of current views regarding Eye-Movement Desensitization and Reprocessing (EMDR): Clarifying points of confusion», *Journal of Clinical Psychology*, 58, pp. 77-97.

PERT, C. B., H. E. DREHER *et al.* (1998), «The psychosomatic network foundations of mind-body medicine», *Alternative Therapies in Health and Medicine*, 4(4), pp. 30-41.

PESSAH, M. A., e H. P. ROFFWARG (1972), «Spontaneous middle ear muscle activity in man: A rapid eye-movement sleep phenomenon», *Science*, 178, pp. 773-776.

POLYAKOV, S. E. (1988), «Acupuncture in the treatment of endogenous depression», *Soviet Neurology and Psychiatry*, 21, pp. 36-44.

PORGES, S. W., J. A. DOUSSARD-ROOSEVELT *et al.* (1994), «Vagal tone and the physiological regulation of emotion», *Monographs of the Society for Research in Child Development*, Chicago, University of Chicago Press, 59(2-3), pp. 167-186, 250-283.

PURI, B. K., G. BYDDER *et al.* (2002), «MRI and neuropsychological improvement in Humington disease following ethyl-EPA treatment», *NeuroReport*, 13(1), pp. 123-126.

PURI, B. K., S. J. COUNSELL *et al.* (2001), «Eicosapentaenoic acid in treatment-resistant depression associated with symptom remission, structural brain changes and reduced neuronal phospholipid turnover», *International Journal of Clinical Practice*, 55(8), pp. 560-563.

–, (2002), «Eicosapentaenoic acid in treatment-resistant depression», *Archives of General Psychiatry*, 59, pp. 91-92.

QUIRK, G. J., G. K. RUSSO *et al.* (2000), «The role of ventromedial prefrontal cortex in the recovery of extinguished fear», *Journal of Neuroscience*, 20(16), pp. 6225-6231.

RAUCH, S., B. VAN DER KOLK *et al.* (1996), «A symptom provocation study of post-traumatic stress disorder using positron emission tomography and script-driven imagery», *Archives of General Psychiatry*, 53, pp. 380-387.

RECHLIN, T., M. WEIS *et al.* (1995), «Does bright-light therapy influence autonomic heart-rate parameters?», *Journal of Affective Disorders*, 34(2), pp. 131-137.

–, (1994), «Are affective disorders associated with alterations of heart rate variability?», *Journal of Affective Disorders*, 32(4), pp. 271-275.

Redacção do *Le Monde* (2002), «Le Grand Dossier Exception française», *Le Monde* (14-15 de Abril), 17.

REGIER, D., e L. ROBINS (eds.) (1991), *Psychiatric Disorders in America: The Epidemiologic Catchment Area Study*, Nova Iorque, Free Press.

REIN, G., R. MCCRATY *et al.* (1995), «Effects of positive and negative emotions on salivary IgA», *Journal for the Advancement of Medicine*, 8(2), pp. 87-105.

REMEN, R. N. (1997), *Kitchen Table Wisdom*, Riverside Books.

RENAUD, S., M. CIAVATTI *et al.* (1983), «Protective effects of dietary calcium and magnesium on platelet function and atherosclerosis in rabbits fed saturated fat», *Atherosclerosis*, 47, pp. 189-198.

RESTON, J. (1971), «Now, let me tell you about my appendectomy in Peking...», *The New York Times* (26 de Julho).

REYNOLDS, R, P. T. BOYD *et al.* (1994), «The relationship between social ties and survival among black and white breast cancer patients. National Cancer Institute Black/White Cancer Survival Study Group», *Cancer Epidemiology, Biomarkers & Prevention*, 3(3), pp. 253-259.

RODIN, J., LANGER, E. J. (1977), «Long-term effects of a control-relevant intervention with the institutionalized aged», *Journal of Personality and Social Psychology*, 35, pp. 897-902.

ROSENBERG, M. D. (1999), *Non-violent Communication*, PuddleDancer Press.

ROSENTHAL, N. E. (1998), *Winter Blues: Seasonal Affective Disorder – What it is and how to overcome it*, Nova Iorque, Guilford Press.

RUDIN, D. O. (1982), «The dominant diseases of modernized societies as omega-3 essential fatty acid deíiciency syndrome», *Medical Hypotheses*, 8, pp. 17-47.

RUMELHART, D. E., e J. L. MCCLELLAND (1986), *Parallel Distributed Processing: Explorations in the microstructure of cognition,* Cambridge, MA, MIT Press.

SACK, M., W. LEMPA *et al.* (2001), «Study quality and effect-sizes – a meta-analysis of EMDR-treatment for posttraumatic stress disorder», *Psychotherapie, Psychosomatik, Médizinische Psychologie,* 51(9-10), pp. 350-355.

SAMUELS, M. (2001), «Voodoo death revisited: The modern lessons of neurocardiology», *Grand Rounds*, Department of Medicine, Univ. of Pittsburgh Medical Center, Presbyterian/Shadyside Hospital.

SATLIN, A., L. VOLICER *et al.* (1992), «Bright light treatment of behavioral and sleep disturbances in patients with Alzheimer's disease», *American Journal of Psychiatry*, 149(8), pp. 1028-1032.

SCHANBERG, S. (1994), «Genetic basis for touch effects», *Touch in early development*, T. Field, Hillsdale, Erlbaum, pp. 67-80.

SERVAN-SCHREIBER, D., W. M. PERLSTEIN *et al.* (1998), «Selective pharmacological activation of limbic structures in human volunteers: A positron emission tomography study», *Journal of Neuropsychiatry and Clinical Neurosciences*, 10, pp. 148-159.

SETTLE, J. E. (2001), «Diet and essential fatty acids», *Handbook of Complementary and Alternative Therapies in Mental Health*, S. Shannon, San Diego, Academic Press, pp. 93-113.

SHANNON, S. (2001), «Integration and holism», *Handbook of Complementary and Alternative Therapies in Mental Health*, S. Shannon, San Diego, Academic Press, pp. 21-42.

SHAPIRO, F. (2001), *Eye-movement desensitization and reprocessing: Basic principles, protocols and procedures*, 2.ª edição, Nova Iorque, Guilford.

SHER, L. (1996), «Exercise, wellbeing, and endogenous molecules of mood», *Lancet,* 348(9025), p. 477.

SIEGEL, J. M. (1990), «Stressful life events and use of physician services among the elderly: the moderating influence of pet ownership», *J Pers Soc Psychol,* 58, pp. 101-1086.

SIEGEL, J. M., F. J. ANGULO *et al.* (1999), «AIDS diagnosis and depression in the multicenter AIDS cohort study: the ameliorating impact of pet ownership», *AIDS Care,* 11, pp. 157-169.

SIMON, S. (1993), «Sarajevo pets», *Week End Edition Saturday,* S. Simon, Washington, National Public Radio – EUA.

SIMOPOULOS, A. P., e J. ROBINSON (1998), *The Omega Diet,* Nova Iorque, Harper Collins.

SIMOPOULOS , A. R, e N. Salem (1989), «Omega-3 fatty acids in eggs from range-fed Greek chickens», *New England Journal of Medicine,* p. 1412.

SMITH, R. S. (1991), «The macrophage theory of depression», *Medical Hypotheses,* 35, pp. 298-306.

SOLOMON, S., E. T. GERRITY *et al.* (1992), «Efficacy of treatments for posttraumatic stress disorder», *JAMA,* 268, pp. 633-638.

SOULIE DE MORANT, G. L. (1972), *L'Acupuncture chinoise,* Paris, Maloine Éditeurs.

SPECTOR, J., e J. READ (1999), «The current status of eye-movement: desensitization and reprocessing (EMDR)», *Clinical Psychology and Psychotherapy,* 6, pp. 165-174.

SPERLING, R. L, A. I. BENINCASO *et al.* (1993), «Dietary omega-3 polyunsaturated fatty acids inhibit phosphoinositide formation and chemotaxis in neutrophils», *J Clin Invest,* 91, pp. 651-660.

SPITZ, R. (1945), «Hospitalism: An inquiry into the genesis of psychiatric conditions in early childhood», *Psychoanalytic Study of the Child,* I, pp. 53-74.

STICKGOLD, R. (2002), «EMDR: A putative neurobiological mechanism», *Journal of Clinical Psychology,* 58, pp. 61-75.

STOLL, A. L. (2001), *The Omega-3 Connection: The groundbreaking omega-3 antidepression diet and brain program,* Nova Iorque, Simon & Schuster.

STOLL, A. L., e C. A. LOCKE (2002), «Omega-3 fatty acids in mood disorders: A review of neurobiologic and clinical applications», *Natural Medications for Psychiatric Disorders: Considering the Alternatives,*

D. Mischoulon e J. Rosenbaum, Filadélfia, Lippincott Williams & Wilkins, pp. 13-34.

STOLL, A. L., W. E. SEVERUS *et al.* (1999), «Omega-3 fatty acids in bipolar disorder: a preliminary double-blind, placebo-controlled trial», *Archives of General Psychiatry*, 56, pp. 407-412.

STORDY, B., e M. NICHOOL (2000), *The LCP Solution: The remarkable nutritional treatment for ADHD, dyslexia, and dyspraxia*, Nova Iorque, Ballantine Books.

STROINK, G. (1989), «Principles of cardiomagnetism», *Advances in Biomagnetism,* S. J. e J. A. Williamson, Nova Iorque, Plenum Press, pp. 47-57.

STUART, M. R., e J. A. LIEBERMAN (1993), *The Fifteen Minute Hour Applied psychotherapy for the primary care physician*, Westport, CT, Prager.

STYS, A., e T. STYS (1998), «Current clinical applications of heart rate variability», *Clinical Cardiology,* 21, pp. 719-724.

THOMAS, M., S. V. ERIKSSON *et al.* (1991), «A Comparative Study of Diazepam and Acupuncture in Patients with Osteoarthritis Pain: A Placebo Controlled Study», *American Journal of Chinese Medicine,* 2(XIX), pp. 95-100.

THOREN, P., J. S. FLORAS *et al.* (1990), «Endorphins and exercise: physiological mechanisms and clinical implications», *Medicine & Science in Sports & Exercise*, 22(4), pp. 417-428.

TIMOFEEV, M. F. (1999), «Effects of acupuncture and an agonist of opiate receptors on heroin dependent patients», *American Journal of Chinese Medicine*, 27(2), pp. 143-148.

TSUJI, H., F. VENDITTI *et al.* (1994), «Reduced heart rate variability and mortality risk in an elderly cohort. The Framingham Heart Study», *Circulation*, 90(2), pp. 878-883.

U.K. – Department of Health (2001), *The Evidence Based Clinical Practice Guideline*, Department of Health, Reino Unido, 2001.

ULETT, G. A., S. HAN *et al.* (1998), «Electroacupuncture: Mechanisms and clinical applications», *Biological Psychiatry*, 44, pp. 129-138.

UMETANI, K., D. SINGER *et al.* (1999), «Twenty-four hours time domain heart rate variability and heart rate: relations to age and gender over nine decades», *Journal of the American College of Cardiology*, 31(3), pp. 593-601.

UVNAS-MOBERG, K. (1998), «Oxytocin may mediate the benefits of positive social interaction and emotions», *Psychoneuroendocrinology*, 23, pp. 819-835.

VAILLANT, G. (1995), *Adaptation to Life*, Boston, Harvard University Press.

VAN ETTEN, M. L., e S. TAYLOR (1998), «Comparative efficacy of treatments for post-traumatic stress disorder: A meta-analysis», *Clinical Psychology & Psychotherapy*, 5, pp. 126-144.

WALSH, R. (2001), *Les Chemins de l'éveil*, Montreal, Le Jour, 2001.

WANG, S.-M., e Z. N. KAIN (2001), «Auricular acupuncture: a potential treatment for anxiety», *Anesth Analg*, 92, pp. 548-553.

WATKINS, A. D. (2002), *Corporate training in heart rate variability: six weeks and 6 months follow-up studies*, Londres.

WEISSMAN, M. W, R. BLAND *et al.* (1996), «Cross-national epidemiology of major depression and bipolar disorder», *JAMA*, 276, pp. 293-296.

WILSON, D., S. M. SILVER *et al.* (1996), «Eye-movement desensitization and reprocessing: Effectiveness and autonomic correlates», *Journal of Behavior Therapy and Experimental Psychiatry*, 27, pp. 219-229.

WILSON, E. O. (2000), *Sociobiology: The New Synthesis, Twenty-Fifth Anniversary Edition*, Cambridge, Harvard University Press.

WILSON, S., L. BECKER *et al.* (1995), «Eye-movement desensitization and reprocessing (EMDR) treatment for psychologically traumatized individuals», *Journal of Consulting and Clinical Psychology*, 63, pp. 928-937.

–, (1997), «Fifteen-month follow-up of eye-movement desensitization and reprocessing (EMDR) treatment for posttraumatic stress disorder and psychological trauma», *Journal of Consulting and Clinical Psychology*, 65, pp. 000-000.

WISE, S. P, e M. HERKENHAM (1982), «Opiate receptor distribution in the cerebral cortex of the rhesus monkey», *Science,* 218, pp. 387-389.

YAMASAKY, H., K. S. LABAR *et al.* (2002), «Dissociable prefrontal brain systems for attention and emotion», *Proceedings of the National Academy of Sciences*, 99(17), pp. 11447-11451.

YEHUDA, R., A. C. MCFARLANE *et al.* (1998), «Predicting the development of posttraumatic stress disorder from the acute response to a traumatic event», *Biological Psychiatry*, 44, pp. 1305-1313.

ZARIFIAN, E. (2002), «En France, le recours aux drogues a de quoi inquiéter», *Le Figaro*, 23.

ZUCKERMAN, D. M., S. V. KASL *et al.* (1984), «Psychosocial predictors of mortality among the elderly poor», *Am J Cardiol*, 119, pp. 410-423.

Algumas moradas úteis

Para as informações mais recentes, é aconselhável consultar o *site www.guerir.fr* que é actualizado regularmente e oferece muitas outras informações sobre os métodos de tratamento apresentados neste livro.

Coerência cardíaca

HeartMath Instituto (Estados Unidos)
HeartMath LLC – 14700 West Park Avenue – Boulder Creek CA. 95 006 – USA – Tel. 001 831 338 8700 ou 001 800 450 9111
Web: *http://www.heartmath.com*
O HeartMath Institute é um centro que se dedica ao estudo e às aplicações da coerência cardíaca. Nesse *site*, encontrará informações sobre a coerência cardíaca e poderá obter o programa «Freeze-Framer» descrito nos capítulos 3 e 4. Este *site* propõe igualmente livros, programas de aprendizagem, vídeos e prospectos (unicamente em inglês).

Institut Médical du Stress – Essentia Consulting (Europe)
37, Avenue du Roule – 92200 Neuilly – França – Tel: 00 33 01 46 41 02 17
Email: *info@essentia.fr*
Web: *http://www.essentia.fr*
O Institut Médical du Stress – Essentia Consulting organiza seminários de formação em coerência cardíaca e de gestão do *stress* sob a égide de médicos e de profissionais de saúde.

Fédération Française de Hatha Yoga
50, rue Vaneau – 75007 Paris – França – Tel: 00 33 01 45 48 04 64
Web: *http://www.ff-hatha-yoga.com*

O Hatha-Yoha é um método que permite gozar dos benefícios da coerência cardíaca e que é muito mais facilmente acessível em Franca. A FFHY tem mais de quatrocentos professores espalhados por todo o país e noutros países francófonos, formados e diplomados por ela há quase trinta anos.

Fédération Nationale des Enseignants du Yoga
3, rue Aubriot – 75004 Paris – França – Tel: 00 33 01 42 78 03 05

La Fédération Belge d'Hébertisme et de Yoga
Rue des Belettes, 8 – 6534 Gozée – Bélgica – Tel: 00 32 715 154 90 ou
00 32 436 862 69
Email: *fby@swing.be*
Web: *http://www.fbhy.be*
A Fédération Belge d'Hébertisme et de Yoga conta um pouco mais de mil sócios espalhados por toda a Bélgica francófona. O seu *site* internet fá-lo--á descobrir em pormenor estas duas disciplinas e indicar-lhe-á onde praticá-las.

La Fédération Suisse de Yoga
Aarbergerstrasse 21-3011 Berna – Suíça – Tel: 00 41 31 311 01717
Email: *sekretariat@syg.ch*
Web: *htppjlwww.yoga.ch*
A FSY é constituída por mais de mil membros e publica a lista dos professores diplomados de yoga.

A integração neuro-emocional
através dos movimentos oculares (EMDR)

O EMDR é um método de psicoterapia. Por este motivo, deve ser praticado por um psiquiatra, psicólogo, psicanalista ou psicoterapeuta encartado. A Associação Europeia de EMDR estabeleceu critérios muito estritos que regem o diploma de «Terapeuta de EMDR». Estes devem ter completado um ciclo de formação e de supervisão para além da sua formação de base em psicoterapia. O tratamento de um traumatismo único sofrido na vida civil (por exemplo uma agressão, um incêndio, um acidente grave) leva geralmente menos de dez sessões. As sessões atingem muitas vezes os noventa minutos. O preço varia entre 60 e 120 euros. A melhor maneira de identificar um psicoterapeuta encartado em EMDR na sua zona é passar pela associação nacional do seu país.

Association EMDR-France
Email: *info@emdr-france.com*
Web: *http://www.emdr-France.com*
Esta associação estabelece o registo dos psicoterapeutas que exercem em França e cuja formação em EMDR é certificada pela Association Européenne e pelo Institut d'EMDR dos Estados Unidos.

Institut de Victimologie
131, rue de Saussure – 75017 Paris – França – Tel: 00 33 01 43 80 44 40
Sob a direcção médica do Dr. Gérard Lopez, esta associação lei de 1901, coberta pela Segurança Social, oferece uma ampla gama de cuidados psicológicos às vítimas de violências e traumatismos psicológicos.

SOLAREH S.A.
18, rue Daunou – 75002 Paris – França – Tel: 00 33 01 55 04 84 30
Web: *http://www.solareh.com*
Sociedade que oferece psicoterapias EMDR (e outras) no âmbito de empresas para os empregados que tenham sofrido traumas psicológicos (como na sequência de um acidente grave, de uma agressão, etc.). A Solareh intervém em todo o território francês bem como na Bélgica, na Suíça e no Quebeque.

Centre de Traitement des Traumatismes Psychiques – Montpellier
55, Grand Rue Jean Moulin 34 000 – Montpellier
Tel: 00 33 04 67 66 27 39/ /00 33 04 67 60 96 00.
Criado em 1997, este centro agrupa psicoterapeutas com competências multidisciplinares e nomeadamente formados em terapias breves e especializados no tratamento de traumatismos psíquicos pelo método EMDR.

Institut Belge de Psychotraumatologie e EMDR
Engelendale 20 – 9900 Eecklo – Bélgica – Tel./Fax: 00 32 937 784 33
Web: *http://www.bipe.be*

Association EMDR-Suisse
Hauptstrasse 82–4132 Muttenz – Suíça – Tel: 00 41 61 461 5600
Email: *verein@emdr-schweiz.ch*

EMDR Association of Canada (EMDRAC)
216 Ave. P. South – Saskatoon, SK S7M 2W2 – Canadá
Tel: 001 306 665 2788
Email: *ppc@cfap-ppc.com*

Association EMDR-Europe
Web: *http://www.emdr-europe.net*

Simulação da madrugada

Diferentes companhias comercializam aparelhos que simulam o aparecimento da madrugada ao acordar. Os melhores aparelhos permitem regular a duração da aurora (no mínimo trinta minutos), ter um toque «de
recuperação» para as primeiras noites, e podem ter uma função «pôr do
Sol» para o adormecer. Se comprar o seu aparelho num *site* Web não
europeu (ou mesmo inglês), verifique cuidadosamente se é possível ligá-
-lo numa corrente de 220 volts e que existe um adaptador para o formato
da tomada.

Cosmedico Techniques Médicales

1, rue de Drotsc – Otterwiller – 67700 Savernes – França
Tel: 03 88 02 83 50
Email: *Fritschb@wanadoo.fr*
Michèle Larivière: 00 33 04 66 74 21 66 – email: *lariviere.mi@wanadoo.fr*
Produto comercializado: Lampe Daymaker – Preço: 151,89 euros.

Medi-Furst

5, avenue Alfred Bertrand – 1206 Genebra
Tel: 00 41 22 789 57 60 – Fax: 00 41 22 346 57 27
Web: *http:/www.luminotherapie.ch/biobright.htm*
Produtos comercializados: Dois modelos de Bodyclocks™: Lumie 100
(preço: 198 F suíços), Lumie 200 (preço: 298 F suíços). Portes: 18 F suíços.

Pi Square, Inc
425 Shine Road – Port Ludlow, Wa 98635
Tel: 0044 1954 211 955
Web: *http://www.pi-square.com;* Email: *bps@pi-square.com*
Produtos comercializados: SunRizr e Sun-Up (o aparelho utilizado nas experiências do Dr. Avery em Seattle).

Outside In Ltd
31 Scotland Rd Estate – Dry Drayton – Cambridge CB3 8 AT – Inglaterra
Tel: 00 44 19 54 21 19 53 – Fax: 00 44 19 54 21 19 56
Email: *info@putsidein.co.uk*
Web: *http://www. outside.in.co.uklnac_summ.htm*
Produtos comercializados: três modelos de Bodyclocks™ – Preço: entre £51,02 e £85,06.

Healthful
Web: *http://www.health 101.org/products clock.htm*
Produto comercializado: The Sunrise Alarm Clock – Preço: $119.00.

Light Therapy Products
6125 Ives Lanes North – Plymouth – Minnesota 55442 – EUA
Web: *http://www.lighttherapyproducts.com/products dawn.html*
Produtos comercializados: SunUp™ (preço: $156,95), SunRizr™ (preço: $119,95), Sun Alarm (preço: $78,95) e Sunrise™ Alarm Clock (preço: $99,95).

Acupunctura

La Fédération Nationale de Médecine Traditionnelle Chinoise
73, Boulevard de Ia Republique – 06400 Cannes – França
Tel./Fax: 00 33 04 93 99 40 16
Email: *contact@fnmtc.com*
Web: *http://www.fnmtc.com*
A FNMTC gere o registo nacional que engloba a lista dos praticantes instalados, bem como o das escolas, e fornece informação neutra e objectiva dirigida ao grande público e às profissões da saúde.

Association Française d'Acupuncture
3, rue de l'Arrivée – 75749 Paris Cedex 15 – França
Email: *afa@acupuncture-france.com*
Web: *http://www.acupuncture-france.com*
A AFA reúne acupunctores vindos de toda a França. Os seus seminários
e congressos são famosos, bem como as publicações dos seus membros
(uma revista, livros, resumos dos seminários e congressos).

Association Belge des Médecins Acupuncteurs
Rue du Serpolet 2-1080 Bruxelas – Bélgica
Tel.: 00 32 2 569 62 45
Email: *bvga@skynet.be*
Web: *http://www.acupuncture.be*
A ABMA é a sociedade de acupunctura médica mais antiga da Bélgica.
Este *site* fornece informações e as moradas dos médicos acupunctores na
Bélgica.

Association Suisse des Praticiens de Médecine Traditionnelle Chinoise
Rue Pestalozzi 5 *bis*–1202 – Genebra – Suíça
Tel.: 00 41 22 734 73 94
Web: *htpp://www.acu.ch*
A ASC agrupa todos os Praticantes de Medicina Tradicional Chinesa
(MTC). O *site* dá informações e a lista dos membros por cantão.

The Chinese Medecine and Acupuncture Association of Canada
154 Wellington St. London – Ontario – Canadá N 6B 2K8
Te.: 001 519 642-1970
Email: *icma@skynet.ca*
Web: *http://www.cmaac.ca*

Ácido gordo ómega-3

A lista dos fabricantes e dos produtos disponíveis está em franca expansão. Em lugar de fornecer aqui informações já ultrapassadas no momento
da impressão, preferi agrupá-las no *site* web *www.guerir.fr*
Existem vários suplementos alimentares que fornecem uma combinação
de dois ácidos gordos ómega-3 contidos nos óleos de peixe e que são o

DHA e o EPA. Oss melhores produtos têm um alto teor em DHA e EPA (mais de 80% do conteúdo em óleo) e poucas gorduras com calorias inúteis. Além disso, certos autores, em particular o Dr. Stoll da Universidade de Harvard, recomendam o mais elevado teor possível de EPA (em relação ao DHA) a fim de maximizar os efeitos no humor. Nos produtos comercializados junto do público, é possível obter uma relação entre 1 e 7 a favor do EPA. Seja qual for o produto, é necessário tomar 1 a 2 gramas por dia de EPA (com ou sem DHA), numa ou em duas vezes, no início da refeição. As cápsulas que contêm a maior dose de EPA permitem pois uma quantidade menor de cápsulas por dia. Os preparados vegetarianos mais facilmente acessíveis são constituídos à base de grãos de linhaça. Os estudos neste domínio são menos específicos. Seria preciso tomar cerca de uma ou duas colheres de sopa de óleo de linhaça por dia em média, ou quatro a seis colheres de sopa de grãos de linhaça inteiros (que podem ser previamente moídos num moinho de café para maximizar a libertação no organismo dos ácidos gordos ómega-3 que eles contêm).

Gestão de conflito e comunicação emocional

Diferentes organismos e praticantes ensinam e facultam as técnicas de comunicação emocional e de gestão de conflito no âmbito familiar e em empresa.

Association pour la Communication Non-Violente
13 *bis,* boulevard Saint-Martin – 75013 Paris
Tel.: 00 33 01 48 04 98 07
Web: *http://www.cnvf.free.fr*
O «Center for Non-Violent Communication» (Europa e América) é um organismo com fins não lucrativos *(www.cnvf.free.org)* fundado pelo Dr. Marshall B. Rosenberg (médico psicólogo autor de *Les mots sont des fenêtres ou des murs,* Ed. La Découverte). É representado em França pela Association pour la Communication Non-Violente e propõe diferentes actividades (seminários, *ateliers...)* de formação neste domínio. A CNV é um processo que facilita a expressão e a recepção das mensagens das outras pessoas, mesmo hostis, de forma a reconhecer os sentimentos e as necessidades dos indivíduos. Esta comunicação empática leva ao (r)esta-

belecimento das relações numa base de autenticidade, clareza e tolerância.

Association Française de Thérapie Comportementale et Cognitive
100, rue de la Santé – 75674 Paris Cedex 14 – Tel.: 00 33 01 45 78 60
Esta Associação pode indicar-lhe, na sua região, um terapeuta especializado na gestão de conflito e nas técnicas de comunicação.

La Société Française de Thérapie Familiale Psychanalytique
7, rue Eernest-Cresson – 75014 Paris – França
Tel.: 00 33 01 45 40 08 10
Web: *http://www.psychanalyse-famille.org*
A finalidade da associação é promover a investigação, difundir as ideias científicas, o carácter específico e ético da terapia familiar psicanalítica tanto no plano clínico como no teórico.

Centre de Thérapie Familiale Monceau-FAMILLIA
91, rue Saint-Lazare – 75009 Paris – França – Tel.: 00 33 01 53 20 11 50
Email: *info@centre-monceau.com*
Web: *http://www.centre-monceau. com*
Um dos primeiros centros franceses a ter introduzido a terapia familiar.

Centre Pluralis
29, rue François 1er – 75008 Paris – França – Tel.: 00 33 01 47 20 60 99
Email: *info@pluralis. org,* Web: *http://www.pluralis.org*
Este centro agrupa no mesmo local médicos, psicólogos, psiquiatras, psicanalistas e psicoterapeutas que intervêm em casos individuais, em casais, em família e em empresa sobre numerosas temáticas, incluindo a gestão dos conflitos e a comunicação emocional.

Dr. Christian Zaczyk
70, avenue Marceau – 75008 Paris – França – Tel.: 00 33 01 47 20 00 46
Autor do livro *L'Agressivité au quotidien*, Bayard Éditions.
Intervenções individuais e em empresa.

Association des Psychotérapeutes conjugaux et familiaux du Québec
APCFQ – Succursale Postale – 6595, rue Saint-Hubert –
Case postale 59 060 –

Montreal (Quebeque) H2S 2M5 – Canadá
Tel.: 011 514 272 6169
Web: *http://www.apcfq.qc.ca*
Os terapeutas da APCFQ, membros da Ordem Profissional dos Traba-
lhadores Sociais do Quebeque, são os únicos a poder usar determinados
títulos ou abreviaturas que comprovam pertencerem à Ordem.

Association Genevoise de Thérapies Familiales
Web: *http://www.come.to/agtf/*
O *site* da AGTF informa o público e os profissionais, define a terapia fami-
liar e propõe uma lista de centros de terapias e de terapeutas reconhecidos.

Association Européenne de Thérapie Familiale (EFTA)
32, avenue Bois-William – Namur – Bélgica Tel.: 00 32 81 31 04 39

Gestão dos conflitos na empresa

Institut Français de l'Anxiété et du Stress
5, rue Kepler – 75116 Paris – França – Tel: 00 33 01 53 23 05 20
Web: *http://www.ifas.net*
Dr. Éric Albert, autor do livro *Le manager est un psy,* em colaboração com
J.-L. Emery, Éditions de l'Organisation, 1988.
Intervenções nas empresas exlusivamente.

Agence Stimulus
205, rue Saint-Honoré – 75008 Paris – França – Tel.: 00 33 01 42 96 92 62
Email: *info@stimulus-conseils.com*
Web: *http://www.stimulus-conseil. com*
Dr. Patrick Legeron, autor do livro *Le Stress au travail,* Éditions Odile Jacob.
Especialista em intervenções em empresas.

Agence de Coaching Transformance
90, rue Anatole-France – 92300 Levallois-Perret – França
Tel: 00 33 01 47 48 18 19
E-mail: tmnsformance@transformance.fr
Web: *http://www.transformance.fr*